Macher der modernen Medizin

James J. Walsh

Writat

Diese Ausgabe erschien im Jahr 2023

ISBN: 9789359250854

Herausgegeben von
Writat
E-Mail: info@writat.com

Inhalt

VORWORT.

Der vorliegende Band wurde auf Wunsch vieler Freunde veröffentlicht, die die darin enthaltenen Artikel gelesen haben, wie sie zu verschiedenen Zeiten in Zeitschriften erschienen sind, und die der Meinung waren, dass sie es wert seien, in einer dauerhafteren Form aufbewahrt zu werden. Der einzig mögliche Anspruch auf Erfüllung eines Mangels liegt darin, dass es diese Arbeiter in der Medizin nicht nur als Wissenschaftler, sondern auch und insbesondere als Männer in Bezug auf ihre Umwelt, sozial, religiös und pädagogisch, darstellt. Ich muss den Herausgebern des *Messenger, des Donahoe's Magazine, der Catholic World* und der *Records of the American Catholic Historical Society* für die Erlaubnis danken, die Artikel, die in ihren Zeitschriften erschienen sind, nachzudrucken.

Das Eröffnungskapitel „The Making of Medicine" ist eine Zusammenfassung der Einführungsvorlesung des Kurses über Geschichte der Medizin an der Fordham University Medical School, New York. Ein Großteil des Materials für den Artikel über die Irish School of Medicine wurde für einen Vortrag vor dem Historical Club der Johns Hopkins University und der District Medical Society des District of Columbia gesammelt. Die Skizze des Lebens von Dr. Jenner wurde bisher nicht veröffentlicht. Alle anderen Artikel wurden erheblich verlängert und überarbeitet.

Es gibt noch andere Hersteller der modernen Medizin, die einen Platz neben den hier genannten verdienen, aber da das Material die Menge erreicht hatte, die einen großen Band ergeben würde, hielt man es für besser, mit der Veröffentlichung der ersten Skizzenserie fortzufahren, was auch der Fall sein wird weitere folgen, wenn sich die Umstände dazu verdichten, weitere Ergänzungen zu unserer nicht sehr umfangreichen englischen Medizinbiographie zu fördern. Ein nachfolgender Band wird Skizzen des Lebens der alten Medizinmacher im fünfzehnten, sechzehnten und siebzehnten Jahrhundert enthalten, der Männer, die die festen Grundlagen unserer heutigen medizinischen Wissenschaft legten.

Ich muss meinem langjährigen Freund und Absolventenbruder der Fordham University, Dr. Austin O'Malley aus Philadelphia, dafür danken, dass er die Korrekturabzüge gelesen und Vorschläge gemacht hat, während das Buch im Druck war.

DIE HERSTELLUNG VON MEDIZIN

Ohne Geschichte ist die Seele eines Menschen nahezu blind und sieht nur die Dinge, die seine Augen fast berühren.
– Fuller, *Holy and Profane State*, 1641.

DIE HERSTELLUNG VON MEDIZIN.

Unsere Generation, in dieser Hinsicht nicht stärker auf sich selbst konzentriert als viele andere, war so stolz auf die Fortschritte, die sie in der Wissenschaft erzielt hatte, dass sie in ihrem Interesse an der eindringlichen Gegenwart die Ansprüche der Wissenschaftsgeschichte eher vernachlässigte. Man hatte das Gefühl, dass unsere Zeitgenossen und unmittelbaren Vorgänger so viel erreicht haben, dass wir weit über die Vergangenheit und ihre Arbeiter hinausgegangen sind, so dass es fast wie Zeitverschwendung erscheint, die groben Vorstellungen zu wiederholen, mit denen sie sich beschäftigten. In keiner der Wissenschaften gilt dies mehr als in der Medizin. Dennoch scheint es wahrscheinlich, dass auf den Eifer für den Roman in der Wissenschaft, der diese Generation so oft in die Irre geführt hat, kein schwächerer Einfluss ausgeübt werden könnte als der, der sich sicherlich aus einer angemessenen Kenntnis der Wissenschaftsgeschichte ergeben wird. In der Medizin besteht überhaupt kein Zweifel daran, dass eine genaue Kenntnis der Arbeit der großen Mediziner der Vergangenheit viele nutzlose Untersuchungen zu Problemen, die bereits gründlich untersucht wurden, ersparen oder zumindest den modernen Arbeitern helfen würde, an einem Ort anzufangen sind in ihren Forschungen viel weiter fortgeschritten, als es oft üblich ist.

Es gibt noch andere Gründe, warum das Wissen über die Geschichte der Medizin für die heutige Generation von großem Nutzen sein muss. Wir treten in eine Zeit ein, in der die ursprüngliche Forschung immer mehr zum Hauptgeschäft ausgewählter Leben wird, im Gegensatz zu den wenigen Stunden am Tag oder sogar in der Woche, die die Ärzte vor einigen Generationen aus ihrem geschäftigen Leben stehlen konnten und mehr die Regel. Dann eine Betrachtung der Methoden, mit denen in der Vergangenheit Fortschritte in der Medizin erzielt wurden, des Charakters der Männer, denen wir die bahnbrechenden Entdeckungen verdanken, der Art und Weise, wie solche Entdeckungen von den Zeitgenossen akzeptiert oder vielmehr abgelehnt, also abgelehnt wurden fast die Regel war, wird als Spiegel für Überlegungen dienen, die in der heutigen Zeit großer Forschungsinstitutionen sicherlich hilfreich sein werden. Es darf jedoch nicht vergessen werden, dass in der Vergangenheit nur allzu oft in den großen Institutionen Routinearbeit geleistet wurde, während das eine oder andere Genie unter Umständen entstanden ist, die kaum die Mutter der Originalität zu sein schienen Es hat für die Welt den kostbaren Schritt ins Unbekannte getan, der einen neuen Aufbruch in der medizinischen Wissenschaft darstellt.

Prof. Osiers Erklärung, dass die beste Arbeit der Welt hauptsächlich von jungen Männern geleistet werde, wurde nicht gut aufgenommen, aber niemand wusste besser als er, dass dies die herausragendste Tatsache in der

Geschichte des medizinischen Fortschritts ist. Es gibt praktisch keine einzige große Entdeckung in der Medizin, die nicht von einem jungen Mann unter fünfunddreißig gemacht wurde. In der Regel gingen die neuen Aufbrüche in der Medizin allerdings von Männern aus, die deutlich unter dreißig waren, einige von ihnen sogar erst am Anfang ihres dritten Lebensjahrzehnts. Morgagnis große Idee, die ihn zum Vater der modernen Pathologie machte, kam ihm, als er noch Student war, kaum älter als zwanzig. Dann begann er, sich Notizen über alle krankhaften Erscheinungen zu machen, die er in Körpern fand, und erkannte sehr deutlich, dass er nicht nur die Hauptursache der Krankheit, sondern auch die untergeordneten pathologischen Faktoren aufspüren musste, die bei der Entstehung der verschiedenen Faktoren eine Rolle spielten Symptome des Sonderfalls, wie er ihn klinisch untersucht hatte. Diese Idee ist mittlerweile so offensichtlich, dass es unmöglich scheint, sie zu übersehen; doch vor kaum einem Jahrhundert bildete es den Grundstein der modernen Pathologie.

Auenbrugger , der durch seine Beobachtungen am Schlagzeug den Grundstein für die moderne physikalische Diagnose legte, begann die Arbeit, als er noch keine 25 Jahre alt war, im Spanischen Krankenhaus in Wien und führte sie völlig ohne Ermutigung von großer Seite zu einem völlig erfolgreichen Abschluss durch Meister der Wiener Schule. Tatsächlich waren sie ziemlich verärgert über die Idee, dass dieses törichte Trommeln, wie einer von ihnen es genannt haben soll, jemals dazu beitragen könnte, dass Ärzte pathologische Zustände in der Brust erkennen könnten. Fünfundzwanzig Jahre nach der Veröffentlichung seines kleinen Buches erregte Auenbruggers Entdeckung keine Beachtung. Laennec, der Auenbrugger bei der Entwicklung der physikalischen Diagnose folgte, stellte sich mit Anfang Zwanzig der viel schwierigeren Aufgabe, ein Auskultationssystem zu konstruieren, beschäftigte sich zwölf Jahre lang mit diesem Thema und veröffentlichte dann, als er noch jung war, das Buch darüber kaum fünfunddreißig. Er vollbrachte die Revolution in der Medizin, die ihm zu verdanken ist, obwohl er nie stark war und im frühen Alter von 46 Jahren starb.

Dies sind nur eindrucksvolle Beispiele, die zeigen, was der junge Mann geleistet hat. Das Gleiche galt auch für andere Länder. Corrigan schrieb seinen berühmten Aufsatz über die „Permanente Durchgängigkeit der Aortenklappe", als er erst neunundzwanzig Jahre alt war, und die Arbeit daran war in den vorangegangenen drei Jahren in einem Krankenhaus erledigt worden, in dem es nur Betten gab sechs medizinische Patienten. Trousseau bezeichnete dies als die größte medizinische Arbeit, die jemals aus klinischer Sicht geleistet wurde, und lobte den jungen Corrigan als einen der Meister der klinischen Medizin. Er vertrat die Auffassung, dass eine Erkrankung der

Aortenklappe den Namen Morbus Corrigan erhalten sollte. Stokes, Corrigans Zeitgenosse und Freund in Dublin, schrieb sein kleines Buch über das Stethoskop, als er noch nicht einmal einundzwanzig war, und zu einer Zeit, als die angesehenen Kliniker der damaligen Zeit sich alle fragten, ob diese jungen Männer von den alten Ärzten erwarteten, dass sie dieses bei sich trugen Spielen Sie mit ihnen und verwenden Sie sie für ernsthafte Zwecke. Graves, ebenfalls Mitglied der irischen Medizinschule, machte einige der klinischen Beobachtungen, auf denen sein Ruf beruht, einschließlich einer kurzen Beschreibung charakteristischer Fälle der Erkrankung, die noch immer seinen Namen trägt, als er deutlich unter fünfunddreißig war.

Weitere Beispiele könnten durchaus angeführt werden, doch wir werden ihnen im Laufe dieses Buches begegnen. Die Geschichte der meisten Wissenschaften ähnelt in dieser Hinsicht der Medizin, und die großen bahnbrechenden Ideen stammen von jungen Männern. Wie wahr dies in der Biologie ist, lässt sich sogar aus den Leben der in diesem Band enthaltenen Mediziner-Biologen erkennen. Theodore Schwann, der Vater der Zelllehre, leistete mit kaum mehr als dreißig Jahren die ganze Arbeit, die ihm den Namen Begründer der modernen Biologie verdient. Einen Teil des Besten davon schaffte er, bevor er fünfundzwanzig war. Claude Bernard hatte bereits in seinen Zwanzigern das Edelmetall seiner Originalität gezeigt. Pasteur, das originellste Genie von allen, begann seine Arbeit, als er kaum älter als ein Junge war, und obwohl alle fünf Jahre eines langen Lebens mit originellen Beobachtungen der kostbarsten Art gefüllt waren, hatte sein Genie die Neigung erhalten, die es erhielt sollte sich aus den erfolgreichen Beobachtungen seines dritten und vierten Lebensjahrzehnts ergeben.

In der heutigen modernen Zeit, in der die medizinische Ausbildung des jungen Mannes erst mit fast dreißig Jahren abgeschlossen sein soll, ist es leicht zu verstehen, dass die kostbaren Jahre, in denen sich Originalität manifestieren könnte, möglicherweise bereits vorüber sind, bevor er aussteigt die Windeln der erzwungenen Unterweisung durch andere. Wie sehr gut gesagt wurde, ist es möglich, den Forschergeist und die ursprüngliche Initiative eines jungen Mannes zu unterdrücken, indem man versucht, ihm zu viel von dem beizubringen, was die heutige Generation weiß. Leider passiert es auch in unserer weisen Generation nur allzu oft, dass es nicht so sehr die Unwissenheit der Menschheit ist, die sie lächerlich macht, sondern vielmehr das Wissen um so viele Dinge, die nicht so sind. Die Menge an Dingen, die der junge Mann lernen muss und die ihm beigebracht werden, oft mit der Gewissheit, dass sie in der Medizin fast der Evangeliumswahrheit entsprechen, und die er doch herausfindet, bevor er schon lange mit der Schule fertig ist oder manchmal sogar bevor er die Schule verlässt , um bestenfalls Meinungen zu sein, ist viel zu groß. Die Rettung für die Korrektur dieses ständig wiederkehrenden Fehlers in der Bildung ist zweifellos die

Kenntnis der Entwicklung der Medizin in der Vergangenheit und die Erkenntnis der Tatsache, dass sich die akzeptierte Wahrheit einer Generation oft genug als nur scheinbar erweist.

Nach dem falschen Eindruck, dass wir den Fortschritt in der Medizin älteren Männern zu verdanken haben, ist die vielleicht am weitesten verbreitete scheinbare Wahrheit, dass der Forschergeist übertragbar ist und dass von den Schülern eines großen Meisters erwartet werden kann, dass sie seine Arbeit fortsetzen und fast etwas hinzufügen so viel, wie er in der Generation, die seiner Arbeit unmittelbar folgte, zum großen medizinischen Wissen beigetragen hat. Es wäre zum Beispiel natürlich zu erwarten, dass die große Entwicklung der modernen Diagnose in Italien stattgefunden hätte, nachdem Morgagni die Grundlagen der modernen Pathologie gelegt und die pathologische Beobachtung mit der klinischen Beobachtung verbunden hatte. Dies stimmte jedoch nicht. Den nächsten großen Schritt, die Beobachtungen am Krankenbett mit Obduktionen zu verbinden, machte Auenbrugger in Wien im fernen Österreich. Nachdem Auenbruggers Arbeit erfolgreich abgeschlossen worden war, könnte man vernünftigerweise annehmen, dass er selbst oder einige von denen, die seine erfolgreiche Diagnose von Thoraxbeschwerden durch Perkussion gesehen hatten, den nächsten Schritt wagen und die Auskultation entdecken würden. Dies geschah jedoch nicht in Deutschland, sondern in Frankreich. Es ist wahr, dass Laennecs Werk unter dem Einfluss von Corvisart entstand, der Auenbruggers Werk wiederbelebte und es der Welt erneut schenkte, und dass Laennec daher in gewisser Weise als indirekter Schüler von Auenbrugger angesehen werden kann ; Tatsache ist jedoch, dass die beiden Entdeckungen der Perkussion und der Auskultation im Abstand von fast fünfzig Jahren und in einer Entfernung von mehr als tausend Meilen voneinander gemacht wurden.

Andererseits hätte man erwarten können, dass Laennec, nachdem er das wunderbare Geheimnis der Bedeutung der Geräusche in der Brust für Lungenerkrankungen gelöst hatte, dies auch bei Herzerkrankungen bewirken würde. Doch selbst das Genie vermag scheinbar nur einen Schritt ins Unbekannte zu wagen. Auenbrugger entdeckte die Auskultation nicht, obwohl sie offenbar so nahe bei der Hand lag. Laennec hat das Rätsel der Herzgeräusche nicht gelöst, obwohl sie für die meisten von uns keine größere Schwierigkeit darstellen als die wunderbar gelungene Anerkennung der Bedeutung von *Râles* verschiedener Art, bei der Laennec nie versagt hat. Das Problem der Herzdiagnose sollte von Corrigan und der Hunderte Meilen entfernten irischen medizinischen Fakultät gelöst werden, obwohl sie ihre Arbeit ungefähr zur gleichen Zeit erledigten, als Laennec seine Beobachtungen in Paris machte. Kurioserweise beschäftigte sich Richard Bright gerade im selben Jahrzehnt in England mit dem Problem der

Nierenerkrankung und brachte der Welt als junger Mann fast so viel darüber bei, wie sie in den 75 Jahren jemals gelernt hatte In den Jahren, die seitdem vergangen sind, wurde diesem Thema so viel Forschung gewidmet.

Keine einzelne Nation kann die Überlegenheit in der ursprünglichen Untersuchung beanspruchen. Der Geist des Genies atmet, wo er will, und leider ist er nicht mitteilbar. Die Schüler denken möglicherweise, dass sie alles aufnehmen, was der Meister ihnen zu geben hat, und dass sie bereit sind, mit seiner Arbeit dort fortzufahren, wo er sie verlassen hat. Tatsächlich scheinen sie ihrer eigenen Generation deutliche Fortschritte in der Medizin zu machen. Wenn man die Situation jedoch fünfzig oder hundert Jahre später analysiert, stellt man fest, dass nur die Arbeit des Meisters zählt und dass vieles von dem, was als Fortschritt erscheint, nur ein gelegentliches Geplänkel entlang der von ihm festgelegten Linien war, aber nicht jeglicher materieller Fortschritt für wahre Wissenschaft.

Dieselbe Besonderheit zeigt sich auch nicht nur in der Geschichte der mit der Medizin verbundenen Wissenschaften, sondern in der aller Naturwissenschaften. Ein sehr eindrucksvolles Beispiel findet sich in der Geschichte des Aufstiegs der Elektrotechnik, der fast zur gleichen Zeit stattfand wie der Aufstieg der klinischen Medizin. Die Ursprünge der Elektrizität gehen auf Franklins Arbeiten hier in Amerika und die Beobachtungen von Galvani und Volta in Italien zurück. Man hätte ganz natürlich erwarten können, dass es in beiden Ländern zu weiteren Fortschritten in der Elektrotechnik kommen würde. Die nächsten großen Entdeckungen lagen jedoch durch große Entfernungen und eine beträchtliche Zeitspanne voneinander entfernt. Nach Volta demonstrierte Oersted in Dänemark die Identität von Magnetismus und Elektrizität. Allerdings wurden die mit diesem Prinzip verbundenen Probleme nicht in Dänemark gelöst, sondern bei Ampere in Frankreich. In der Zwischenzeit machten Cavendish und Faraday, die völlig unabhängig von ihren kontinentalen Kollegen arbeiteten, bedeutende Fortschritte im Bereich der Elektrizität in England.

Als das Problem des Widerstands gegen den Stromdurchgang in einem Leiter untersucht werden sollte, lieferte ein anderes Land den Mann dazu. Ohm hatte mit keinem dieser großen Zeitgenossen Kontakt und erledigte seine Arbeit ganz allein. Es ist eine merkwürdige Bestätigung dessen, was wir in Bezug auf den jungen Mann in der Medizin und die großen Entdeckungen gesagt haben, dass praktisch alle diese Begründer der Elektrizitätsbranche unter fünfunddreißig waren, als ihre besten Originalarbeiten vollendet wurden.

Aus einer Reihe von Biografien großer medizinischer Entdecker stechen bestimmte hervorstechende Merkmale hervor, die selbst dem flüchtigen

Leser Aufmerksamkeit erregen. Das Wesentliche bedeutender medizinischer Arbeit besteht in der Beobachtung, nicht in der Theorie. Es war schon immer üblich, viel zu theoretisieren und leider nur wenig zu beobachten. Vor langer Zeit sagte John Ruskin, dass das Schwierigste auf der Welt für einen Menschen darin besteht, etwas zu sehen und es so zu erzählen, wie er es gesehen hat. Dies gilt sicherlich auch für die Medizin. Die Männer, die Augen hatten und sie benutzten, haben ihre Namen in die Geschichte des fortschreitenden wissenschaftlichen Fortschritts eingeprägt. Die Theoretiker haben nie etwas Wertvolles zur medizinischen Wahrheit beigetragen.

Während dies von jeder Generation ohne weiteres anerkannt wird, ist es im Hinblick auf die Vergangenheit merkwürdig, wie unterschiedlich die Wertschätzung jeder Generation für den Theoretiker und nicht für den Beobachter ist. Medizinische Theoretiker wurden von ihren Zeitgenossen immer geehrt, es sei denn, ihre Theorien waren völlig abwegig, und selbst dann hatten sie viele Schüler und waren selten ohne Ehre und nie, aus Bedauern über die Dummheit der Menschen, nie ohne Vergütung. Allerdings war der Beobachter bei seinen Zeitgenossen nur selten in der Gunst. Nicht selten schien die Beobachtung, die er machte, so offensichtlich, dass seine Mitmenschen nicht glauben konnten, dass es sich dabei um eine große Wahrheit handelte. Infolgedessen verspotteten sie ihn meist dafür, dass er versuchte, ihnen eine Bedeutung in seiner Beobachtung vor Augen zu führen, von der sie nicht glauben konnten, dass sie vorhanden sei . Huxley beschrieb einmal die Phasen, die eine neue wissenschaftliche Wahrheit normalerweise durchläuft. Zuerst heißt es, es sei trivial und unbedeutend, dann, je mehr Aufmerksamkeit es erregt , wird erklärt, dass es im Widerspruch zur bisher bekannten Wahrheit stehe. Schließlich wird erklärt, dass es doch nur in anderen Worten das sei, woran die Welt immer geglaubt hat. Sicherlich haben alle großen Entdeckungen in der Medizin diese Phasen durchlaufen. Das ist so wahr, dass, wenn etwas, was wie eine neue Wahrheit in der Medizin zu sein scheint, sofort und bereitwillig akzeptiert wird, mehr als nur der Verdacht besteht, dass es sich nicht wirklich um eine neue Entdeckung, sondern nur um eine Modifikation von etwas bisher Bekanntem handelt.

Alle großen Entdecker der Medizin haben praktisch ausnahmslos, wenn auch nicht auf Widerstand, so doch auf Vernachlässigung ihrer Arbeit gestoßen. Wir lächeln jetzt selbstgefällig über die Generation, die das Stethoskop als Spielzeug betrachtete, und fragten spöttisch, ob von ihnen erwartet werden sollte, dass sie es mit sich herumtragen. Die nächste Generation jedoch, die sich an das Stethoskop gewöhnt hatte, weigerte sich ebenso belanglos, etwas mit dem Thermometer zu tun zu haben. Sie weigerten sich, diese Glasgegenstände mit sich herumzutragen, um das Fieber der Patienten zu testen, da sie behaupteten, sie könnten diesen Zweck durch ihre gebildete Berührung genauso gut erfüllen. Die Generation der Mediziner ist noch nicht vorbei, die sich weigerten, dem Gedanken Glauben zu schenken, dass die Diagnose von Diphtherie jemals nur durch das Mikroskop und Kulturmethoden gestellt werden würde, und die meinten, sie könnten sehr gut unterscheiden, was Diphtherie sei und was nicht das Aussehen der Kehle.

Natürlich wurde jedem bedeutenden wissenschaftlichen Entdecker ein ähnlicher Widerstand widerfahren, und deshalb denke ich, dass Mediziner sich nicht beschweren können. Seine Zeitgenossen sagten über Galvani, dass er sich selbst zum Tanzmeister der Frösche gemacht habe, weil er seine Beobachtungen an den Beinen dieser Tiere fortsetzte, um die Probleme der tierischen Elektrizität zu lösen . Pasteurs Demonstration, dass es so etwas wie eine spontane Zeugung nicht gebe, diente zunächst nur dazu, die Verleumdungen der meisten angesehenen Wissenschaftler Europas auf sein ergebenes Haupt zu lenken. Als dieses Genie, der Arzt Robert Mayer, die Energieeinsparung als Ergebnis seiner scharfsinnigen Beobachtung entdeckte, dass das Blut, das bei der Venesektion in den Tropen entnommen wurde, röter war als das, das in kälteren Klimazonen entnommen wurde, stellte er fest, dass nicht nur wissenschaftliche Kreise dazu nicht bereit waren Man akzeptierte seine Demonstration nicht, sondern man betrachtete ihn als Visionär, gewissermaßen als jemanden, der glaubte, das Problem der Quadratur des Kreises oder das endlose Rätsel des Perpetuum mobile gelöst zu haben.

Glücklicherweise verfügten diese Männer in der Regel über eine körperliche und geistige Kraft, die es ihnen ermöglichte, trotz des Widerstands oder Spotts ihrer Zeitgenossen weiterzumachen. Es ist eher eine merkwürdige Tatsache, dass die meisten der großen medizinischen Entdecker im Land geboren wurden und in der Regel Söhne eher armer Eltern waren. Viele von ihnen befanden sich in einer solchen Situation, dass sie zumindest zu Beginn ihres dritten Lebensjahrzehnts damit beginnen mussten, ihren Lebensunterhalt einigermaßen selbst zu bestreiten. Diese Notwendigkeit stellte bei ihrer ursprünglichen Arbeit keineswegs ein Hindernis dar, sondern schien vielmehr eine der Inspirationsquellen gewesen zu sein, die sie zu erfolgreichen Bemühungen bei ihren Untersuchungen anspornte.

Die meisten von ihnen waren sogenannte Handwerker in dem Sinne, dass sie ihre Ideen mit ihren Händen mechanisch umsetzen konnten. Dies traf typischerweise auf Galvani zu, der seine ersten elektrischen Instrumente selbst bauen musste, und auf Laennec, der stolz darauf war, seine eigenen Stethoskope herzustellen. Es sind noch so viele von ihm selbst angefertigte Exemplare erhalten, dass zahlreiche Museen die Möglichkeit haben, Exemplare seiner Handarbeit auszustellen. Auenbrugger und Johann Müller und Pasteur sind weitere Beispiele dieser Handlichkeit. Claude Bernard zeigte diese Eigenschaft schon sehr früh und übte sie während seiner gesamten Karriere weiter aus.

Ihr Einfallsreichtum beschränkte sich auch nicht auf materielle Dinge. Viele von ihnen interessierten sich für literarische und künstlerische Arbeiten unterschiedlicher Art. Morgagni galt in seiner Generation als literarisches Licht. Auenbrugger komponierte eine Singkomödie, die auch im musikbegeisterten Wien großen Erfolg hatte. Die Kaiserin Maria Theresia sagte, sie gehe davon aus, dass er nun weiterhin Musikkomödien schreiben würde; aber Auenbrugger antwortete mit mehr Offenheit als Galanterie, dass er etwas Besseres zu tun habe. Claude Bernard komponierte ein Stück, das deutliche Beweise für sein literarisches Talent zeigt. Es scheint in der Tat ein Glücksfall zu sein, dass er von seiner ursprünglichen Absicht, der Literatur Karriere zu machen, abgelenkt wurde und sich der Medizin zuwandte. Viele der anderen, wie zum Beispiel Graves und Stokes, waren ausgezeichnete Kunstkenner, Kritiker echten Wissens und echter Wertschätzung; und in der Tat kann man sagen, dass keiner von ihnen jemals so sehr in seinen Beruf als Mediziner vertieft war, dass er nicht viel mehr als ein vorübergehendes Interesse an einigen der großen Phasen der intellektuellen Tätigkeit hatte, ganz unabhängig von seiner beruflichen Arbeit oder seinen wissenschaftlichen Erkenntnissen: ein Beruf, dem er sich zuwandte, um die einzig wahre geistige Erholung zu finden, die es gibt – einen Jobwechsel.

scheint in unserem anstrengenden Zeitalter umso mehr Aufmerksamkeit zu erregen, da es manchmal als Fehler angesehen wird, wenn ein Arzt zeigt, dass er sich neben seiner beruflichen Tätigkeit auch für geistige Beschäftigungen jeglicher Art interessiert . Man geht davon aus, dass niemand in der Lage ist, seine Aufmerksamkeit auf diese Weise zu verteilen und dennoch seinem Beruf und seinen Patienten gerecht zu werden. Tatsächlich wurde mit Recht gesagt, dass kein wirklich großer Arzt jemals ein enger Spezialist in dem Sinne gewesen sei, dass er nur die Medizin gut beherrschte; Es gab immer mindestens ein anderes Gebiet der intellektuellen Bildung , mit dem er sich so vertraut gemacht hatte, dass er darin eine Autorität war. Es sind nicht die Einseitigen, die großartige Sportler ausmachen, und es ist nicht der Einseitige, dem es gelingt, wirklich großartige Arbeit zu leisten. Praktisch alle großen Ärzte hatten Lieblingshobbys, denen sie sich zur Entspannung zuwandten, denn sicherlich versteht niemand besser als Ärzte, dass Erholung nicht in dieser Unmöglichkeit, dem Nichtstun, besteht, sondern darin, den Geist auszuruhen, indem man etwas ganz anderes tut als das, was man tut es wurde schon einmal damit beschäftigt.

Es gibt einen weiteren Lebensabschnitt dieser großen Medizinmänner, der sich so sehr von dem unterscheidet, was man bei Ärzten üblicherweise als die Regel ansieht, dass es sich lohnt, ihn am Ende dieser Einleitung hervorzuheben. Alle diese großen Entdecker waren Männer mit konstruktiver Vorstellungskraft, Männer, die höchstwahrscheinlich bedeutende Literaten hätten werden können, wenn sie sich auf diesem Gebiet engagiert hätten. Sie alle hatten zu viel Vorstellungskraft, um Materialisten zu sein, d. Alle diese großen Entdecker der Medizin waren einfache, aufrichtige, treue Gläubige, die bereit waren, ihr Vertrauen in eine alles beherrschende Vorsehung und in ein Jenseits auszudrücken, das sie zwar nur durch den Glauben kannten, das aber aus diesem Grund nichtsdestotrotz deutlich erkennbar war anerkannt. Während allgemein davon ausgegangen wird, dass die Medizin den Geist der Menschen in der großen Frage der Beziehung des Geschöpfs zum Schöpfer vom orthodoxen Denken abbringt, waren alle diese Männer nicht nur bereit, ihre persönlichen Verpflichtungen ihm gegenüber anzuerkennen, sondern haben auch beispielhafte Vorbilder dafür geliefert was die Anerkennung solcher Verpflichtungen aus Menschenleben machen kann.

Es gibt ein altes Sprichwort, das *„Ubi tres" lautet Medici ibi duo athei* – wo es drei Ärzte gibt, gibt es mindestens zwei Atheisten. Dies bereitete vielen liebevollen Müttern Kummer, als sie erfuhren, dass ihre Söhne beschlossen hatten, Ärzte zu werden. Wenn die vorliegende Skizzenserie jedoch als Argument aufgefasst werden soll, sind es nur die kleinen Köpfe unter den Ärzten, die zu Atheisten werden. Sie sind nicht in der Lage, den Weg von dem Material, in dem sie arbeiten, klar zu den höheren Dingen zu sehen, die den großen Geistern Kraft und Trost spenden, während sie damit beschäftigt sind, Medikamente für ihre eigene und nachfolgende Generationen herzustellen. Sicherlich hätte keine repräsentativere Gruppe der Macher der klinischen Medizin des 19. Jahrhunderts ausgewählt werden können als diejenigen, deren Skizzen hier gegeben werden. Sie stammen aus allen Nationen, die wesentlich zum modernen medizinischen Fortschritt beigetragen haben, und doch waren sie alle zutiefst religiöse Männer. Es gibt noch einen weiteren und ebenso wichtigen Punkt in Bezug auf sie. Es sind ihre Beziehungen zu ihren Mitmenschen. Sie waren ausnahmslos Männer, die von ihren Mitmenschen wegen ihrer selbstlosen Hingabe nicht nur an die Wissenschaft, sondern auch an ihre Mitmenschen geliebt wurden. Mitten in ihrer Beschäftigung war der Gedanke, der für sie alle ausnahmslos der tiefste Trost war, dass sie etwas erreichten, durch das ihren Mitmenschen das Leid erspart und das menschliche Leben glücklicher gemacht würde . Eine Untersuchung ihrer Karrieren kann dem jungen Arzt unweigerlich die Ideale zeigen, die er hegen muss, wenn er echten und nicht scheinbaren Erfolg und Glück im Leben haben möchte.

MORGAGNI, DER VATER DER PATHOLOGIE

Lasst uns also in diesem so weiten und wunderbaren Bereich der Natur (wo die Leistung immer noch das übertrifft, was versprochen wird) nur die Traditionen anderer Menschen würdigen, und daraus ergeben sich unsichere Probleme, die heikle und heikle Fragen aufwerfen. Die Natur selbst muss unser Berater sein; der Weg, den sie vorschreibt, muss unser Weg sein; Denn während wir uns mit unseren eigenen Augen besprechen und unseren Aufstieg von gemeineren zu höheren Dingen vorantreiben, werden wir schließlich in ihre geheimen Geheimnisse aufgenommen.

– Vorwort zu ***Anatomical Exerzitationen über die Generation lebender Kreaturen*** , 1653. William Harvey.

MORGAGNI, DER VATER DER PATHOLOGIE.

„VIR *INGENII* , MEMORIAE, STUDII, INCOMPARABILIS.“
--HALLER.

Als 1894 der Internationale Ärztekongress in Rom zusammentrat, wurde Prof. Virchow aus Berlin, der damals größte lebende Pathologe, gebeten, die Hauptrede zu halten. Als sein Thema wählte er John Baptist Morgagni, den angesehenen italienischen Arzt und ursprünglichen Forscher des 18. Jahrhunderts, den er als Vater der Pathologie feierte. Kein Medizinwissenschaftler des 19. Jahrhunderts konnte besser beurteilen als Virchow, wer der Begründer der Wissenschaft war, für die er selbst so viel getan hat. Virchow wusste außerdem durch langes und gewissenhaftes Studium der Geschichte der Medizin genau, wovon er sprach. Vor allem in der Pathologie hat die moderne Medizin deutliche Fortschritte gemacht, so dass Morgagnis bahnbrechende Arbeit durchaus als Beginn der jüngsten Epoche der medizinischen Wissenschaft gelten kann. Tatsächlich verlor die Medizin viel von ihrer Dunkelheit, indem sie ihre ganze Unbestimmtheit verlor, als Morgagnis Methoden allgemein angewendet wurden.

Als kaum zwanzigjähriger Medizinstudent revolutionierte er die medizinische Beobachtung, indem er seine tödlichen Fälle mit einer vergleichenden Untersuchung ihrer klinischen Symptome und den Obduktionsbefunden untersuchte. Dies wurde schon früher gemacht, aber hauptsächlich mit der Idee, die Todesursache und die Hauptursachen für die vorangegangene Krankheit herauszufinden . Morgagnis Untersuchungen in der Pathologie bestanden darin, alle klinischen Symptome nebeneinander auf ihre Ursachen zurückzuführen, soweit dies möglich war. Das sieht jetzt so einfach aus, dass es ziemlich offensichtlich ist, da alle großen Entdeckungen sowohl einfach als auch offensichtlich sind, wenn sie einmal gemacht wurden; Aber es erfordert ein Genie, sie zu schaffen, da ihre bloße Nähe dazu führt, dass sie vom gewöhnlichen Beobachter übersehen werden, der so dazu neigt, etwas Fremdes und Andersartiges als das Gewöhnliche zu suchen.

Wie viel Morgagnis Studien unter diesem neuen Gesichtspunkt der Untersuchung aller Krankheitssymptome für die moderne Medizin bedeutet haben, kann am besten anhand eines Zitats aus einer Ansprache von Professor Gairdner vor der Glasgow Pathological and Clinical Society im Jahr 1864 gewürdigt werden beschreibt kurz und bündig den Charakter der Arbeit des angesehenen italienischen Pathologen:

„Bei der Untersuchung der Krankheitsherde begnügt sich Morgagni nicht damit, das Zusammentreffen einer Läsion in einem Organ mit den

Symptomen aufzuzeichnen, die offensichtlich auf eine Funktionsstörung in diesem Organ zurückzuführen sind. „Beinahe zum ersten

Mal in der medizinischen Forschung besteht er darauf, jedes Organ zu untersuchen." , sowie derjenige, von dem vermutet wird, dass er hauptsächlich daran beteiligt ist; Darüber hinaus geht er mit größter Sorgfalt auf der Grundlage seiner eigenen Erfahrung und der seiner Vorgänger auf alle Fälle ein, in denen die Symptome unabhängig von der Läsion oder die Läsion unabhängig von den Symptomen bestanden haben. Er bespricht jeden dieser Vorfälle im Interesse der Wahrheit mit äußerster Genauigkeit und lässt erst nach einer umfassenden Untersuchung den Schluss zu, dass das betreffende Organ der Ursprung der Krankheit ist oder nicht.

„Und ebenso im Umgang mit Ursachen: Eine Gruppe von Symptomen kann durch bestimmte organische Veränderungen verursacht werden – es kann sogar wahrscheinlich sein, dass dies so ist –, aber nach Morgagnis Methode müssen wir zunächst alle Läsionen untersuchen Organe , die im Zusammenhang mit solchen Symptomen auftreten; zweitens müssen wir wissen, ob solche Läsionen jemals ohne die Symptome auftreten; und wiederum, ob solche Symptome überhaupt auf andere Ursachen zurückgeführt werden können, wenn solche Läsionen nicht vorliegen."

Während der über sechzig Jahre seines langen Lebens verfolgte Morgagni weiterhin die Idee, die er als Junge entwickelt hatte, und seine Werke enthalten den ersten eindeutigen Bericht über pathologische Läsionen und klinische Manifestationen, die Aufmerksamkeit erregten.

Als Beweis für den auffallenden Unterschied zwischen dem Wert von Beobachtung und Theorie in der Medizin kann man sagen, dass im 18. Jahrhundert viele Hundert Bände mit den ausgefeiltesten medizinischen Theorien veröffentlicht wurden und dass praktisch keines davon heute jemals gelesen wird. außer aus Neugier eines Suchers nach Kuriosem und Fernem in der Medizin, während Morgagnis Bücher immer noch einen wertvollen Fundus an Informationen enthalten, an den sich zumindest Pathologen und nicht wenige Kliniker oft mit Interesse wenden und immer mit Gewinn davonkommen. Sie werden nicht selten zitiert und, wie wir sehen werden, von einigen der besten medizinischen Autoritäten der Gegenwart und der unmittelbar vorhergehenden Generationen hoch geschätzt.

Für den modernen Denker, der es gewohnt ist, große Fortschritte in der Wissenschaft eher in den nördlichen Ländern oder in Frankreich zu erwarten, könnte es eine gewisse Überraschung sein, dass ein Italiener so als Begründer der modernen Medizin und insbesondere der wissenschaftlichsten Abteilung bezeichnet wird davon. Wer mit der Geschichte der Medizin seit der Wiederbelebung der Zivilisation nach dem Mittelalter vertraut ist, wird erkennen, welch herausragende Stellung Italien in der Entwicklung der medizinischen Wissenschaft immer eingenommen hat. Die erste große christliche medizinische Fakultät wurde im zehnten Jahrhundert in Salerno, unweit von Neapel, gegründet. Der erste regelmäßige praktische Unterricht in Anatomie mittels Sektionen menschlicher Körper und Demonstrationen an Leichen wurde zu Beginn des 14. Jahrhunderts von Mondino in Bologna durchgeführt. Der große Vater der modernen Anatomie, Vesalius, war ein Belgier, aber er hat die gesamte Arbeit für sein epochales Buch De ***Fabrica geleistet Humani Corporis*** an den Universitäten Norditaliens, insbesondere in Padua, Bologna und Pisa, in der ersten Hälfte des 16. Jahrhunderts. Jeder Medizinstudent jener Zeit, der sich größere Möglichkeiten für die medizinische Ausbildung sichern wollte, ging nach Italien, und auf den Listen der italienischen medizinischen Fakultäten des 16. Jahrhunderts finden sich die Namen der meisten Männer, die überhaupt Länder Europas wurden für ihre medizinischen Leistungen berühmt.

Morgagni bildet nur ein letztes Glied in der Kette großer italienischer Medizinwissenschaftler und verbindet die mittelalterliche mit der modernen Medizin. Von der Zeit des Vesalius bis zur Zeit Morgagnis gab es keine Zeit, in der Italien nicht über den führenden medizinischen Forscher Europas verfügte. Wir brauchen nur Namen wie den von Fallopius zu erwähnen , der unser Wissen über die Anatomie des Abdomens so sehr erweitert hat; Eustachius, dem wir viele wichtige Details der Anatomie des Kopfes verdanken; Spigelius , dessen Name für immer mit der Leber verbunden ist, und Malpighi, dem die gesamte Reihe der mit der Medizin am engsten verbundenen biologischen Wissenschaften mehr zu verdanken hat als vielleicht jedem anderen einzelnen Forscher, um die vollständige Berechtigung dieser Behauptung zu zeigen. Tatsächlich wurde der Fortschritt der Medizin in diesen Jahrhunderten sowohl von den weltlichen als auch von den kirchlichen Autoritäten in Italien in jeder Hinsicht gefördert, und die italienische Halbinsel war vom Beginn des 16. bis zum Ende des 18. Jahrhunderts das Mekka der Medizin leidenschaftliche Medizinstudenten, die das medizinische Wissen ihrer Zeit erschöpfen wollten, so wie es Deutschland in unseren Tagen war.

Johannes Baptist Morgagni wurde am 25. Februar 1682 geboren. Sein Geburtsort war Forli in der Romagna. Es war die Hauptstadt eines kleinen Kirchenstaates und lag am Fuße des Apennins südöstlich von Bologna. Der moderne amerikanische Reisende weiß wahrscheinlich etwas darüber, denn es ist einer der wichtigsten Zwischenstopps auf der Straße von Bologna nach Rimini, denn zumindest der weibliche Teil jeder Reisegruppe wird eine Pilgerfahrt zum Haus von Dante machen wollen arme Francesca und zum Schauplatz der Heldentaten von Catarina Sforza, der großen Frau der

Renaissance, der in aller Ehre und ohne den Anflug der Diskreditierung, die sie seitdem vermittelt, der stolze Titel Virago von verliehen wurde Forli. Die kleine Stadt ist für die Schönheit ihrer Lage bekannt und einen Besuch wert, denn sie beherbergt einen berühmten Palast, der nach Entwürfen von Michael Angelo erbaut wurde. Die Stadt hatte am Ende des 17. Jahrhunderts, als Morgagni dort geboren wurde, an Bedeutung und Bevölkerungszahl verloren, war aber für den hohen Bildungsstandard ihrer Einwohner bekannt und verfügte über eine gute Bibliothek, eine Reihe von Schulen und ein gut ausgestattetes Gebäude. bekannte Hochschule.

Wie viele andere große Männer scheint Morgagni mit seiner Mutter besonders viel Glück gehabt zu haben. Er wurde schon sehr früh als Waise zurückgelassen. Seine Mutter jedoch, deren Mädchenname Maria Tornieli war , ertrug ihren Verlust nicht nur tapfer, sondern widmete ihr Leben und ihre Talente der Erziehung ihres begabten Sohnes. Sie scheint eine Frau von ungewöhnlich gesundem Menschenverstand und bemerkenswertem Verständnis gewesen zu sein. Morgagni sprach im Laufe seines Lebens oft von ihr und führte einen Großteil seines Erfolgs auf die Ausbildung zurück, die er von ihr erhalten hatte. Es ist manchmal üblich zu glauben, dass Frauen erst in den letzten Tagen einen großen kulturellen Einfluss ausgeübt haben. Nichts könnte unwahrer sein. Im Laufe der Geschichte gibt es zahlreiche Spuren von Frauen, die in ihrem eigenen Bereich den größten intellektuellen Einfluss ausgeübt haben, und die Norditaliener in ihrer Zeit der höchsten kulturellen Entwicklung scheinen nichts glücklicher gewesen zu sein, als die Möglichkeiten zu erkennen, die in der Bereitstellung von Bildungseinrichtungen für Frauen lagen Frauen.

Diese Zeiten und dieser Teil Italiens sind in der Geschichte für einige der Möglichkeiten bekannt, die Frauen im Bereich der Hochschulbildung geboten wurden. Es wurde vermutet, dass es vielleicht der liberalen Kultur der Mütter zu verdanken ist, dass dieser Teil Italiens etwa zu dieser Zeit einhundertfünfzig Jahre lang die größten Männer der Wissenschaft hervorbrachte. Es ist bekannt, dass an der Universität Bologna, unweit von Morgagnis Geburtsort, gelegentlich Frauen Professuren innehatten. Die allgemeine Kultur der Frauen dieser Sektion war sehr hoch. Moderne männliche Historiker waren sogar unhöflich genug, darauf hinzuweisen, dass Bologna für zwei Dinge berühmt war – die Möglichkeiten für die höhere Bildung von Frauen und die umfangreiche Herstellung verschiedener Formen zubereiteter Lebensmittel, von denen die klassische Bologna-Wurst die bekannteste ist , ist für eilige Haushälterinnen unserer Zeit ein wertvolles Erbe geworden.

Nach einer hervorragenden Vorausbildung in Forli, stets unter der sorgfältigen Aufsicht und der aufgeklärten Ermutigung seiner Mutter, ging Morgagni, wie man es von seinem Geburtsort erwarten konnte, für sein höheres Studium in die benachbarte Universitätsstadt Bologna. Bologna befand sich zu dieser Zeit auf dem Höhepunkt seines Rufs als größte der existierenden medizinischen Fakultäten. Die Wissenschaft der Anatomie hatte sich hier als Ergebnis wichtiger Untersuchungen und Entdeckungen einiger der größten Männer in der Geschichte der medizinischen Wissenschaft besonders entwickelt. Mondino hatte sehr früh im 14. Jahrhundert die moderne Wissenschaft der Anatomie, wie wir sie kennen, neu geschaffen. Er war der Erste, der die Bedeutung der Sektion menschlicher Körper erkannte und auf deren Notwendigkeit drängte, wenn wirklich dauerhafte Fortschritte in der menschlichen Anatomie erzielt werden sollten. Der medizinische Unterricht bestand vor dieser Zeit größtenteils aus Vorträgen und Disputationen über die Werke von Aristoteles, Hippokrates und Galen, doch die tatsächliche Beobachtung menschlicher Gewebe und Organe ersetzte nun die ältere Methode. Im Jahr 1512 wurde Bologna zur päpstlichen Stadt, und besonders nach diesem Datum wurde die Universität Bologna unter der Fürsorge der Päpste mehrere Jahrhunderte lang zum Zentrum der medizinischen Lehre für die ganze Welt.

Als Ergebnis tatsächlicher Beobachtung und geduldiger Studien statt müßiger Theoriebildung kam es zu zahlreichen großen Entdeckungen in der Anatomie. Von Mondino bis Morgagni gibt es eine ununterbrochene Reihe großer Männer im Zusammenhang mit der Universität Bologna, wie sie keine andere Institution vorweisen kann. Ungefähr in der Mitte zwischen dem ersten und letzten kam der große Vesalius, der sowohl in Bologna als auch in Padua und Pisa lehrte und dessen Werk über Anatomie für viele Generationen ein Schatz für Anatomen aller Länder sein sollte. Während seiner Lehrtätigkeit in Bologna fertigte Vesalius die berühmte Serie von Präparationen an, die Gegenstand der Illustrationen für sein großes Werk über Anatomie waren. Tizian, der berühmte venezianische Künstler, der aus Venedig gekommen war, um an der berühmten Anatomieschule und unter der Aufsicht ihrer großen Lehrer Anatomie zu künstlerischen Zwecken zu studieren, soll die Tafeln für das Buch angefertigt haben. Das Werk bleibt ein würdiges Denkmal der beiden großen Meister ihrer jeweiligen Zunft, durch deren Zusammenarbeit es entstanden ist.

Im Jahrhundert vor Morgagnis Eintritt in die Universität Bologna fühlte sich der angesehene englische Arzt Harvey, der mit der Entdeckung des Blutkreislaufs den Grundstein für die moderne Physiologie legen sollte, von Bologna angezogen, weil es dort Möglichkeiten für fortgeschrittene Arbeiten bot in den Studien, die ihn so sehr interessierten. Während Harvey einige der von Vesalius durchgeführten Sezierarbeiten wiederholte, kam ihm der Verdacht, dass es eine Zirkulation gab, und seine Gedanken wurden in den Kanal gelenkt, der schließlich zu seiner meisterhaften Darlegung des Themas führte. Kurz gesagt, hier in Bologna wurde das Studium der physischen Seite des Lebens, ein so wichtiges Merkmal der modernen Wissenschaft, zu einem eigenständigen und anerkannten Zweig der Wissenschaft. Wie Professor Benjamin Ward Richardson in seiner Skizze des Lebens von Morgagni sagte: „Seitdem hat das Interesse an diesen Studien nicht nachgelassen, und die Medizin wurde auf eine Weise entwickelt, die im Projekt ebenso gewagt wie in der Anwendung nützlich war." "

Bologna war damals sicherlich ein ausgezeichneter Ort für Morgagni. Als neugieriger Fünfzehnjähriger kam er dorthin und begann sofort mit dem Medizinstudium. Er wurde Schüler von zwei der berühmtesten Professoren seiner Zeit – Albertini, einem der führenden Professoren seiner Zeit, wenn auch inzwischen mehr oder weniger vergessen, und Valsalva, dessen Untersuchungen zur Anatomie des Ohrs ihm einen dauerhaften Platz in der Wissenschaft sicherten der Anatomie für alle Zeiten. Als Morgagni die Universität besuchte, befand sich Valsalva auf dem Höhepunkt seiner glänzenden Karriere als Anatom. Er befand sich mitten in seiner großen Arbeit am Hörorgan. Dieser äußerst komplizierte Teil des menschlichen Mechanismus war vor seiner Zeit noch nie verstanden worden, und die Aufklärung seiner Einzelheiten erwies sich als zeitaufwändige, aber äußerst interessante Untersuchung.

Es dauerte nicht lange, bis die geniale Einsicht von Valsalva Morgagni als eine Person auswählte, die hervorragend geeignet war, ihn bei seiner Sezierarbeit zu unterstützen. Morgagni hatte nicht nur Begeisterung für die Arbeit, sondern auch, was unter den gegebenen Umständen viel wertvoller ist , unermüdliche Geduld, Fleiß und unerschütterliche Beharrlichkeit. Dies waren die Eigenschaften, die später die Grundlage seines Rufs bilden sollten. Sein Genie bestand sicherlich in der Fähigkeit zu harter Arbeit, und sein besonderes Talent war eine unendliche Fähigkeit, sich Mühe zu geben. Fast alle Sektionen, die Valsalva für seine Vorführungen während der Vorlesungsstunden oder für die Illustrationen seiner Bücher benötigte, sollen von Morgagni unter der persönlichen Aufsicht des Meisters angefertigt worden sein.

Nach vier Jahren dieser wertvollen Ausbildung und des Studiums an der Universität erlangte Morgagni seinen Abschluss als Doktor der Medizin und der Philosophie. Der verstorbene Benjamin Ward Richardson, einer der großen englischen Mediziner des ausgehenden 19. Jahrhunderts, sagt, dass dies eine glückliche Kombination von Qualifikationen sei, die heutzutage mit großem Vorteil von einem Absolventen verlangt werden könnten, wenn es so viele gibt Vom Studenten wird nur wenig Medizin und so wenig Philosophie verlangt, zum offensichtlichen Nachteil beider Wissensbereiche.

Eine Vorstellung von der Wertschätzung, die Morgagni zu dieser Zeit genoss, lässt sich aus der Tatsache gewinnen, dass er, obwohl er kaum älter als einundzwanzig Jahre war, während der Abwesenheit des Meisters manchmal die Vorlesungspflichten von Valsalva übernehmen durfte. Nach seinem Abschluss verbrachte er einige Zeit an der Universität mit Spezialarbeiten im Zusammenhang mit der Wissenschaft der Anatomie, die ihn sehr interessierte, sowie als Assistenzprofessor und Tutor. Bologna genoss zu dieser Zeit den gleichen europäischen Ruf wie zu jeder anderen Zeit seiner Geschichte. Studenten aus allen Ländern Europas strömten hierher, vor allem um ihr Jura- und Medizinstudium zu absolvieren. Unter den Medizinstudenten war Morgagni immer ein bewegender Geist, ein Anführer in den Denkphasen in vielen Bereichen, die die Studenten zu dieser Zeit beschäftigten.

Er war Gründer und Leiter einer Gesellschaft junger Professoren und reiferer Studenten, deren Ziel die Diskussion wissenschaftlicher Themen verschiedenster Art war. Der Maßstab der neuen Gesellschaft war die persönliche Untersuchung und Beobachtung als Mittel zur wissenschaftlichen Wahrheitsfindung. Die wichtigste Maxime, die ihre Diskussionen leitete, scheint gewesen zu sein, dass nichts aufgrund von Autorität akzeptiert werden dürfe, nur weil es Autorität sei. In den Naturwissenschaften war das Denken häufig eingeschränkt, um den alten Theorien zu entsprechen, die von Galen und Plinius sowie Aristoteles und Hippokrates übernommen wurden. Ein Zitat eines dieser klassischen Autoren zu einem strittigen Punkt sollte Licht auf eventuelle Diskussionsschwierigkeiten werfen.

Morgagnis Gesellschaft wurde „Academia Inquietorum " – „Akademie der Unruhigen" – genannt – der Grund für den merkwürdigen Namen war, dass sich die Mitglieder nicht damit zufriedengaben, friedlich auf dem Wissen zu ruhen, das sie von den älteren Autoren lernen konnten, sondern lieber darauf zugreifen wollten sich die Wissenschaft durch direkte Beobachtung und geplante Experimente zu eigen machen. Morgagnis Idee, die Gesellschaft zu gründen, scheint verfrüht gewesen zu sein. Das Schicksal der Akademie der Unruhigen liegt im Dunkeln, aber Biographen scheinen anzudeuten, dass sie ihren Zweck verfehlt hat. Weder die Universität noch die Zeit waren für eine solche Gedankenfreiheit bereit. Sogar in unserer Zeit würde ein solcher Plan als radikal und chimärisch angesehen werden. Die Entmutigung führte schließlich dazu, dass die Treffen abgebrochen wurden, und Morgagni gab seinen Versuch auf, andere mit seinem eigenen Fleiß und seiner Begeisterung für originelle Untersuchungen in den Naturwissenschaften zu inspirieren.

Danach scheint er einige Jahre lang von Bologna abwesend gewesen zu sein. Seine Zeit verbrachte er vor allem an den medizinischen Fakultäten der großen Universitäten Pisa und Padua. Studenten, die einen speziellen Zweig der Medizin wie Physiologie oder Anatomie oder die damals noch kaum bekannte Wissenschaft der Pathologie zu ihrem Hauptziel machen wollten, mussten verschiedene Universitäten besuchen, um Gelegenheit und Anregung zum Studium zu finden . Morgagni widmete sich seiner Arbeit so treu, dass sein Sehvermögen und höchstwahrscheinlich auch sein allgemeiner Gesundheitszustand eine Zeit lang nachließen. Für einige Jahre kehrte er zur Erholung in seine Heimatstadt zurück. Hier nahm er die aktive Ausübung der Medizin auf. Wie so oft erwies sich der Einfluss dieser Ruhephase nach Jahren des Studiums auf Morgagni als besonders weitreichend. Nach seiner Ruhe beginnen seine Zeitgenossen seine großen Möglichkeiten als Wissenschaftler zu erkennen.

Seine erste Veröffentlichung war eine Reihe von Anmerkungen zur Anatomie. Diese wurden in Form gesammelter Aufsätze unter dem Titel *Adversaria Anatomica veröffentlicht* . Der Titel hat einen kämpferischen Klang, aber Morgagni ließ sich nicht auf Kontroversen ein und *Adversaria* ist nur die lateinische Bezeichnung für Notizbücher. Bei den ersten auf diese Weise gesammelten Artikeln handelte es sich in Wirklichkeit um Mitteilungen Morgagnis an die „Akademie der Unruhigen" während seiner Amtszeit als Präsident dieser Organisation. Damit begann seine Karriere als Schriftsteller, und es ist interessant festzustellen, dass sein letztes Buch etwa dreiundsechzig Jahre später veröffentlicht werden sollte – eine Zeit fruchtbarer Autorenschaft, die fast beispiellos ist.

Aufgrund des durch diese Arbeit erlangten Ansehens wurde ihm ein Lehrauftrag an der Universität Padua angeboten und später auf den Lehrstuhl für die zweite Professur für Anatomie versetzt. Nach einigen Jahren gelang ihm die erste Professur für Anatomie an der Universität, die damals wichtigste Stelle an der medizinischen Fakultät. Dies verschaffte ihm im Alter von etwa fünfunddreißig Jahren eine der bedeutendsten Universitätsprofessuren der Welt. Möglichkeiten zur Forschung waren nun reichlich vorhanden. Er war in der Lage, seine Mitteilungen mit der gebotenen Aufmerksamkeit entgegenzunehmen und seinen Ruf zu sichern.

Eine Universitätsprofessur war damals eine wichtigere Position als in unserer Zeit, und Morgagni wurde besonders dadurch begünstigt, dass sie früh im Leben angetreten wurde, um ihm die Möglichkeit zu geben, seine Karriere abzurunden. Seine Arbeit gefiel ihm außerordentlich gut, und die damit verbundene Arbeit war für Morgagni die höchste Form der Erholung. Er hat viele Freunde unter Professoren und Studenten gefunden. Die Vorlesungen, die Morgagni an der Universität hielt, erfreuten sich so großer Beliebtheit, dass sein Hörsaal überfüllt war und neue Räume geschaffen werden mussten. Sein weit verbreiteter Ruf als großartiger und anregender Lehrer zog viele ausländische Studenten an die Universität. Diese Studenten kamen in großer Zahl vor allem aus den nördlichen Ländern Europas. Einst gab es über tausend deutsche Studenten an der Universität Padua, und als sie sich zur gegenseitigen Hilfe und zu sozialen Zwecken zu einer Gilde zusammenschlossen, wurde Morgagni von ihnen als ihr Schirmherr ausgewählt.

Hier an der Universität Padua sollte Morgagni die neue Wissenschaft der pathologischen Anatomie begründen. Die normale Anatomie hatte ihre Entwicklung durch die anderen großen Meister in den Schulen Norditaliens erfahren. Morgagni sollte die Aufgabe haben, die Veränderungen zu beschreiben, die in Organen als Folge von Krankheiten auftreten. Es versteht sich von selbst, dass dies der wichtigste praktische Zweig der modernen medizinischen Wissenschaft ist. Die Krankheitssymptome haben nur dann eine geringe Bedeutung, wenn wir genau wissen, welche Organe betroffen sind und welche Veränderungen stattgefunden haben. Morgagnis Werk „ *The Seats and Causes of Disease"* enthält die Grundlagen der modernen Pathologie. Moderne Fortschritte mögen es vielleicht veraltet erscheinen lassen, aber die Schärfe der Beobachtungen seines Autors und die Wahrheit seiner Untersuchungen machen es zu einem bleibenden Klassiker.

Über dieses Werk von Morgagni sagte Professor Benjamin Ward Richardson: „Bis zum heutigen Tag kann kein Medizinwissenschaftler umhin, vom Studium dieses wunderbaren Buches begeistert und belehrt zu sein als würde man vom periodischen Fluss der aktuellen allgemeinen Literatur zur Lektüre eines Shakespeare-Dramas, „The *Pilgrim's Progress* “ oder *„Paradise Lost" übergehen* . Es ist ein Übergang von der Mittelmäßigkeit der unaufhörlichen Wiederholung wohlbekannter Wahrheiten, die in langen und abgedroschenen Worten erzählt werden, zurück zu Beschreibungen, die direkt aus der Natur stammen und frisch aus ihrer Schatzkammer stammen. Es spielt keine Rolle, wo das Buch aufgeschlagen wird, es ist immer eine gute und lehrreiche Lektüre, voller Anregungen und reich an originellen Erzählungen."

Einige von Morgagnis Arbeiten in der klinischen Medizin und Pathologie, wie sie in diesen Bänden beschrieben werden, sind nach wie vor von immerwährendem Interesse und werden oft zitiert. Manch eine nachträgliche Entdeckung, die der Autor lautstark verkündet hat, findet sich auf seinen Seiten, manchmal nur im Embryo, aber oft genug in Gänze. Für den Leser gibt es immer wieder Überraschungen im Vorgriff auf vermeintlich viel spätere Gedanken in der Medizin. Einige dieser Passagen von allgemeinerem Interesse wage ich hier vorzustellen.

Es war Morgagni, der als erster erkannte, dass winzige Verbindungen zwischen Teilen des Nervensystems sehr leicht die Grundlage für Symptome bilden könnten, die weit vom eigentlichen Krankheitsort entfernt sind. Er gibt zum Beispiel einen detaillierten Bericht über einen merkwürdig interessanten Fall, bei dem der Patient, ein Mann, der schon etwas älter als das mittlere Leben ist, mehrfach durch heftiges Niesen genervt war. Diese

Niesattacken traten immer häufiger auf und gingen schließlich mit Atembeschwerden und einem Druckgefühl auf der Brust einher. Diese Symptome wurden immer deutlicher, bis der Mann schließlich während eines besonders heftigen Niesanfalls plötzlich starb.

Bis zu diesem Zeitpunkt hatten Anatomen allgemein erklärt, dass zwischen der Nasenschleimhaut und dem Zwerchfell keine direkte Nervenverbindung bestehe. Niesen ist auf eine heftige Kontraktion des Zwerchfells zurückzuführen und wird fast immer durch das Vorhandensein eines Reizstoffs in der Nase verursacht. Dies ist in der Tat die Methode der Natur, Reizstoffe auf den empfindlichen Nasenschleimhäuten durch explosionsartiges Ausstoßen der Luft durch die Nase zu entfernen. Dieser Luftausstoß wird durch eine krampfhafte Kontraktion des Zwerchfells hervorgerufen. Es wurde immer angenommen, dass das Niesen auf eine Reizung zurückzuführen sei, die über das Gehirn auf das Zwerchfell übertragen werde.

Als Morgagni den Grund dafür erörterte, warum das Zwerchfell durch das Vorhandensein eines Reizstoffs in der Nase zu einer sympathischen Reaktion angeregt werden sollte, wies er auf eine Tatsache hin, die vergessen worden war oder deren Bedeutung nicht erkannt worden war. Die am Geruch beteiligte Nasenschleimhaut wird vom ersten Hirnnervenpaar, den sogenannten Riechnerven, versorgt. Zwischen diesem Riechnerv und dem Nerv, der das Zwerchfell versorgt, liegt der Nervus phrenicus, der ein Hals- und kein Hirnnerv ist, also vom Zentralnervensystem durch das Rückenmark im Nacken und nicht direkt vom Gehirn kommt , die älteren Anatomen erklärten, es bestehe kein Zusammenhang. Morgagni wies darauf hin, dass die Schleimhaut der Nase teilweise auch vom fünften Hirnnervenpaar versorgt wird. Vom fünften Nerv aus hatte Meckel kleine Verbindungszweige mit den Halsnerven, die so tief wie die Interkostalnerven reichten, verfolgt. Dies zeigt die Möglichkeit eines Nervenreflexes; das heißt, einer Kommunikation von Nervenimpulsen ohne die Notwendigkeit eines Eingriffs des Zentralnervensystems.

Dies war die erste direkte Verfolgung der Fernreflex-Nervenwirkung in der menschlichen Physiologie. Das Problem der Nervenreflexe sollte mehr als ein Jahrhundert später im Dunkeln bleiben, bis es durch Untersuchungen des französischen Physiologen Claude Bernard ans Licht kam. Hier lag jedoch der prägnante Hinweis auf die Erklärung des scheinbaren Mysteriums. In späteren Fällen suchte Morgagni in dieser Angelegenheit nach einer Bestätigung seiner Theorie und fand sie. Er wies darauf hin, dass es einen Zusammenhang zwischen den Baucheingeweiden und der Riechschleimhaut der Nase gebe. In einem seiner Fälle ging ein epileptischer Anfall stets mit einem Unbehagen im Oberbauch und einem üblen Geruch einher. Dieser Geruch war völlig subjektiv; Das heißt, obwohl es für den Patienten äußerst störend war, konnte es von niemand anderem bemerkt werden , selbst wenn der Patient im Moment der Beobachtung in unmittelbarer Nähe war und seinen Atem ausatmete.

Dies scheint darauf hinzudeuten, dass Morgagni vermutete, dass es neben den bis dahin von Anatomen entdeckten Verbindungen noch andere Verbindungen zwischen den besonderen Sinnen und wichtigen Organen gab. Tatsächlich stellt das sogenannte sympathische Nervensystem alle besonderen Sinnesorgane in direkte Verbindung mit den anderen wichtigen Organen des Körpers . Morgagnis Vermutungen sollten durch die Entdeckungen bestätigt werden, die im folgenden Jahrhundert in diesem sympathischen System gemacht wurden.

Morgagni scheint zunächst erkannt zu haben, durch welchen Mechanismus Alkohol das menschliche System schädigt. Er wies darauf hin, dass sich die Erregung des Herzens durch Alkoholeinwirkung in einer Überdehnung der Arterien widerspiegele. Diese Überdehnung führte nach und nach zu Degenerationen der Arterienwände. Der dadurch bedingte Elastizitätsverlust führte zu einer Durchblutungsstörung in den wichtigen Organen des Körpers und führte so zu Symptomen einer weit verbreiteten Störung der organischen Funktionen.

Morgagnis Studien zum Aneurysma, also zur Erweiterung der Blutgefäße , zeigen, wie gründlich er den Mechanismus der Entstehung dieses schwerwiegenden pathologischen Zustands verstand . Er wies darauf hin, dass die erste auffällige Krankheitsveränderung eine Degeneration der Innenschicht der Arterie sei. Dies führt zur Bildung von Furchen an der Innenwand der Gefäße und schließlich zu einer Schwächung der Mittelschicht der Arterie. Er erkannte, dass das Fortschreiten dieser arteriellen Veränderungen zu einem großen Teil auf den Blutdruck in den Arterien zurückzuführen ist. Er hatte auch das Gefühl, dass der Blutdruck durch strikte Beachtung einer Diäteinschränkung vor einem gefährlich hohen Blutdruck bewahrt werden könne. Wenn Aneurysmen im Frühstadium entdeckt werden, kann das Leben des Patienten durch diese einfachen Maßnahmen durchaus verlängert werden. In dieser Idee liegt der Keim der Tufnell-Behandlung, die im 19. Jahrhundert die erfolgreichste Therapiemaßnahme zur Behandlung von Aneurysmen darstellte.

Der Scharfsinn des italienischen Anatomen führte dazu, dass er den Einfluss des Geistes auf den Kreislauf besser als je zuvor in der Geschichte der Medizin erkannte. Er wies darauf hin, dass Emotionen einen starken Einfluss auf das Kreislaufsystem in all seinen Teilen haben. Wie stark die peripheren Blutgefäße betroffen sind, lässt sich an der Neigung zum Erröten bei bestimmten Formen der Erregung erkennen, die mit Scham oder Verlegenheit einhergehen; im Gegenteil, Blässe vor Wut, Empörung oder

Angst. Er wies auch darauf hin, dass das Herz von solchen Emotionen betroffen ist und manchmal stark erregt und manchmal sehr zurückgeblieben ist. Morgagni erkannte, dass der Einfluss solcher Emotionen bei besonders erregbaren Menschen zu einer Abnutzung der Blutgefäße und damit zu einer Verkürzung des Lebens führt. Er ging davon aus, dass einige Aneurysmen, auch solche, die die großen Blutgefäße betreffen , durch plötzliche starke Emotionen und insbesondere durch gewaltsame Versuche, Emotionen zu unterdrücken oder zu verbergen, verursacht werden könnten. Heute wissen wir jedoch, dass diese pathologischen Zustände auf menschliche Leidenschaften zurückzuführen sind, jedoch auf ganz andere als die, die Morgagni im Sinn hatte.

Es ist interessant festzustellen, dass die vergleichende Pathologie – also die Untersuchung von Tierkrankheiten zur Veranschaulichung entsprechender Zustände beim Menschen – bereits die Aufmerksamkeit der Bologneser Medizinschule auf sich gezogen hatte. Albertini, der Professor Morgagnis gewesen war, wies darauf hin, dass Aneurysmen bei Tieren selten vorkommen, da Tiere nicht wie Menschen Emotionen ausgesetzt seien. Morgagni machte noch weitere Beobachtungen in dieser Richtung, um seine eigenen Schlussfolgerungen in dieser Angelegenheit zu bestätigen. In seinem früheren Leben widmete er sich eine Zeit lang dem Studium der Fische, weil sie zu versprechen schienen, Licht auf bestimmte Probleme der menschlichen Anatomie und Pathologie zu werfen.

Wie genau er pathologische Veränderungen im Gewebe untersuchte, lässt sich aus der Tatsache ableiten, dass er aufgrund seiner Beobachtungen darauf hinwies, dass ein Aneurysma der Aorta am häufigsten an dem Teil der Krümmung der Aorta auftritt, gegen den das Herz ständig Blut projiziert. Die Erkenntnis der Bedeutung dieses mechanischen Faktors bei der Entstehung von Aneurysmen ist eines der ersten erfolgreichen Ergebnisse sorgfältiger Beobachtung und Kenntnis der physikalischen Gesetze bei der Ursache von Veränderungen im Gewebe im Gegensatz zu ausgefeilten Theorien mit sehr geringer tatsächlicher Grundlage.

Schwankungen im Puls erregten seine Aufmerksamkeit, und er war einer der ersten, der darauf hinwies, dass das Auftreten von Blähungen leicht zu einer Störung der Herztätigkeit und zu spürbarem Herzklopfen führen kann, wenn keine organische Erkrankung des Herzens selbst vorliegt. Morgagni wies auch darauf hin, dass das Aussetzen des Pulses auf nervöse Störungen zurückzuführen sein könnte. Er zeigte, dass ein schwerer mentaler Schock oder anstrengende Emotionen zu Unregelmäßigkeiten in der Herztätigkeit und zu Pulsaussetzer führen können. Einige seiner diesbezüglichen Beobachtungen zeigen eine Intuition hinsichtlich der Nervenversorgung des Herzens, die weit über die Anatomie seiner Zeit hinausgeht, und scheinen darauf hinzudeuten, dass er die Existenz und Funktion des sympathischen

Systems und auch die Existenz eines vermutete besondere Nervenversorgung der kleinen Arterien.

Der vielleicht eindringlichste Beweis für Morgagnis Einsicht in die Pathologie und ihre Beziehungen zur klinischen Medizin betrifft die Tuberkulose. Vor über anderthalb Jahrhunderten bestand er auf seiner Ansteckungsgefahr. Er weigerte sich, Autopsien an Tuberkulosepatienten durchzuführen, und seine Position in dieser Angelegenheit war zweifellos von großem Nutzen, indem er die Aufmerksamkeit seiner Zeitgenossen und insbesondere derjenigen, die in engem Kontakt mit ihm standen, auf die wichtige Frage der engen Verbindung mit ihm lenkte Tuberkulosepatienten wurden als ein wirksamer Faktor bei der Entstehung der Krankheit betrachtet, noch wirksamer als die Vererbung, die damals alle Menschen zu diesem Thema beschäftigte.

Man könnte annehmen, dass diese fortgeschrittene Position Morgagnis eher auf einer intuitiven Abscheu vor der Krankheit als auf der Überzeugung tatsächlicher Beobachtung beruhte und dass seine Schlussfolgerungen eher das Ergebnis von Vorurteilen als von wirklichem Wissen waren. Einer solchen Meinung widerspricht jedoch die Tatsache, dass er die Pathologie des Konsums besser kannte und verstand als jeder andere seiner Generation. Er wies zu einer Zeit, als jede chronische Lungenerkrankung als Konsum angesehen werden konnte, darauf hin, dass es eine Reihe von Formen chronischer Bronchitis gibt, die nicht auf Pthisis pulmonalis, sondern auf andere langsam verlaufende Erkrankungen der Lunge zurückzuführen sind.

Er hat die gegenwärtige Situation der Chirurgie in Bezug auf die Behandlung von Krebs sehr genau vorweggenommen. Er empfahl, diese bösartigen Tumoren nach Möglichkeit operativ zu entfernen. Wie Benjamin Ward Richardson betont, wurde dieser Rat offensichtlich nicht mit der Idee gegeben, dass die Krankheit immer vollständig geheilt werden könnte, sondern weil eine frühe Operation die lästigen Symptome am schnellsten linderte und die größte Lebensverlängerung sicherte . Viele andere Methoden zur Entfernung von Krebsgeschwüren wurden zu Morgagnis Zeiten wie zu unserer Zeit vorgeschlagen, und ihre Befürworter machten viele falsche Versprechungen und weckten falsche Hoffnungen. Er wies darauf hin, dass die Entfernung mit dem Messer in den Händen des mutigen und geschickten Chirurgen die schnellste, sicherste und letztlich für den Patienten einfachste Methode sei. Nach eineinhalb Jahrhunderten gepriesener großer Fortschritte, insbesondere in der Chirurgie, befinden wir uns praktisch in der gleichen Situation wie zu der Zeit, als Morgagnis Rat verfasst wurde, und seine Meinung ist heute praktisch genauso wertvoll wie damals.

In einem anderen wichtigen Punkt der Medizin scheint Morgagni die Meinung unserer Zeit vorweggenommen zu haben. Es war Brauch, die Venesektion sehr frei zu praktizieren . Bei ein oder zwei Gelegenheiten in seinem eigenen Leben wurde Morgagni krank und ihm wurde eine Venesektion empfohlen. Sein Biograph sagt, dass er diese Behandlungsmethode ständig ablehnte und fügte sehr naiv hinzu: „Und er, der oft andere durch Aderlass geheilt hatte, würde niemals zulassen, dass dieses Mittel bei sich selbst angewendet wurde, weil er, wie ich glaube, einen natürlichen Abscheu davor hatte." "

Es war damals ein Zeichen völliger Unabhängigkeit des Denkens, sich auch aus persönlichen Gründen von der überwältigenden Tradition des Blutvergießens abzuheben. Aber Morgagni hatte begründete Zweifel an der heilenden Wirksamkeit der Blutentnahme und vermied sie zumindest in seinem eigenen Fall.

Neben seinen Fähigkeiten in praktischer und theoretischer Medizin war Morgagni ein Mann mit kultiviertem Kunstgeschmack und war nicht nur mit der Literatur seiner eigenen Sprache, sondern auch mit Französisch, Latein und Griechisch vertraut. Er war in den literarischen Kreisen der Städte Norditaliens stets willkommen und zählte viele der großen Schriftsteller seiner Zeit zu seinen Freunden. Besonders bemerkenswert war sein Erfolg bei der Gewinnung der Freundschaft der Herrscher , der nicht wenig Einfluss auf die Bildung und Wissenschaft hatte. Die Patrizier von Venedig waren stolz darauf, ihn als persönlichen Freund zu betrachten, und dem venezianischen Senat verdankte er seine Professur in Padua. Der König von Sardinien, Emanuel III., betrachtete ihn als einen engen Bekannten. Alle Päpste, fünf an der Zahl, in der zweiten Hälfte seines Lebens pflegten persönliche Kontakte zu ihm, und er wurde in vielen wichtigen Fragen im Zusammenhang mit Bildungsfragen seiner Zeit um Rat gefragt.

Einige dieser Päpste gehören zu den einflussreichsten Papsttümern, die jemals den römischen Stuhl besetzten. Der große Benedikt XIV., selbst gebürtiger Bolognaer und enger Freund des Wissenschaftlers, in seinem klassischen Werk „De Beatificatione „ Servum Dei" erwähnt Morgagni als besondere Belobigung. Sein kaum weniger berühmter Nachfolger, Clemens , und bittet ihn, zu berücksichtigen, dass ihm der Vatikan bei seinen Besuchen in Rom stets offen steht. In einem erhaltenen Brief lobt Clemens seine Weisheit, seine Kultur, seine Höflichkeit, seine Nächstenliebe gegenüber Gott und den Menschen und stellt ihn als Vorbild für andere dar. denn trotz all seiner guten Eigenschaften hatte er bei seinen Mitmenschen weder Feindschaft noch Neid erregt.

Morgagnis Leben muss in vielerlei Hinsicht idealerweise glücklich gewesen sein. Die Belohnung seiner wissenschaftlichen Erfolge begann schon früh, noch vor seiner Professur, und setzte sich während seiner langen Karriere fort. Die Royal Society of England wählte ihn 1724 zum Fellow; die Akademie der Wissenschaften von Paris ernannte ihn 1731 zum Mitglied.

1735 verlieh ihm die Kaiserliche Akademie von St. Petersburg eine ähnliche
Ehre. 1754 ernannte ihn die Berliner Akademie zum Ehrenmitglied.

Sein englischer Biograph, Dr. William Cook, sagt witzig, dass alle Gelehrten
und Großen, die in seine Nachbarschaft kamen, nicht ohne einen Besuch in
Morgagni abreisten. Er stand mit den meisten großen Männern seiner Zeit in
Briefkontakt, und die in dieser Korrespondenz offenbarten engen
Beziehungen sind der beste Beweis für die Wertschätzung, die Morgagni
genoss, insbesondere bei den prominenten Wissenschaftlern seiner Zeit.
Unter ihnen waren Männer wie Ruysch , Boerhaave , Sir Richard Mead,
Haller und Meckel. Diese umfassende Kenntnis seiner selbst war eine große
Auszeichnung in einer Zeit, in der die Kommunikationsmittel so viel
begrenzter waren als heute.

Es ist erfreulich, dass Morgagni in seinem Privatleben beneidenswert
zufrieden gewesen sein muss, auch wenn, wie es in solchen Fällen
normalerweise der Fall ist, nur sehr wenig explizit zu diesem Thema gesagt
wird. Seine unermüdliche Arbeit verdiente die Vergütung eines liebevollen
häuslichen Kreises. Während seiner Pensionierung in Forli, nach seinem
Universitätsabschluss und als er aufgrund von Überlastung eine Zeit lang
gesundheitlich im Stich gelassen wurde, heiratete er die Nachfahrin einer
Adelsfamilie der Stadt, Paola Vergieri mit Namen, eine Lebensgefährtin für
ihn, Biographen erklären, hätte weder an Urteilsvermögen noch an
Zuneigung übertroffen werden können. Sie hatten eine Familie mit fünfzehn
Kindern, von denen acht ihren Vater überlebten, obwohl er das hohe Alter
von siebenundachtzig Jahren erreichte. Es gab drei Söhne, von denen einer
im Kindesalter starb; ein anderer wurde Jesuit und unterrichtete an der
berühmten Jesuitenschule in Bologna, deren prächtiges Gebäude heute das
städtische Museum, die Accademia delle Belle Arte, ist. Der dritte folgte dem
Beruf seines Vaters, heiratete und ließ sich in Bologna nieder, starb jedoch
vor seinem Vater, der die Betreuung seiner Enkelkinder übernahm. Alle
Töchter Morgagnis, die zur Frau heranwuchsen, acht an der Zahl, wurden
Nonnen in verschiedenen Orden.

Entwicklung eines einfachen Glaubens in der Familie nicht gestört . Der
große Vater der Pathologie war von der selbstlosen Selbstaufopferung so
vieler seiner Kinder keineswegs beunruhigt, sondern ertrug sie nicht nur mit
Gleichmut, sondern freute sich sogar darüber. Seine Beziehungen zu seinen
Kindern waren stets sehr zärtlich. Nach der Unterdrückung der Jesuiten
arbeitete sein Sohn, der dem Orden angehört hatte, zusammen mit seinem
Vater an der Universität Bologna in der Wissenschaft, und das nicht ohne
Auszeichnung.

Die Wertschätzung, die Morgagni von seinen Zeitgenossen hatte, lässt sich
anhand der Tatsache beurteilen, dass ihre Kommandeure zweimal, als

einfallende Armeen in die Emilia einmarschierten und Bologna belagerten, wie in der alten griechischen Geschichte die griechischen Generäle im Hinblick auf Pindar und Archimedes taten, gab strikte Anweisungen, dass besonders darauf zu achten sei, dass Morgagni kein Schaden zugefügt werde und dass seine Arbeit nicht behindert werde. Nachdem er sein langes Leben im ehrfürchtigen Respekt aller, die ihn kannten, verbracht hatte, starb er voller Freude und Ehre.

Nachfolgende Generationen waren nicht zurückhaltend, wenn es darum ging, Morgagnis Verdienste anzuerkennen. Von Virchows Hommage an seine Größe habe ich bereits gesprochen. Die Italiener betrachten ihn seit langem als einen ihrer brillantesten Namen in der Medizin. Eine der bekanntesten repräsentativen italienischen medizinischen Fachzeitschriften ist *Il Morgagni*, veröffentlicht in Mailand. Der Ausländer, der sich über den Fortschritt der italienischen Medizin informieren möchte, ist auf seinen Seiten fast der erste Zufluchtsort. *Il Morgagni* wurde vor etwa fünfzig Jahren gegründet und behält bis heute seinen Ruf als eine der weltweit bekanntesten medizinischen Zeitschriften.

Der große Medizinwissenschaftler, dessen Arbeit darin bestand, die Grundlagen der modernen Pathologie zu beweisen und so der Menschheit mehr Segen zu bringen, als er sich je hätte träumen lassen, blieb inmitten der Ehrfurcht und Dankbarkeit seiner Generation, einer dieser wunderbar einfachen Menschen Charaktere, die die ganze Welt gerne ehrt. Als Lehrer war er das Idol seiner Schüler. Kein großer Wissenschaftler, der nach Italien kam, hatte das Gefühl, seine Reise sei vollständig abgeschlossen, wenn er nicht das Privileg gehabt hätte, ein Interview mit Morgagni zu führen. Dieser Freund der Päpste und vieler europäischer Herrscher war der glückliche Vater eines Hauses voller Mitglieder religiöser Orden und fühlte sich gesegnet, dass sich so viele von ihnen für den besseren Teil entschieden hatten. Er selbst war sein ganzes langes Leben lang ein leidenschaftlicher Sucher nach der Wahrheit, der die Arbeit, die ihm zuteil wurde, gut erledigte, seinem Gewissen in aufrichtiger Einfachheit des Herzens folgte und seinen persönlichen Lohn in dem Frieden erntete, der für diejenigen, die es nicht getan haben, unverständlich ist die Gabe des Glaubens, die Dinge wertzuschätzen, die über den Bereich der Sinne hinausgehen.

AUENBRUGGER, DER ERFINDER DER PHYSIKALISCHEN DIAGNOSE

Während die Medizin Ihre Berufung oder Berufung ist, sorgen Sie dafür, dass Sie auch einen Nebenberuf haben – einen intellektuellen Zeitvertreib, der dazu dienen kann, Sie mit der Welt der Kunst, der Wissenschaft oder der Literatur in Kontakt zu halten. Beginnen Sie sofort mit der Kultivierung anderer Interessen als rein beruflicher Natur. Die Schwierigkeit liegt in der Auswahl und die Auswahl wird je nach Geschmack und Training unterschiedlich sein.

--Osler, *Aequanimitas und andere Adressen* .

AUENBRÜGGER,

DER ERFINDER DER PHYSIKALISCHEN DIAGNOSE.

Die derzeit interessanteste Entwicklung in der Medizin ist die schrittweise Verringerung der Sterblichkeitsrate durch Tuberkulose. Dies ist vor allem darauf zurückzuführen, dass die Erkrankung mittlerweile sehr früh im Verlauf erkannt werden kann und somit mit der Behandlung begonnen werden kann, bevor es zu ernsthaften Schäden an der Lunge kommt. Unter diesen Umständen ist die Krankheit, die früher als unheilbar galt, nach Ansicht aller besten modernen Experten zu einer der am besten beherrschbaren Infektionskrankheiten geworden. In ihren jüngsten Vorträgen in Philadelphia vor dem Phipps Institute for the Prevention and Cure of Consumption haben so angesehene medizinische Autoritäten wie Dr. Trudeau aus Saranac; Professor Osler von Johns Hopkins und Professor G. Simms Woodhead von Cambridge, England, bestehen auf der absoluten Heilbarkeit von Tuberkulose, wenn sie rechtzeitig eingenommen wird. Professor Woodhead betont insbesondere, dass es in dieser Angelegenheit selbst unter Ärzten viel zu viel Pessimismus gegeben habe.

Diese heutige Zuversicht hinsichtlich der erfolgreichen Behandlung der Lungenschwindsucht beruht auf der Tatsache, dass die Diagnose frühzeitig gestellt werden kann. Der Ruhm dieser frühen Anerkennung hängt ausschließlich von zwei Männern ab: Auenbrugger aus Wien und Laennec aus Paris. Auenbrugger , dessen Arbeit fast ein halbes Jahrhundert vor der von Laennec entstand, muss das Verdienst zuteil werden, sich als Erster dem Problem der Unterscheidung von Lungenkrankheiten voneinander mit Methoden genähert zu haben, die so objektiv praktisch waren, dass jeder praktizierende Mediziner dies tun konnte . Nachdem Sie sich in ihrer Anwendung als Experte erwiesen haben, verwenden Sie sie mit absolutem Vertrauen in seine Diagnose.

Die moderne medizinische Wissenschaft und Praxis erkennt sehr dankbar ihre tiefe Verpflichtung gegenüber der sogenannten Wiener Schule der Medizin an. Es ist nicht wenig überraschend, dass in Wien vor allem die praktische Seite der Medizin entwickelt wurde, da die Einwohner der österreichischen Hauptstadt zwar einen weit über dem Durchschnitt liegenden künstlerischen Geschmack haben sollen, normalerweise aber zu den begabtesten zählen unpraktische Menschen in Europa. Seit über 150 Jahren zählt die Medizinische Fakultät der Universität Wien jedoch stets zu den Spitzenreitern der Welt. Viele der Wiener Medizinprofessoren gelten als die größten Lehrer ihrer Zeit. Beginnend mit Van Swieten und De Haen in der zweiten Hälfte des 18. Jahrhunderts war die medizinische Abteilung der

Universität Wien kaum jemals ohne mindestens einen der führenden Köpfe der Medizin in Europa vertreten. Wunderlich, Rokitansky und Skoda waren Mitte des 19. Jahrhunderts die größten Medizinmänner ihrer Zeit. Hebra , Billroth und Nothnagel setzten die Tradition medizinischer Größe in der österreichischen Hauptstadt würdig fort. Trotz des großen Fortschritts in der Medizin und der medizinischen Lehre, der in ganz Europa stattgefunden hat, wird auch heute noch allgemein anerkannt, dass der beste Ort auf der Welt ist, um klinische Medizin zu studieren – das heißt, Krankheiten am Krankenbett zu studieren Patient – ist der berühmte Allgemeines Krankenhaus , Allgemeines Krankenhaus Wien.

Die klinische Lehre der Medizin entwickelte sich viel später in der Geschichte der medizinischen Ausbildung, als man natürlich hätte erwarten können. In den verschiedenen Heiligtümern des Äskulap gab es in der altgriechischen Zeit eine Tradition des Medizinunterrichts am Krankenbett , die jedoch nicht gut beglaubigt ist. Zu Beginn des 16. Jahrhunderts entstand im St. Francis's Hospital in Padua in Verbindung mit der dortigen Universität die moderne klinische medizinische Ausbildung, die in jeder Hinsicht so viel für die moderne Medizin tat. Die erste Klinik, die große Aufmerksamkeit erregte, entstand jedoch erst zu Boerhaaves Zeiten, am Ende des 17. und Anfang des 18. Jahrhunderts. Der Medizinunterricht dieses angesehenen Meisters am Krankenbett lockte Scharen von Studenten an die bis dahin vergleichsweise unbedeutende Universität Leyden in den Niederlanden. Zwei Herrscher – gerade die beiden, die nach heutigem Verständnis vielleicht am wenigsten dazu bereit wären – erkannten sofort den immensen praktischen Wert dieser Innovation in der medizinischen Lehre und machten sich sofort daran, ihren Nutzen für ihr Volk sicherzustellen. Papst Benedikt XIII. und die Kaiserin von Österreich nahmen Kontakt mit Boerhaave auf , und der Papst war der erste, der den Rat des großen niederländischen Meisters in dieser Angelegenheit in Anspruch nahm. Die römische Klinik wurde in der ersten Hälfte des 18. Jahrhunderts unter der Leitung des angesehenen Lancisi zu einer der bekanntesten in Europa.

Die österreichische Kaiserin Maria Theresia, die an allem interessiert war, was ihrem Volk nützen konnte, lud den angesehenen Schüler von Boerhaave , Van Swieten , ein, ihr Hausarzt zu werden, und ermutigte ihn zur Gründung einer klinischen medizinischen Fakultät Wien. Van Swieten nahm bald einen sehr prominenten Platz am Hof ein. Als er auf Empfehlung der Schwester der Kaiserin aus Holland eingeladen wurde, gab es keinen Erben der österreichischen Krone, obwohl seit mehreren Jahren sehnsüchtig nach einem gesucht worden war . Insgesamt sechzehn Erben segneten die kaiserliche Familie in den nächsten 25 Jahren, und Van Swieten wurde zum vertraulichen Berater der regierenden Monarchen sowohl in politischer als auch in medizinischer Hinsicht. Als er dementsprechend die Einladung von

De Haen vorschlug, der ebenfalls ein Schüler von Boerhaave gewesen war , wurde der Vorschlag sofort angenommen, und die Leydener Kollegen wurden zu den Begründern der sogenannten Alt-Wiener Medizinschule. Sie begründeten die Tradition des Unterrichts am Krankenbett, der tatsächlichen praktischen Erfahrung in der Behandlung von Patienten und der Sammlung detaillierter Informationen über alle Merkmale eines Falles, die möglicherweise für die Diagnose hilfreich sein könnten. Sie begründeten auch den Brauch der Demonstrationen an pathologischem Material mit der Gegenüberstellung der diagnostischen Schlussfolgerungen im Laufe des Lebens und den Ergebnissen der Obduktion bei tödlichen Fällen, was Wien bis heute zu einem idealen Ort für ernsthafte postgraduale Arbeiten in der Klinik macht Medizin.

Es dauerte nicht lange nach der Gründung der Klinik in Wien auf diesen Grundzügen, bis die ersten wichtigen Früchte der neuen Lehrmethode geerntet werden konnten. Merkwürdigerweise ging dieser erste Fortschritt in der praktischen Medizin jedoch nicht von einem der angesehenen Leiter der Klinik aus, sondern von einem vergleichsweise jungen Mann ohne vorherige Reputation. Die größte Entdeckung, die jemals in Wien gemacht wurde, ist Auenbrugger zu verdanken , einem bescheidenen Arzt, der etwa in der Mitte des 18. Jahrhunderts aus der österreichischen Provinz Steiermark oder, wie es auf Deutsch heißt, der Steiermark stammte. Er war der Sohn eines kleinen Hotelbesitzers aus Gratz und blieb nach seinem Medizinstudium in Wien einige Jahre in der Hauptstadt, wo er im Krankenhaus arbeitete.

Während dieser Beschäftigung legte der junge Steirer, der bis auf seine Freundlichkeit kaum Aufsehen erregte und keinen Anspruch auf besondere Kenntnisse oder geniale Beobachtungsgabe erhob , den Grundstein für die Struktur der modernen exakten Diagnose von Lungenerkrankungen und klärte viele auf von den Unklarheiten, in die vor seiner Zeit alle Gefühle der Brust gehüllt waren. Nachdem er diese bemerkenswerte Leistung vor seinem vierzigsten Lebensjahr vollbracht hatte, ließ sich Auenbrugger in aller Stille als einfacher Arzt in der österreichischen Hauptstadt nieder, mit einem besonderen Ruf für sein Wissen über Brustkrankheiten und für seine freundliche Art, die ihm ebenso großes Interesse entgegenbrachte bei seinen armen Patienten ebenso wie bei denen, die es sich leisten konnten, seine Dienste großzügig zu bezahlen.

Leopold Auenbrugger , später Edler von Auenbrug – ein Begriff, der in etwa dem englischen „Ritter von Auenbrug " entspricht – der somit an der Spitze der modernen medizinischen Diagnose steht, wurde am 19. November 1722 in Gratz in Niederösterreich geboren . Seine frühe Ausbildung erhielt er in Gratz, und sie scheint ziemlich umfassend gewesen zu sein, denn später war Auenbrugger Mitglied der eleganten literarischen Zirkeln in Wien und ein gern gesehener Freund an den Tischen gebildeter und angesehener

Mitmenschen. Stadtbewohner. Wer sich an die deutsche Literatur erinnert, wird sich daran erinnern, dass Wien zu dieser Zeit das kulturelle Zentrum Deutschlands war und viele Literaten – wie zum Beispiel die beiden Schlegels – aus anderen Teilen Deutschlands anzog.

Auenbruggers Vater war der Besitzer des Gasthauses und stammte aus dem Kleinbürgertum Zum Schwarzen Mohren, in einem Vorort der Stadt Gratz, aber auch Besitzer eines weiteren Hotels in der Stadt selbst, so dass er seinem Sohn unter einigen Opfern eine Universitäts- und Medizinausbildung in Wien ermöglichen konnte. Allerdings befand sich die Familie in keinem sehr wohlhabenden Umfeld, und Auenbrugger befand sich in derselben Verfassung wie viele andere angesehene Mediziner, die wichtige Originalentdeckungen gemacht haben. Volta, Laennec, Johann Müller, Helmholtz, Pasteur und Virchow waren alle Söhne vergleichsweise armer Eltern und mussten ihre Universitätsausbildung mit Lehrtätigkeiten ergänzen, sobald sie für fähig befunden wurden.

Auenbruggers Medizinstudium wurde unter dem bekannten Baron Van Swieten fortgesetzt . Van Swieten war, wie gesagt, einer der angesehensten Schüler Boerhaaves und widmete den größten Teil seines Lebens dem Verfassen einer Reihe von Kommentaren zu Boerhaaves Aphorismen und der Herausgabe der Werke seines Meisters. Van Swietens größtes Ziel war es, die österreichische Hauptstadt zur Heimat der großen klinischen Fakultät für Medizin und einer Pilgerfahrt zu machen, die für Ärzte, die am Krankenbett praktische Medizin studieren wollten, mindestens genauso attraktiv war wie seine eigene Alma Mater in Leyden. Er verfügte über so große Verwaltungsfähigkeiten, dass Maria Theresia ihn zu einem ihrer Staatsräte machte.

Angesichts des Einflusses der Regierung im Rücken ist es daher nicht verwunderlich, dass Van Swieten sein sehr lobenswertes Projekt, eine große medizinische Fakultät in Wien zu errichten, erfolgreich umsetzte.

Es war ein Glück, dass Auenbrugger sein Medizinstudium unter so guten Vorzeichen absolvierte. Über sein Studienleben und seinen Prüfungserfolg liegen uns keine Einzelheiten vor. Noch als Student wurde seine Verlobung mit Marianna von Priesterberg bekannt gegeben. Die feierliche Trauung fand 1754 statt, als Auenbrugger etwa zweiunddreißig Jahre alt war. Seine Frau scheint eine Mitgift gehabt zu haben, die es Auenbrugger ermöglichte , seine medizinische Laufbahn in Wien zu beginnen. Einige Jahre zuvor hatte er als junger promovierter Arzt die Stelle eines Assistenzarztes am spanischen Militärkrankenhaus zur Heiligen Dreifaltigkeit in Wien angenommen. Dieses Krankenhaus war groß und wichtig und bot vielfältige Möglichkeiten für klinische Studien. Ihre Mündel wurden häufig von der Klinischen Abteilung der Universität Wien für Fälle herangezogen , die den Studierenden vorgeführt werden sollten.

Diese Tatsache reichte aus, um Auenbruggers Position für ihn von großem pädagogischem Wert zu machen. Fehler in der Diagnose könnten leicht entdeckt werden, da die interessanten Fälle von einigen der besten Ärzte der damaligen Zeit in Europa überprüft wurden. Seine Position brachte kein Gehalt mit sich, das über seinen Lebensunterhalt hinausging, erwies sich jedoch als sehr wertvoll für die Zeit, die er ihr widmete, da sie in ihm die Gewohnheit sorgfältiger Nachforschungen entwickelte. Nur zehn Jahre nachdem er seine Arbeit in diesem Krankenhaus aufgenommen hatte , veröffentlichte er das kleine Buch mit dem Titel „ Inventum Novum" oder „Neue Entdeckung", von dem sein Ruf abhängt. Es war in lateinischer Sprache verfasst und sein vollständiger Titel lautete: „Eine neue Entdeckung, die es dem Arzt ermöglicht, anhand der Erschütterung des menschlichen Brustkorbs die in der Brust verborgenen Krankheiten zu erkennen."

Insgesamt umfasst sein kleines Handbuch wahrscheinlich nicht viel mehr als zehntausend Wörter. Es ist vielleicht zwei- oder dreimal so lang wie Tausende von medizinischen Artikeln, die jedes Jahr in unseren modernen medizinischen Fachzeitschriften veröffentlicht werden. Es enthält jedoch eine der wichtigsten Entdeckungen in der gesamten Geschichte der Medizin. Einer der besten Diagnostiker des 19. Jahrhunderts, Skoda, der angesehene Leiter der Wiener Schule vor sechzig Jahren, nennt die Entdeckung, die Auenbrugger so unprätentiös skizzierte, „den Beginn der modernen Diagnose" und feierte Auenbrugger selbst als Begründer des Neuen Wissenschaft der Diagnose, die sich bei der Verhinderung menschlichen Leidens als so fruchtbar erweisen sollte.

Auenbruggers kleines Buch mit Van Swietens Kommentaren zu Boerhaaves Werken zu vergleichen , die in etwa acht großen Bänden veröffentlicht wurden. Van Swietens Nachfolger, De Haen, ein ebenso berühmter Zeitgenosse Auenbruggers , veröffentlichte etwa zur gleichen Zeit etwa achtzehn Bände über die Wissenschaft der Medizin. Keines dieser Werke wird heute jemals zu Rate gezogen, außer von einem begeisterten Studenten der Geschichte der Medizin, der einen Punkt in der historischen Entwicklung der Medizin klären möchte; Aber Auenbruggers unprätentiöse Monographie ist und bleibt ein Klassiker. Es war praktisch nichts nötig, um den klinischen Nutzen seiner Entdeckung zu vervollständigen. Wie Laennec, dessen Werk erst ein halbes Jahrhundert später fertiggestellt wurde, verfügte er über die Genialität, die Möglichkeiten und Grenzen seiner Entdeckung zu erkennen, und vollendete sie in allen Einzelheiten, bevor er sie der Öffentlichkeit zugänglich machte.

Auenbruggers Entdeckung bestand darin, zu erkennen, dass Erkrankungen der Brust durch die Geräusche, die beim Klopfen mit dem Finger auf die Brust entstehen, voneinander unterschieden und in ihrem unterschiedlichen Charakter unterschieden werden können. Diesem Klopfen gab er den technischen Namen Perkussion, der inzwischen in der Medizin zum Klassiker geworden ist. Überall dort, wo sich Luft in der Brust befindet, also überall in der gesunden Lunge, ähnelt der Klang, der durch das Schlagen hervorgerufen wird, dem einer Trommel, über die ein dickes Wolltuch gelegt ist. Über dem Herzen, wo es keine Luft gibt, entspricht der Ton, der beim Klopfen auf die Brust entsteht, fast dem Ton, der entsteht, wenn man auf den Oberschenkel klopft. Der Klang, der durch das Schlagen des Oberschenkels hervorgerufen wird, nahm Auenbrugger als Maßstab für die Dumpfheit und verwendete dafür den Begriff Schenkel-Ton oder Oberschenkelklang.

Wenn sich die Lunge aufgrund eines entzündlichen Prozesses wie einer Lungenentzündung oder Tuberkulose verfestigt, ähnelt der Schlagton über dem verfestigten Bereich dem Ton über dem Bein oder dem über dem Herzen. In der Regel ist das Herz etwas von der Lunge bedeckt, und der Klang, der durch das Schlagen darüber erzeugt wird, ist nicht ganz so dumpf wie der Klang über den festen Muskelstrukturen der Beine. Immer wenn Flüssigkeit in den Brustkorb gelangt, wie bei einer Rippenfellentzündung, ist der beim Schlagen erzeugte Klang sehr dumpf.

Auenbrugger zeigte weiter, dass er anhand des so erhaltenen Tons die Größe des Herzens unter verschiedenen Bedingungen feststellen und so feststellen konnte, ob es größer als normal ist oder nicht. Dies gab den ersten Hinweis auf die Unterscheidung von Hypertrophie und Dilatation des Herzens und war der erste Schritt in der modernen Differentialdiagnose von Herzerkrankungen. Er zeigte außerdem, dass er durch Perkussion sehr genau das Ausmaß bestimmen konnte, in dem eine Konsolidierung der Lunge stattgefunden hat, oder die Höhe, bis zu der ein Erguss in die Pleurahöhle reicht. Diese Schlussfolgerungen und Nachweise erfordern nicht nur größte Sorgfalt, sondern auch die bewussteste Bestätigung jedes Details durch einen Vergleich der Diagnose zu Lebzeiten mit dem Zustand, der nach dem Tod in tödlichen Fällen festgestellt wird.

Auenbrugger scheint bei dieser Bestätigungsarbeit weder Zeit noch Mühe gescheut zu haben. Er führte eine Reihe von Experimenten an toten Körpern durch, indem er Flüssigkeit in die Pleurahöhle injizierte und dann durch Perkussion die Grenzlinie demonstrierte, die den Flüssigkeitsstand im Brustkorb anzeigte, sowie die Lungenerkrankungen, die sich aufgrund ihrer Anwesenheit entwickelten. Insbesondere in der Erforschung von

Lungenentzündung und Tuberkulose verbrachte Auenbrugger während seiner zehnjährigen Tätigkeit im Krankenhaus viele Stunden mit der Untersuchung von Patienten. Es gelang ihm nicht nur, das Vorhandensein einer Konsolidierung nachzuweisen, sondern auch das Vorhandensein von Hohlräumen in der Lunge sowie deren Größe und allgemeinen Charakter.

Wien war ein idealer Ort für die Entwicklung von Auenbruggers Bestätigungsideen. Zu dieser Zeit muss es in Bezug auf Lungenerkrankungen einer der ungesundsten Orte Europas gewesen sein. Die Stadt war von Mauern umgeben, die das heute von der prachtvollen Ringstraße eingenommene Gelände einnahmen, und die Einwohner waren in äußerst engen Vierteln zusammengepfercht. Das moderne kommunale Hygienegewissen ist in unseren Tagen recht nachlässig, aber damals war es noch nicht geweckt bis hin zum geringsten Pflichtgefühl gegenüber den Bürgern. Enge, verwinkelte Gassen, gesäumt von hohen Gebäuden, die einen Attaché der britischen Gesandtschaft in Wien dazu brachten, die Häuser der Stadt noch vor kaum mehr als fünfzig Jahren als „well-like" zu bezeichnen, waren die allgemeine Regel.

Es muss daran erinnert werden, dass die heutige prächtige österreichische Hauptstadt, die vielleicht die schönste einzelne Straße und einige der schönsten Gebäude der Welt enthält, vollständig eine Schöpfung des letzten halben Jahrhunderts ist. Die Altstadt hatte allen Grund, unhygienisch zu sein. Im Tal der Donau gelegen, im Frühjahr starken Überschwemmungen durch den launischen, mächtigen Fluss ausgesetzt, der erst in den letzten Jahren mit großem Aufwand unter Kontrolle gebracht werden konnte; in einer exponierten Lage, die es im Herbst und Winter zu einem wahren Tempel der Winde macht; Es ist nicht verwunderlich, dass Tuberkulose sehr häufig vorgekommen ist. Trotz aller Verbesserungen in den letzten Jahren, sei es im sanitären, hygienischen, kommunalen und häuslichen Bereich, weist Wien derzeit eine der höchsten Sterberaten durch Tuberkulose in Europa auf. Zu Auenbruggers Zeiten muss es praktisch unbegrenzte Möglichkeiten für die Erforschung von Lungenerkrankungen aller Art gegeben haben.

Wie gut der brillante junge Medizinbeobachter die sich ihm bietenden Möglichkeiten nutzte, lässt sich anhand der Passagen seines Buches, die sich auf chronische Lungenerkrankungen beziehen, sehr gut beurteilen. Er unterteilt die chronischen Erkrankungen des Thorax, bei denen abnormale Schlaggeräusche zu hören sind, in zwei Klassen. An erster Stelle ordnet er diejenigen zu, bei denen die Brustorgane aufgrund heimtückischer Einflüsse wie Erbkrankheiten, deprimierender Umstände, Armut und schlechter Ernährung weniger widerstandsfähig gegen Krankheiten sind und tatsächlich betroffen sind. Ohne es wirklich Tuberkulose zu nennen, ist es offensichtlich, dass zu dieser Gruppe auch Lungenschwindsucht gehört. Die zweite Klasse besteht aus Erkrankungen, bei denen die Brustorgane aus bestimmten, leicht erkennbaren Ursachen erkranken. Dabei handelt es sich um Störungen des Allgemeinbefindens bei Lungenerkrankungen, die auf eine Erkrankung des Brustraums folgen, die nicht vollständig ausgeheilt ist. Mit diesen Krankheiten meint Auenbrugger offenbar Fälle von Lungenentzündung oder anderen Lungenerkrankungen, oder Traumata und dergleichen, denen tuberkulöse Prozesse folgen.

Was Hohlräume in der Lunge betrifft, konnte Auenbrugger nicht nur deren Vorhandensein nachweisen und anhand von Autopsieakten nachweisen, dass seine Lokalisierung und die Bestimmung ihrer ungefähren Form und Größe korrekt waren, sondern er verstand auch die Art und Weise ihrer Entstehung und erläuterte die Gründe für bestimmte Arten von auftretenden Karies. Er spricht von zwei Klassen von Hohlraumbildungen. Bei einer Art kommt es zu einem eitrigen Ausfluss; Bei der anderen Sorte ist der Ausfluss eitrig. Hohlräume mit nicht eitrigem Sekret befinden sich nur in der Lunge. Abszesse verschiedener Art – das heißt Hohlräume mit eitrigem Sekret – können an jedem Teil oder in jedem Organ des Brustkorbs auftreten. Die Lungenhöhlen entstehen normalerweise durch den Abbau dessen, was er grobe Tuberkel nennt. Beide Arten von Hohlräumen können entweder geschlossen sein oder eine Öffnung in die Bronchien haben.

Auenbrugger zeigte sehr gut, wie man Hohlräume verschiedener Art durch Perkussion unterscheiden kann, und stellte das Prinzip auf, dass vor dem Entleeren des Hohlrauminhalts die Perkussion darüber einen deutlich dumpfen Ton erzeugte, der dem Ton ähnelte, den man erhält, wenn man den Oberschenkel berührt geschlagen, während nach der Evakuierung, wie durch reichliches Aushusten, ein deutlich resonierender Ton zu hören war. Aus seiner Erörterung der bei Hohlräumen beobachteten Symptome geht klar hervor (zumindest nach Meinung von Dr. Merbach, der 1861 für den Jahresbericht der Gesellschaft für Natur und Heilkunde in Dresden eine Skizze von Auenbruggers Leben verfasste), dass Auenbrugger sehr krank war stand kurz vor der Entdeckung der Auskultation bei seiner Untersuchung der Lungenhöhlen. Auenbrugger sagt, dass, wenn eine Höhle durch Schlagen lokalisiert wurde, wenn man die Hand über die Stelle legt, unter der sie liegt, und der Patient zum Husten aufgefordert wird, man den Fremitus spüren kann, der durch den Eiter in der Höhle erzeugt wird, wenn er sich darunter bewegt der Hustenreiz. Das ist es, was wir heute als Palpation kennen. Hätte Auenbrugger statt seiner Hand sein Ohr auf die Brust gelegt, wäre die Auskultation fast ein halbes Jahrhundert vor Beginn der Arbeit von Laennec zu diesem Thema entdeckt worden. Vielleicht war Merbach, der selbst gebürtiger Steirer und Professor an der Universität Gratz war, aus patriotischen Motiven eher als andere bereit, Auenbrugger die Anerkennung für die praktische Entdeckung der Auskultation zuzuschreiben.

Auenbruggers und Laennecs Beobachtungen wurden an genau der gleichen Art von klinischem Material gemacht. Sie untersuchten beide fortgeschrittene Tuberkulosefälle in den Krankenhäusern einer Großstadt. Tatsächlich war Laennecs Werk jedoch nicht im Geringsten erwartet worden. Wie konnte Auenbrugger die sorgfältigen Untersuchungen des Brustkorbs durchführen, die er bei Erkrankungen des Brustkorbs durchführte, ohne sich etwas über den Wert der weiteren Anwendung des Gehörsinns anzueignen, den Laennec so fruchtbar bei der Diagnose von Erkrankungen der Lunge und der Lunge einsetzen sollte? Herz, scheint uns fast unverständlich. Einmal gemachte Entdeckungen erscheinen jedoch immer so offensichtlich, dass es wundert, dass sie noch nicht lange vorher gemacht wurden. Es braucht Genie, um die Grenze zum bisher Unbekannten zu überschreiten, und die heutige Generation beschäftigt sich normalerweise hauptsächlich damit, wenig aus der neuen Entdeckung zu machen. Selbst ein Genie macht selten mehr als eine originelle Beobachtung im Leben, und es wäre zu viel, von Auenbrugger mehr zu erwarten .

Das Vorwort zu Auenbruggers kleinem Buch ist ein Musterbeispiel für die prägnante Direktheit, die für den Mann und seine Art typisch ist. Als bescheidene Einleitung zu einem Werk, das jemals ein Klassiker der Medizin werden wird, scheint es hier einen Platz zu verdienen:

„Ich präsentiere Ihnen, lieber Leser, ein neues Zeichen zur Erkennung von Krankheiten der Brust, das ich entdeckt habe. Es besteht in der Perkussion des menschlichen Brustkorbs und der Bestimmung des inneren Zustands dieser Höhle durch die variierende Resonanz von Die auf diese Weise erzeugten Geräusche. Meine Entdeckungen in diesem Bereich werden nicht aus Schreibdrang oder übermäßigem Wunsch nach Theoriebildung zu Papier gebracht. Sieben Jahre Beobachtung haben das Thema in Ordnung gebracht und für mich selbst geklärt, und jetzt spüre ich das es sollte veröffentlicht werden.

„Ich sehe sehr gut voraus, dass ich auf keinen geringen Widerstand gegen meine Ansichten stoßen werde, und in dieser Erwartung stelle ich meine Erfindung der Öffentlichkeit vor." Ich bin mir jedoch darüber im Klaren, dass Neid und Tadel und sogar Hass und Verleumdung nie aufgehört haben, Menschen zu treffen, die Kunst oder Wissenschaft durch Entdeckungen beleuchtet oder zu ihrer Perfektion beigetragen haben. Ich gehe davon aus, dass ich mich dieser Gefahr selbst stellen muss, aber ich denke, dass niemand meine Beobachtungen zur Rechenschaft ziehen kann. Ich habe nur das aufgeschrieben, was ich selbst immer wieder durch persönliche Beobachtung gelernt habe und was mir meine Sinne in langen Stunden der Arbeit beigebracht haben. Aufgrund der Verführungen vorgefasster Theorien habe ich mir nie erlaubt, meinen Beobachtungen etwas hinzuzufügen oder davon wegzunehmen.

„Ich möchte jedoch nicht, dass irgendjemand denkt, dass diese Diagnosemethode, die ich vorschlage, zu ihrer höchsten Perfektion entwickelt wurde. Ich gestehe mit aller Offenheit, dass es Mängel im System gibt, die durch gewissenhafte Beobachtung, wie ich hoffe, beseitigt werden." , mit der Zeit ändern. Es ist möglich, dass noch andere wichtige Wahrheiten für die Erkennung von Krankheiten dieser Diagnosemethode verborgen bleiben. Einige davon könnten sich als sehr nützlich für die Differenzierung, Prognose und Heilung von Erkrankungen der Brust erweisen

. Dies war der Grund, warum ich meiner persönlichen Erfahrung nach immer auf die Kommentare von zurückgegriffen habe, nachdem es mir gelungen war, die Zeichen in der Brust zu finden und mit der Erforschung ihrer Ursachen fortzufahren, soweit mir meine eigene Beobachtung helfen konnte der berühmte Baron Van Swieten , da ich der Meinung bin, dass in seinem Werk mit Sicherheit alles zu finden ist, was sich ein aufmerksamer Mann wünschen kann. Dadurch konnte ich Ihnen eine lange Diskussion ersparen. Ich habe in seiner Arbeit eine sichere Wissensgrundlage gefunden, auf der mein kleiner Überbau sichtbar gemacht werden kann.

„Ich zweifle jedoch nicht daran, dass ich eine Arbeit geleistet habe, die die Dankbarkeit aller wahren Anhänger der medizinischen Kunst verdienen wird, da es mir gelungen ist, bestimmte Dinge klarzustellen, die nicht wenig Licht auf unser Wissen über das Dunkle werfen." Erkrankungen der Brust, ein Thema, das bisher nur sehr unvollständig verstanden wurde.

„Ich habe viele Dinge ausgelassen, die zweifelhaft erscheinen, weil sie noch nicht ausreichend erläutert sind." Ich werde mich jedoch gewissenhaft der Weiterentwicklung dieser Punkte widmen. Schließlich habe ich mir nicht die Mühe gemacht, in einer eleganten Diktion zu schreiben. Ich habe einen Stil gewählt, in dem ich durchaus verstanden werden kann.

Tal;
„31. Dezember 1760."

Auenbruggers eigene Erkenntnis der Bedeutung seiner Arbeit und ihres bedeutenden Wertes für die Medizin veranlasste ihn, sich gewissenhaft mit dem von ihm gewählten Thema zu befassen, obwohl er bei den ihm nahestehenden Ärzten offenbar nur sehr wenig Ermutigung gefunden hatte. Es ist äußerst schwer zu verstehen, warum seine praktischen Beobachtungen und sein durch und durch konservativer Anspruch nicht mehr Aufmerksamkeit erregten als bei wirklich großen Ärzten, die sich intensiv für den Fortschritt der Medizin interessierten. Mindestens zwei angesehene Medizinschriftsteller, Van Swieten und De Haen, verfassten wenige Jahre nach Auenbrugger Abhandlungen zu medizinischen Themen, die auch die Betrachtung von Erkrankungen der Brust beinhalteten *Inventum Novum* erschien, und doch widmet keines von ihnen der Frage des Schlagzeugs irgendeinen Raum und weist auch nicht auf seinen möglichen Wert hin.

Van Swietens Werk bestand aus Kommentaren zu den Aphorismen von Boerhaave . Der Wiener Professor beschränkte sich jedoch nicht nur auf die Betrachtung der Aphorismen, sondern machte sein Werk auch zu einem Kompendium seiner eigenen klinischen Erfahrungen mit akuten und chronischen Erkrankungen. Tatsächlich sind seine Kommentare zu den Aphorismen jeweils eine Monographie über eine bestimmte Krankheit . Die beiden letzten Bände dieses Kommentars erscheinen nach der Veröffentlichung von Auenbruggers Buch über Schlagzeug, ein Band erschien 1772, der andere 1774.

Der erste dieser Artikel enthält einen langen Artikel über Lungenschwindsucht, der andere ein fast ebenso langes Kapitel über Pleuritis mit Erguss. In keinem der Bände wird jedoch das Schlagzeug oder Auenbruggers Arbeit erwähnt . Wenn Van Swieten dem Thema jedoch ernsthafte Aufmerksamkeit geschenkt hätte, wäre er davon überzeugt gewesen, wie wertvoll Auenbruggers Erfindung für die Diagnose dieser Erkrankungen war.

Dieses Versäumnis ist umso überraschender, als Auenbrugger ein Schüler von Van Swieten war und sein *Inventum Novum praktisch* seinem Meister widmete. In seinem kleinen Buch erwähnt er Van Swietens Werk mehrfach. Auenbruggers Untersuchungen waren Van Swieten damals nicht unbekannt , und aus seiner Vernachlässigung, Auenbruggers Methoden zu erwähnen, lässt sich nur die Schlussfolgerung ziehen, dass er sie absichtlich nicht erwähnte, weil er den Wert der Entdeckung nicht erkannte. Dies stellt einen der schwerwiegendsten Schandflecken in Van Swietens medizinischer Karriere dar. Sein Nachfolger als Leiter der Klinik in Wien wurde De Haen, der ebenfalls aus Leyden stammte und die Methoden der klinischen Schule Boerhaaves mitbrachte . Da die Zeit, in der Auenbrugger seine wertvollen Beobachtungen im spanischen Militärkrankenhaus machte, mit den Jahren zusammenfällt, in denen De Haen Professor für klinische Medizin war und er seinem Kollegen am spanischen Krankenhaus häufig für seine Demonstrationsfälle zu Dank verpflichtet war, ist dies der Fall Es ist nicht vorstellbar, dass Auenbrugger oder sein Werk dem angesehenen Leiter der Klinik unbekannt geblieben sein sollen.

In De Haens umfangreichen Schriften findet sich jedoch keine einzige Erwähnung von Auenbrugger oder seinem Werk. De Haens Hauptwerk ist seine *Ratio Medendi* (*System der Medizin*), die in den Jahren 1757 bis 1779 in Wien erschien. Es besteht aus achtzehn Bänden, in denen alle wichtigen Krankheitsformen sowie die selteneren Arten von Erkrankungen beschrieben werden Die Klinik wird ausführlich besprochen. De Haen behandelte Lungenentzündung, Schwindsucht und Rippenfellentzündung mit Erguss, die er als Wassersucht der Brust bezeichnete, schlug jedoch niemals den Einsatz von Perkussion vor. Im Gegenteil beklagt er sich an mehreren Stellen darüber, wie unklar und schwer zu diagnostizieren Brustkorberkrankungen und insbesondere Brustwassersucht, pleuritische und perikardiale Exsudate seien, und betont, wie leicht es bei diesen Patienten zu Diagnosefehlern kommen könne. Er erkannte überhaupt nicht, wie viel Licht gerade durch Auenbruggers Arbeit auf dieses Thema geworfen wurde und wie viel einfacher die Differenzialdiagnose dieser Erkrankungen durch systematische Auseinandersetzung sein sollte.

Einige Kommentare zu Auenbruggers Werk sind jedoch nicht völlig abwertend. In Ludwigs *Commentaria de Rebus in Scientia Naturali et Medicina Gestis* für das Jahr 1762, veröffentlicht in Leipzig, findet sich bereits ein Jahr nach seinem Erscheinen eine hervorragende Notiz über Auenbruggers Werk. Es ist nicht bekannt, wer der Rezensent war, aber er nennt Auenbruggers Entdeckung „eine Fackel, die dazu bestimmt war, die Dunkelheit zu erhellen, in der Krankheiten des Brustkorbs bis zu diesem Zeitpunkt verborgen lagen." Der neuen Untersuchungsmethode wurde eine glänzende Zukunft prophezeit. Es ist offensichtlich, dass der Autor nicht nur Auenbruggers Werk gründlich verstand , sondern auch selbst die Perkussionsmethode zu Diagnosezwecken anwandte.

Dies ist fast die einzige positive und einigermaßen intelligente Rezension von Auenbruggers Arbeit, die in den damaligen medizinischen Fachzeitschriften zu finden war. In der neuen Medizinischen Bibliothek, herausgegeben von Rudolph Vogel, Professor der Medizin in Göttingen, die 1766 in sechs Bänden erschien, wird Auenbruggers Buch und seine neue Entdeckung kurz erwähnt. Dieser Hinweis ist jedoch eine äußerst merkwürdige Angelegenheit. Der gute Professor hat überhaupt nicht verstanden, worin die neue Entdeckung wirklich besteht. Es ist klar, dass er Auenbruggers Buch nie gelesen hatte. Er scheint durch einen befreundeten Mediziner von dem Thema gehört zu haben und eine völlig falsche Vorstellung davon zu haben. Er spricht von Auenbruggers neuer Diagnosemethode, als wäre sie eine Nachahmung der Schüttelmethode von Hippokrates, bei der das Vorhandensein von Flüssigkeit in der Brust dadurch erkannt wird, dass der Patient geschüttelt wird, bis die Flüssigkeit den charakteristischen Spritzer erzeugt.

Andere medizinische Autoren jener Zeit machten vielleicht aufgrund der Lektüre von Professor Vogels Buch den gleichen Fehler in ihrer

Wertschätzung von Auenbruggers Werk. Vogel selbst bestand darauf, dass Auenbrugger falsch gehandelt habe, als er behauptete, seine Erfindung sei originell, da sie schon so lange zuvor von Hippokrates genutzt worden sei. Er fügt hinzu, dass das Original von Auenbrugger von sehr geringem Wert sei und die älteren Ideen die einzigen seien, die es wert seien, im Hinblick auf die Anwendung dieser sogenannten neuen Diagnosemethode in Betracht gezogen zu werden. Vogel war zu dieser Zeit eine Autorität in der Medizin, und andere Kommentatoren übernahmen in dieser Angelegenheit die entscheidende Meinung von ihm, und in vielen Teilen Deutschlands war man allgemein davon überzeugt, dass Auenbruggers Perkussionsmethode nur eine ausgefeilte Methode der sogenannten Erschütterung des Hippokrates war .

Unter diesen Umständen ist es vielleicht nicht verwunderlich, dass Auenbruggers Werk im deutschsprachigen Raum kaum Beachtung fand. In Wien selbst haben Van Swieten und De Haen , wie wir bereits sagten, seinen Wert überhaupt nicht erkannt. Außerhalb Wiens folgte man ihrem Beispiel natürlich, denn die Wiener Schule galt als maßgeblich, und von den Professoren der Universität Wien konnte man, wenn überhaupt, sicherlich erwarten, dass sie wussten, ob Auenbruggers neue Entdeckung wirklich von Wert war oder nicht .

Auenbruggers Geisteszustand im Hinblick auf die Vernachlässigung seiner Entdeckung mit Laennecs Bemerkung im Vorwort seines Buches zu vergleichen . Laennec sagte: „Denn unsere Generation ist nicht neugierig darauf, was ihre eigenen Söhne leisten. Behauptungen von Zeitgenossen über neue Entdeckungen werden meist mit Lächeln und spöttischen Bemerkungen beantwortet. Es ist immer leichter zu verurteilen als." durch tatsächliche Erfahrung zu testen. Auenbrugger scheint unter mehr als nur der Vernachlässigung gelitten zu haben, über die Laennec sich beklagt. Wenn er unmissverständlich von Neid und Verleumdung spricht, ist die einzig mögliche Schlussfolgerung, dass seine Darstellungen zu seinen Entdeckungen als Anmaßungen dargestellt worden sein müssen , die seine Zeitgenossen aufgrund dessen, was sie über sein Werk wussten, für ungerechtfertigt hielten.

Es ist auch interessant festzustellen, dass beide Männer ihre Aussichten auf Belohnung nicht im guten Willen ihrer Zeitgenossen oder gar in der Aussicht auf Ruhm sahen, sondern in der Hoffnung, dass ihre Arbeit dazu beitragen würde, das menschliche Leid zu lindern. Laennec sagte: „Es genügt mir, wenn ich nur sicher sein kann, dass sich diese Methode einigen würdigen und gelehrten Männern empfiehlt, die sie für viele Patienten von Nutzen machen werden. Ich werde es als ausreichend, ja als mehr als ausreichende Belohnung für mich betrachten." Arbeit, wenn sie das Mittel sein sollte, mit dem ein einzelner Mensch dem vorzeitigen Tod entrissen wird."

Laennecs Worte sind fast ein Echo der gerade zitierten Äußerungen von Auenbrugger fünfzig Jahre später: „Ich tröste mich", sagte er, „mit dem Gedanken, dass ich ein Werk vollbracht habe, das die Dankbarkeit aller wahren Anhänger der medizinischen Kunst verdienen wird." denn es ist mir gelungen, viele Dinge klarzustellen, die nicht wenig Licht auf das Kapitel der obskuren Krankheiten der Brust werfen, über das unser Wissen bisher so sehr unvollständig war."

Generell lässt sich sagen, dass es medizinischen Beobachtern, deren Genialität sie dazu bringt, die schmale Grenze zwischen Bekanntem und Unbekanntem zu überschreiten, wahrscheinlich an der Wertschätzung ihrer eigenen Generation mangelt . Lange vor Auenbrugger oder Laennec sagte Harvey, der Entdecker des Blutkreislaufs, zu Freunden, dass er nicht erwarte, dass irgendjemand seiner Generation die neue Lehre akzeptieren würde, und es ist bekannt, dass die großen Mediziner seiner Zeit dies taten akzeptiere es nicht. Harvey ist kein Einzelfall, und selbst in unserer Zeit warten echte medizinische Fortschritte manchmal jahrelang auf ihre Anerkennung, während gut beworbene vermeintliche Fortschritte im Mittelpunkt stehen . Auenbruggers Entdeckung hinterließ jedoch Eindruck und geriet nie ganz in Vergessenheit. Schon vor seinem Tod bestand die tröstliche Aussicht, dass ihm die nötige Beachtung geschenkt werden würde.

De Haens Nachfolger in Wien, Maximilian Stoll, behandelte Auenbruggers Werk ganz anders als seine Vorgänger und führte es als erster praktisch in die klinische Medizinausbildung ein. Stoll zögerte nicht, in seiner Klinik auf der Grundlage der Erkenntnisse der Perkussion mehrfach Versuche zur Evakuierung von Flüssigkeit aus der Pleurahöhle zu unternehmen. Es ist leicht verständlich, dass eine solche Operation aufgrund ihres mangelnden Wissens über die Notwendigkeit gründlicher Sauberkeit im chirurgischen Sinne leicht entmutigend tödliche Folgen haben kann. Dies geschah tatsächlich in Stolls eigener Erfahrung. Allerdings scheint er deswegen seine Praxis des Klopfens auf die Brust nicht aufgegeben zu haben. Er bestand gegenüber seinen Schülern darauf, dass Auenbrugger mehr als jeder andere Erfahrung darin hatte, Flüssigkeiten und insbesondere eitrige Ansammlungen aus der Brust zu entfernen, und empfahl ihnen diese Praxis. Er fügte hinzu, dass die Medizin Auenbrugger sowohl für seine rationale Methode zur Behandlung von Eiter- oder Serumergüssen in die Pleurahöhle als auch für sein diagnostisches Zeichen, anhand dessen das Vorhandensein der Flüssigkeit sicher erkannt werden könne, zu verdanken habe.

Einige von Stolls Schülern machten sich daran, Auenbruggers Methode zu loben, und ein von einem von ihnen, Eyerel , verfasstes kleines Buch gelangte in die Hände des angesehenen französischen Arztes Corvisart . Eyerel zögerte nicht, in seiner Abhandlung über Empyeme zu sagen, dass die Praxis der Perkussion des Brustkorbs, eine diagnostische Methode, die von dem sehr angesehenen Wiener Arzt Auenbrugger eingeführt wurde , ihnen bei der Erforschung dieser Krankheit eine große Hilfe gewesen sei.

Als der große französische Medizinprofessor Corvisart sich damit befasste, sollte die neue Diagnosemethode sofort weltweite Popularität erlangen. Corvisart war nicht nur aufgrund seiner Beobachtungsgabe und seines gründlichen Verständnisses für die Arbeit anderer eine Macht in der Medizin, sondern er war auch der Hofarzt des ersten Napoleon, und dies ließ vermuten, dass er viele zufällige Chancen auf Publizität begünstigte. Napoleons bekanntes Geschick bei der Auswahl von Männern für besondere Positionen, deren Genie darauf ausgelegt war, ihm von Nutzen zu sein, war nie weniger schuldig, als als er gegen die meisten höfischen medizinischen Traditionen in Paris verstieß und Corvisart zum kaiserlichen Arzt wählte . Corvisarts Wahl war das Ergebnis der Wertschätzung Napoleons für seine neue Diagnosemethode, nämlich die Perkussion, bei Brustkrankheiten.

Der Kaiser selbst litt unter einer anhaltenden Erkältung und es wurde ihm gesagt, dass Corvisart , anstatt der traditionellen Methode zu folgen, den Puls zu fühlen, indem er sehr klug auf die Zunge blickte und dann gelehrig in die Luft blickte, eine tatsächliche Untersuchung der Brust durchführte und sie sorgfältig betastete überall hin, um festzustellen, wo ungewöhnliche Zustände vorliegen könnten. Dies erschien Napoleon als sehr praktisches und möglicherweise wertvolles Merkmal der Diagnose. Entsprechend Corvisart wurde aufgefordert, seine fachliche Meinung abzugeben. Nach der Beratung wurde er zum Leibarzt des Kaisers ernannt. Als Corvisart sich mit dem Thema Brustschlagwerk beschäftigte, war es in Europa außerhalb Wiens praktisch unbekannt. Selbst in der Stadt, in der es entstand, wurde es, wie wir gesehen haben, nicht sehr geschätzt. Auenbruggers kleines Buch war in Vergessenheit geraten. Corvisart erhielt seinen Hinweis auf den möglichen Wert des Schlagzeugs aus Stolls und Eyerels anerkennenden Bemerkungen dazu. Der Franzose nutzte die Methode in gewissem Umfang und beschloss, als er ihren Wert erkannte, die Aufmerksamkeit seiner Landsleute und der medizinischen Welt auf dieses äußerst hilfreiche Hilfsmittel bei der Diagnose zu lenken. Zu dieser Zeit stieß er auf Auenbruggers Originalmonographie. Anstatt dann selbst über das Thema zu schreiben, übersetzte er Auenbruggers kleines Buch ins Französische und verfasste einen Kommentar dazu.

Corvisart war Laennecs Förderer in der Medizin, sein Lieblingslehrer und der Mann, dem der große französische Arzt einen Großteil seiner frühen Inspiration verdankte. Es ist ein nicht geringes Verdienst in Corvisarts Karriere, das Bindeglied zwischen den Männern zu sein, die sich am meisten für die praktische Wissenschaft der Medizin und insbesondere für das wichtige, aber unklare Kapitel der Erkrankungen der Brust eingesetzt haben. Er hat überhaupt nicht versucht, für sich irgendeinen der Verdienste in

Anspruch zu nehmen, die seiner Meinung nach zu Recht Auenbrugger zustehen sollten , und während seine eigenen Beobachtungen und Schriften das Schlagzeug auf eine solide Grundlage stellten und sein Wissen erweiterten, teilt er die Unsterblichkeit seines Entdeckers kommt uns in der Medizingeschichte als Beispiel dafür vor, wie belohnt wird, wenn man dort, wo es fällig war, treu getan hat. Es war Brauch, Corvisart für seine Gerechtigkeit gegenüber Auenbrugger zu loben . Bloße Gerechtigkeit scheint kaum ein würdiger Grund für das Lob eines großen Mannes zu sein, doch die Geschichte der Medizin ist so voll von Versäumnissen späterer Beobachter, die Priorität der Entdeckung anzuerkennen, dass das Lob vielleicht nicht ganz so sinnlos erscheint, wie es sonst der Fall wäre .

Es ist daher nicht verwunderlich, dass Corvisarts Schüler Laennec den Wert von Auenbruggers Entdeckung sehr genau erkannte . Im Vorwort seines Buches „Mediate Auscultation" beklagt Laennec die Tatsache, dass Männer Entdeckungen, die sie in ihrer Freizeit gemacht haben, im Allgemeinen vernachlässigen und ihnen nicht die Aufmerksamkeit schenken, die sie verdienen. Er führt diese Vernachlässigung eher auf die bekannte Nachlässigkeit der Menschen zurück als auf eine absichtliche Nichtanerkennung der Verdienste zeitgenössischer Arbeit. Er sagt:

„Mangel an Aufmerksamkeit ist ein äußerst häufiges Versagen aller Menschen. Was man sich Jahre aneignen muss und hart arbeitet, wird nicht selten ohne Vorankündigung übergangen. Auenbruggers Methode, die vor etwa fünfzig Jahren veröffentlicht wurde, kann zwar in wenigen Tagen erlernt werden, und ohne Schwierigkeiten und ohne den Einsatz irgendwelcher Instrumente in die Praxis umsetzbar, obwohl mein berühmter Lehrer, Professor Corvisart , es der Vergessenheit entrissen und klarer gemacht hat, als es selbst der Autor selbst hinterlassen hatte, ist es noch nicht im gewöhnlichen Gebrauch unter Ärzten. Sogar die wunderbare Erfindung des berühmten Jenner, obwohl sie mit so viel Lob aufgenommen wurde und hinsichtlich ihrer Wirksamkeit zahllose bestätigende Beobachtungen gemacht wurden, ist in den Köpfen der Menschen bereits etwas weniger prominent, als sie sein sollte, oder zumindest Nur weil die Regierungen vieler Länder, Provinzen und Städte, die Weitsicht des Klerus, der Autoritäten aller Art und der Rat der besten Ärzte ihren ganzen Einfluss ausgeübt haben, um es auf Staatskosten zu halten ständig in der Praxis."

Nach rund zehn Jahren Dienst im spanischen Militärkrankenhaus gab Auenbrugger dort seine Stelle auf und begann eine Privatpraxis. Dies gelang ihm hervorragend, da er erwartungsgemäß vor allem bei Erkrankungen des Brustkorbs gefragt war. Seine Praxis schien sich größtenteils auf die bessere Klasse von Menschen konzentriert zu haben, aber er scheint die ärmeren Patienten, die er während seiner Krankenhauserfahrung kennengelernt hatte, nie vernachlässigt zu haben. In Wien gibt es Traditionen seiner ungebrochenen Bereitschaft, den Armen zu helfen und sogar erhebliche Unannehmlichkeiten auf sich zu nehmen, um ihnen zu dienen.

Die Überlieferung besagt, dass er seine Berufung als Arzt sehr gewissenhaft ausübte, und unter den Familienreliquien ist eine kleine Laterne erhalten, die er immer neben seinem Bett aufbewahrte, um ihn bei seinen Krankenbesuchen zu beleuchten, wenn er nachts gerufen wurde . Es darf nicht vergessen werden, dass die städtischen Straßen am Ende des 18. Jahrhunderts nicht regelmäßig beleuchtet waren und nächtliche Anrufe selbst bei der Arbeit in der Stadt eine Quelle großer Belästigung und Unbehagen gewesen sein müssen. Es gibt auch eine Familientradition, dass die Nachtklingel in seinem Haus direkt mit Auenbruggers Zimmer verbunden war, damit die anderen Hausbewohner nicht gestört wurden, wenn Nachtbesucher ihn abholten. Jede Überlieferung weist auf ihn als einen Mann unter Menschen hin, der selbstlos bereit ist, anderen Ärger zu ersparen und alles Gute zu tun, was in seiner Macht steht.

Auenbrugger besonders in seinen Beziehungen zu anderen Angehörigen der Ärzteschaft bewundernswert. Für Außenstehende mag dies kein sehr bedeutsames Zeichen von Freundlichkeit sein, aber es ist allgemein anerkannt, dass selbst große Ärzte nicht immer dafür bekannt sind, gut mit ihren Kollegen auszukommen. Darüber hinaus genießt Auenbrugger den guten Ruf, einer Reihe notleidender Medizinstudenten während ihrer Universitätslaufbahn eine große materielle Hilfe geleistet zu haben und jungen Ärzten in der Stadt häufig helfend zur Seite gestanden zu haben, was ihnen wahrscheinlich recht gut gefallen hat Die damals beginnende Praxis war ebenso entmutigend, wie es heute jeder ihrer jungen Mitbrüder dieser Generation empfindet.

Auenbrugger schenkte Ärzten und Medizinstudenten im Krankheitsfall nahezu unaufhörliche Aufmerksamkeit. Zwei oder drei Ärzte der Generation unmittelbar nach ihm führten seine selbstlose Fürsorge und Hingabe an sie für ihre Genesung von Krankheiten verantwortlich, die sonst tödlich gewesen wären. Auf diese Weise scheint Auenbrugger ein Mann gewesen zu sein, den jeder, der ihn auch nur ansatzweise kennenlernte, lieben und respektieren lernte. Seine Beziehungen zu seiner Familie und seinen Verwandten waren stets sehr glücklich und freundlich, und die Familientraditionen zeigen, dass ihm seine väterliche Fürsorge auch im Alter würdig zurückgegeben wurde. Die Zahl seiner Freunde war sehr groß und er zählte zu ihnen einige der angesehensten Einwohner der österreichischen Hauptstadt.

Trotz seiner Hingabe an seine Praxis hörte Auenbrugger nicht auf, Beobachtungen zu machen, die er gelegentlich für würdig hielt, zu Papier gebracht zu werden. Er war bei der Untersuchung seiner Fälle besonders sorgfältig und hinterließ vollständig schriftliche Aufzeichnungen von über 400 wichtigen Fällen, die er sehr gewissenhaft studiert hatte. Seine Aufmerksamkeit schien insbesondere auf bestimmte Geisteskrankheiten gerichtet zu sein. Diese Arbeit wurde ein halbes Jahrhundert vor den ersten Versuchen der modernen Klassifikation psychischer Krankheiten durchgeführt. Er schrieb einen kurzen Artikel über Manie und ihre Behandlung und einen längeren Artikel über Melancholie. Wie gut er das wesentliche Merkmal dieser letztgenannten Erkrankung und das Hauptsymptom, vor dem man sich hüten muss, erkannte, lässt sich sehr gut aus dem Titel seiner Arbeit ersehen, die er „Der stille Wahnsinn oder der Impuls zum Selbstmord" nannte.

Ungefähr zu der Zeit, als er sich mit dem Studium der Melancholie beschäftigte, vielleicht als Kontrast zu traurigeren Dingen, schrieb er eine komische Oper, über die wir gleich mehr zu sagen haben. Seine Beschreibung der Zustände, die er während einer Ruhrepidemie in Wien sah, zeigt, wie genau und sorgfältig ein klinischer Beobachter sein konnte und dass die Anforderungen seiner Praxis nicht seine gesamte Aufmerksamkeit auf Kosten seiner Beobachtungsfähigkeit in Anspruch nahmen . Er scheint selbst an einem schweren Typhusanfall gelitten zu haben, der 1798 in Wien epidemisch wütete.

Auenbrugger hatte ein breites Interessenspektrum, das über die Medizin hinausging. Einer Familientradition zufolge besaß er eine prächtige Bibliothek. Er scheint mit echtem Wiener Geist ein großer Anhänger der Oper gewesen zu sein und eine besondere Vorliebe für Musik gehabt zu haben. Er schrieb den Text, die Partitur und das Libretto einer komischen Oper mit dem Titel „Der Schornsteinfeger". Diese Operette war offensichtlich mehr als ein ***großer Erfolg*** , und seine Freunde erwarteten zuversichtlich, dass er weitere Werke in dieser Richtung schreiben würde. Es gibt sogar eine Geschichte, die besagt, dass die Kaiserin Maria Theresia, mit der er eng befreundet war und die angeblich mehr als einmal seinen Rat in politischen Angelegenheiten in Anspruch nahm, ihn fragte, warum er seinem Rat nicht Folge leistete erster Erfolg im Opernschreiben. Seine unverblümte Antwort zeigt, wie eng seine Beziehungen zur großen Kaiserin gewesen sein müssen. Er sagte, er könne sich mit viel besseren Dingen beschäftigen als mit dem Schreiben komischer Opern.

Auenbrugger in seiner Familie zu seinen Lebzeiten mit vielen der prominentesten Persönlichkeiten der österreichischen Hauptstadt verbunden war. Er war ein besonderer Freund des berühmten Philosophen Werner und verbrachte viel Zeit mit ihm. Als er älter wurde, erfreute er sich besonders an der Musik und verbrachte viele Stunden im Haus von Baron Zois, wo viele der angesehensten europäischen Musiker zu finden waren und wo jeden Sonntag von zwölf bis zwei berühmte Matineenkonzerte stattfanden. Der

Tag und die Uhrzeit mögen für Ausländer seltsam erscheinen, aber in Wien gibt es um diese Zeit am Sonntag immer noch Konzerte, und nachdem die Wiener morgens zur Messe gegangen sind, denken sie, dass sie sich nicht besser beschäftigen könnten, als in der guten Musik zu lauschen mitten am Tag.

Gegen Ende seines Lebens lebte Auenbrugger im Sommer im Vorort Rossau und pflegte einen kleinen Garten, wobei er dieser einfachen Beschäftigung mit größter Freude seine Zeit widmete. Es ist eine Quelle der Genugtuung, dass Auenbruggers medizinische Arbeit zu Lebzeiten zwar nicht die Aufmerksamkeit erregte, die sie verdiente, er aber für seine geduldigen Untersuchungen in früheren Leben mit einem friedlichen und zufriedenen Abschluss einer so erfolgreichen Karriere belohnt wurde würdig dessen, was das Beste im Mann war. Er erlebte noch seine goldene Hochzeit im Jahr 1804 und freute sich besonders über die fast ständige Gesellschaft seiner guten Frau, die sich in ihrem langen Leben als so treue Gehilfin erwiesen hatte. Nach ihrem Tod, der ein Jahr nach der Feier ihres Jubiläums stattfand, schienen ihn seine Vitalität und seine Lebenszufriedenheit zu verlassen. Er war ein veränderter Mann und blieb die meiste Zeit in seinem Zimmer. Er ging sehr früh zu Bett und wollte niemanden außer seinen nahen Verwandten sehen. Seine letzte Krankheit war die Folge einer Erkältung, und sein fortgeschrittenes Alter, 87 Jahre alt, ließ ihm nur noch wenig Widerstandskraft übrig. Er behielt sein Bewusstsein bis zum Schluss und sagte am Tag vor seinem Tod, dass der nächste Tag sein letzter sein würde.

Kurz vor Mittag seines Todestages schaute er auf die Uhr in seinem Zimmer und sagte, wenn die Zeiger auf zwei Uhr zeigen würden , würde er nicht mehr sein. Seine Prophezeiung wurde wahr.

Wien hatte nie den Ruf, seine großen Genies zu Lebzeiten zu ehren, es sei denn, sie gehörten zufällig dem höheren Adel an. Die Exklusivität der höfischen Gesellschaft in der Hauptstadt machte sich in allen Kreisen bemerkbar, und die Folge war, dass Genies aus den unteren Schichten mit ziemlicher Sicherheit nicht die gebührende Aufmerksamkeit erhielten. Die vergleichsweise Vernachlässigung Auenbruggers scheint nicht so schlimm zu sein, wenn wir uns an den Fall Mozart erinnern. Musik war schon immer eine der besonderen Modeerscheinungen der Österreicher und die Wiener sind stolz auf ihre Wertschätzung dafür. Mozart jedoch, vielleicht das größte Musikgenie, das je gelebt hat, erlangte im Laufe seines Lebens einige Aufmerksamkeit, verstarb jedoch fast unbemerkt im frühen Alter von fünfunddreißig Jahren, wurde in einem gemeinsamen Graben mit den armen Menschen der Stadt begraben, und jetzt Wien kann seine Ruhestätte nicht finden . Es gibt ein prächtiges Denkmal für ihn, aber seine Gebeine bleiben für immer bei seinem eigenen Volk.

Außerhalb seines persönlichen Freundeskreises erregte Auenbrugger kaum Beachtung, so dass selbst sein Todesjahr bis vor Kurzem mehr oder weniger ungewiss war und die Ruhestätte seiner sterblichen Überreste bis heute unbekannt ist. Die heutige Generation von Medizinern hat mehr getan, um Auenbrugger das gebührende Lob zu erweisen als jede Generation davor. Insbesondere das Interesse an Tuberkulose hat dazu geführt, dass Mediziner die ganze Bedeutung von Auenbruggers Arbeit und die praktische Bedeutung seiner Entdeckung für die Früherkennung und damit für die Heilung der Krankheit erkannten. Die Wertschätzung von Auenbrugger in unserer Zeit ist so schmeichelhaft, dass sie die frühere Vernachlässigung durchaus wettmachen kann. Sein Name wird mit dem von Laennec als dem großen Entdecker der körperlichen Diagnose bei Brustkrankheiten in Verbindung gebracht.

Bei der Eröffnung seiner Ansprache als Präsident der American Climatological Association vor etwa fünf Jahren sagte Dr. Edward O. Otis aus Boston:

„Ich halte es für ziemlich unwahrscheinlich, dass wir heute hier wären oder tatsächlich eine Existenz als Gesellschaft hätten, die sich weitgehend der Behandlung von Erkrankungen des Brustkorbs widmet, wenn es nicht die Methoden der Thoraxuntersuchung gegeben hätte, die Auenbrugger entwickelt hat und Laennec haben uns mit ihren Entdeckungen der Perkussion und der Auskultation etwas gegeben. Ohne diese beiden wertvollen Untersuchungsmethoden hätten wir kaum zu irgendeinem Grad an Präzision oder Sicherheit in der Thoraxpathologie gelangen können und wären den alten Ärzten und Chirurgen nicht unähnlich gewesen, „die das wollten." „Schwören Sie", wie Morgagni sagt, „dass sich Flüssigkeit in der Brust befand, obwohl in Wirklichkeit keine einzige Drachme vorhanden war, oder führen Sie bei einem Herzog eine Parazentese des Brustkorbs wegen eines Empyems durch, das nicht existierte."

Seine Würdigung ist nur ein Echo vieler anderer, die Auenbruggers wichtiges Originalwerk nicht weniger würdigten als moderne Mediziner aller Nationen. Der einfache alte deutsche Praktiker, der sich darüber ärgerte, dass seine Entdeckung so viele Jahre von seinen Zeitgenossen vernachlässigt wurde, ist endlich zu sich selbst gekommen. Es gibt weltweit kaum eine wichtige medizinische Tagung, bei der Erkrankungen der Brust diskutiert werden, ohne dass Auenbruggers Name erwähnt wird. Dies ist in Deutschland nicht überraschend, trifft aber ebenso auf Frankreich, England und Amerika zu. Wie Dr. Otis zum Abschluss der Ansprache sagte, aus der wir gerade zitiert haben:

„Obwohl wir nur dürftige und fragmentarische Aufzeichnungen über Auenbruggers Leben besitzen, gibt es dennoch genug, um die Zeilen zu ergänzen und eine klare Vorstellung von seiner Persönlichkeit und seinem Charakter zu gewinnen. Bei manchen Personen muss man nicht viel davon kennen Details ihres Lebens, um zu wissen, was für ein Mensch sie sind; ein paar charakteristische Illustrationen hier und da in ihrer Karriere klären den Geist und die Motive ihres Lebens auf und zeigen die Art von Männern genauso gut und klar, wie sie sind als erweiterte und kontinuierliche biografische Erzählung. Auenbrugger widmete sich stets mit Begeisterung der Erforschung von Krankheiten und entging dem nicht seltenen Unglück des Studenten, einem Verlust der Sympathie für seine Artgenossen. Seine Liebe zu seinen Mitmenschen, zur leidenden Menschheit, zu kämpfenden Studenten In seinem eigenen Beruf hielt er mit seiner Liebe zum Medizinstudium Schritt. Er opferte nie den Mann für den Wissenschaftler, noch verlor er sein Interesse für andere Dinge im Leben, wie es manchmal bei Männern geschieht, die sich intensiv einer Beschäftigung widmen. Ein Mann mit ursprünglichen Kräften kann, wie jemand richtigerweise bemerkt hat, niemals auf die Grenzen eines einzigen Tätigkeitsfeldes beschränkt werden.

„Er interessierte sich für Musik, Philosophie und Drama und veranschaulicht gut, was Dr. Da Costa so glücklich als ‚Gelehrter der Medizin‘ bezeichnet hat.“ Mit Würde, Sympathie und Enthusiasmus in seinem Beruf, bis zuletzt; stets bestrebt, seine Kunst zu verbessern und zu erweitern; bescheiden, wie die meisten großen Männer; sich nie weigernd, der leidenden Menschheit das Beste zu geben, hat er sein langes Leben reich gelebt Wenn wir unseren Schülern Schlagzeug beibringen, wollen wir ihnen aus gerechter Anerkennung und gebührender Ehre etwas über das Leben des Entdeckers und zumindest seinen Namen erzählen, vor dem ich nur wenige fürchte, die sich das Ergebnis seiner langen Arbeit zunutze machen und mühsame Arbeit, wissen Sie.

Auenbruggers deutscher Biograph, Professor Clar aus Gratz, sagt über sein frühes Leben, dass er von seinen Eltern eine ausgezeichnete frühe Ausbildung erhalten habe, die besonders erbaulich sei wegen des vorbildlichen christlichen Familienlebens, das er um sich herum sah, der Frömmigkeit seines Vaters und seiner Mutter die anderen Familienmitglieder. Das Taufregister der Pfarrkirche Gratz ist eines der wichtigen Dokumente seiner Lebensgeschichte, denn über sein genaues Geburtsdatum und auch über seinen Tod herrscht Uneinigkeit. Im Jahr 1798 erlitt er einen schweren Typhusanfall, der zu dieser Zeit in Wien eine Epidemie auslöste, und einige seiner Biographen berichten von seinem Tod in diesem Jahr als Folge davon. Seine Nachkommen haben jedoch anhand des Bestattungsregisters der Wiener Pfarrkirche nachgewiesen, dass sein Tod erst am 17. Mai 1807 erfolgte; In dieser Kirche, deren treues Mitglied er seit einem halben Jahrhundert war, wurde er begraben.

Kaum ein Leben der großen Entdecker der Medizin ist für den vielbeschäftigten Mediziner so ermutigend wie das von Auenbrugger . Er begann seine medizinische Laufbahn mit einer Reihe praktischer Beobachtungen, die ihn für alle Zeiten zu einem der großen Genies machten. Als seine Entdeckungen nicht die verdiente Anerkennung fanden, störte ihn das nicht, und vor allem bestand er nicht auf heftigen Kontroversen. Er begann mit der Ausübung der Medizin und zeigte , wie sehr seine Entdeckung bei der Diagnose des obskuren Kapitels der Erkrankungen der Brust helfen konnte. In der Zwischenzeit machte er sich ruhig auf den Weg und tat das Gute, das er tun konnte , indem er sich um seine armen Patienten kümmerte und sich treu um seine Ärztekollegen kümmerte, die gerade krank waren. Er fand eine Beschäftigung, um die Momente zu füllen, die er abseits seiner Berufung verbrachte, und trug durch seine Arbeit in der Musik zum Vergnügen der Menschheit bei. Die ganze Zeit blieb er ein einfacher, treuer Glaube an die Beziehung der Vorsehung zum Menschen und glaubte, dass die unerklärlichen Dinge dieses Lebens im Jenseits irgendwie eine Erklärung finden würden. Zu seinen Lebzeiten war er wahrscheinlich der beliebteste Vertreter seines Berufsstandes in Wien, und der Berufsstand seiner Heimatstadt ist sehr stolz darauf, sich an das Beispiel zu erinnern, mit dem er Ärzten im Allgemeinen alle ethischen Qualitäten vermittelt, die das Leben eines Arztes nicht nur erfolgreich machen im materiellen Sinne, sondern auch in der Inspiration für die Menschen um ihn herum, ihre Pflicht zu tun, anstatt nur nach der Erfüllung egoistischer Ziele zu streben.

EDWARD JENNER, DER ENTDECKER DER IMPFUNG

„Es hilft einem Mann ungemein, ein bisschen ein Heldenverehrer zu sein, und die Geschichten über das Leben der Meister der Medizin tragen viel dazu bei, unseren Ehrgeiz anzuregen und unser Mitgefühl zu wecken. Wenn das Leben und die Arbeit von Männern wie Bichat und Laennec es tun Er darf nicht das Blut eines jungen Mannes erregen und ihn stolz auf Frankreich und die Franzosen machen, er muss ein langweiliger und schmutziger Schlingel sein. Beim Lesen des Lebens von Hunter, von Jenner, der an die verschmolzene und verlorene Nationalität denkt in unserem Interesse am Mann und an seiner Arbeit! In den glücklichen Tagen der Renaissance gab es keinen Nationalismus in der Medizin, aber ein guter katholischer Geist machte große Führer wie Vesalius, Eustachius, Stenson und andere in jedem Land Europas zu Hause." --Osler, *Aequanimitas und andere Essays* .

EDWARD JENNER, DER ENTDECKER DER IMPFUNG.

Ein sehr beeindruckendes Leben in seinen Lektionen für den ernsthaften Studenten medizinischer Probleme ist das von Edward Jenner, der der Welt als Erster demonstrierte, dass ein einfacher Anfall von milden, niemals tödlichen Kuhpocken, absichtlich erworben, als Schutzmittel gegen das Tödliche dienen könnte Pocken, die vor dieser Zeit in der gesamten zivilisierten Welt so heftig wüteten. Seine erfolgreiche Lösung dieses Problems hat wahrscheinlich mehr Leben und Leid gerettet als jede andere Einzelleistung in der gesamten Geschichte der Medizin. Auch wenn diese Tatsache offenbar nicht allgemein gewürdigt wird, kam Jenners Entdeckung nicht zufällig zustande, sondern war das Ergebnis seines Genies für originelle Untersuchungen, die ihn zu vielen anderen wertvollen Beobachtungen veranlassten, die nahezu das gesamte Spektrum der Medizin abdeckten; Seine Tätigkeit beschränkte sich allerdings nicht nur auf die Medizin, sondern erstreckte sich auf viele verwandte Wissenschaften und sogar auf wissenschaftliche Abteilungen, die weit über den Bereich der Medizin hinausgingen.

In der Medizin verdanken wir Jenner den ersten Hinweis auf den möglichen Zusammenhang zwischen Rheuma und Herzerkrankungen. Er wies bei einer Diskussion in einer kleinen englischen Ärztevereinigung darauf hin, wie häufig Herzbeschwerden bei Menschen auftraten, die bereits an früheren Rheumaanfällen gelitten hatten. Er war einer der Ersten, vielleicht der Erste, der auf die pathologische Grundlage der Angina pectoris hingewiesen hat. Während Heberdens Name normalerweise mit dieser Entdeckung in Verbindung gebracht wird, scheint es gute Gründe zu der Annahme zu geben, dass bereits Jenner unabhängig festgestellt und darauf aufmerksam gemacht hatte, wie häufig degenerative Erkrankungen der Arterien im Herzmuskel selbst zu finden waren, wo im Laufe des Lebens Herzschmerzen auftraten war ein auffälliges und lästiges Symptom gewesen.

Neben diesen wichtigen Fortschritten in der Medizin, die er gemacht hat, und seiner großen Entdeckung der Identität von Kuhpocken und Pocken war Dr. Jenner ein interessanter Beobachter von Phänomenen in allen biologischen Wissenschaften sowie in der Geologie und Paläontologie . Er war ein großer Freund von Dr. John Hunter, der ihm häufig die Durchführung solcher Experimente und Beobachtungen vorschlug, die auf dem Land eher zum Erfolg führten als in der Stadt, und man kann nicht umhin, von der Entschlossenheit, die er an den Tag legte, beeindruckt zu sein Leben, nichts auf Autorität zu setzen, sondern alles durch tatsächliche Beobachtung zu prüfen und vor allem keine Theorien aufzustellen, wenn er nicht über die tatsächlichen Daten verfügte, die für gesicherte Schlussfolgerungen erforderlich waren; Und selbst dort, wo er glaubte, sie zu haben, zeichnete ihn seine wunderbare Fähigkeit, zu warten, bis sie richtig ausgereift waren und ihre wahre Bedeutung deutlich wurde, für alle Zeiten als Vorbild für wissenschaftliche Forscher aus.

Zweifellos war Jenners größte Arbeit die Bestimmung des Werts von Impfungen. Seine geduldige Untersuchung dieses Themas, der gründliche Konservatismus, mit dem er sich davor hütete, seine Schlussfolgerungen zu veröffentlichen, bis er sie auf jede erdenkliche Weise geprüft hatte, das Fehlen jener Eile, sich in Druck zu begeben, die für die meisten heutigen medizinischen Forscher so charakteristisch ist, und das ist auch so Als Grund für so viel Enttäuschung in der modernen Medizin zeichneten alle diesen Landarzt als eines der größten forschenden Genies aus, die die Medizin hervorgebracht hat. Sein Leben ist ein Spiegel für den Medizinstudenten und den forschenden Mediziner. Seine Entdeckung war so vollständig, als er sie schließlich verkündete, dass ihr seitdem nur sehr wenig hinzugefügt wurde. Seine Erfindung kam aus seinem Kopf als Minerva aus dem Gehirn von Jupiter, der für den Konflikt, der mit Sicherheit kommen würde, bestens gewappnet war. Darin ähnelte Jenner sehr Laennec und den anderen forschenden Genies der Medizin. Tatsächlich wurde seit Jenners Zeit nur eine Verbesserung bei der Herstellung von Impfstoffmaterial erzielt, und zwar die Einarbeitung von Glycerin in den letzten Jahren, das nach und nach alle möglicherweise vorhandenen Mikroorganismen zerstört und das Impfvirus selbst zurücklässt in seiner Wirksamkeit unbeeinträchtigt, allerdings ohne die Möglichkeit, jene Sekundärinfektionen hervorzurufen, die so lange einen Schatten auf die Impfung geworfen haben.

Dr. Edward Jenner war der dritte Sohn eines anglikanischen Geistlichen. Seine Mutter war die Tochter eines Geistlichen, der einst Pfarrer in der Kathedrale von Bristol gewesen war. Die Familie besaß beträchtlichen Besitz in Gloucestershire. Seine frühe Ausbildung erhielt er in Wotton-under-Edge und später in Cirencester, der alten römischen Stadt in Gloucestershire. Während er sich gute Kenntnisse der Klassiker aneignete, interessierte er sich schon in jungen Jahren für Naturgeschichte. Bevor er neun Jahre alt war , sammelte er die Nester der Siebenschläfer. Die Stunden, die andere Jungen mit Spielen verbrachten, widmete er der Suche nach Fossilien oder anderen interessanten Naturkuriositäten.

Abschluss seiner Grundausbildung wurde er bei Herrn Ludlow, einem angesehenen Chirurgen in Bristol, in die Lehre geschickt und ging nach zwei Jahren hier nach London, wo er das Privileg hatte, zwei Jahre lang als Lieblingsschüler in der Familie von John Hunter zu leben Jahre. Zu diesem Zeitpunkt war Jenner in seinem einundzwanzigsten Lebensjahr, John Hunter in seinem zweiundvierzigsten. Hunter war damals noch kein öffentlicher Dozent, aber er war zwei Jahre lang Chirurg am St. George's Hospital gewesen und hatte sich fast fünf Jahre lang in einer von ihm in Brompton eingerichteten Menagerie und einem Labor mit der Untersuchung der Gewohnheiten und der Struktur von Tieren beschäftigt. Die Inspiration durch Hunters ursprüngliches Genie bedeutete dem jungen Jenner viel. Er lernte nicht nur, den Lehrer zu respektieren, sondern auch, den Mann zu lieben. In Hunters unstillbarem Wissensdrang und seiner Liebe zur Wahrheit lag etwas, das dem Geist von Jenner, der selbst vor allem ein Forscher war, sehr entgegenkam.

Auch nach Abschluss seiner zweijährigen Zusammenarbeit mit Hunter blieb er durch Briefe immer noch eng mit ihm verbunden. Obwohl Jenners spätere Korrespondenz sehr umfangreich wurde, wurden diese Briefe von Hunter immer sehr sorgfältig in einem speziellen Umschlag aufbewahrt, und sie dienen dazu, zu zeigen, wie anregend für den jungen Mann Hunters männlicher Enthusiasmus für die Wahrheit gewesen sein muss, wie sie durch Beobachtung abgeleitet werden konnte und experimentieren.

An Hunter schrieb Jenner einmal, er habe in Gloucestershire gehört, dass die Milcharbeiter, die an einer bestimmten Krankheit litten, die sich an den Eutern von Kühen ausbreitete und Kuhpocken genannt wurde, danach vor Pockenanfällen geschützt seien. Er fügte hinzu, dass ihn diese Tradition sehr interessiere und er beabsichtige, darüber nachzudenken. „Denken Sie nicht“, schrieb Hunter ihm im Gegenzug; „Machen Sie Beobachtungen, erforschen Sie selbst die Wahrheit der Tradition.“ Jenner hat es getan und das Ergebnis ist nun allen bekannt.

Diese Briefe von Hunter enthielten viele weitere interessante Vorschläge. Beispielsweise gelang es Jenner unter Hunters Führung herauszufinden, dass bei Tieren im Winterschlaf die Temperatur sehr stark gesenkt und die Atmung sehr langsam ist, während die Frequenz und die Kraft des Pulses oft so stark verringert sind, dass sie kaum mehr betragen an den Extremitäten spürbar. Hunter und Jenner hatten bereits herausgefunden, dass der Saft in Bäumen bei Temperaturen, die viel niedriger sind als die, bei denen dieselbe Flüssigkeit gefriert, wenn sie aus dem Baum entnommen wird, nicht gefriert, und das Gleiche schien auch für das Blut im Winterschlaf zu gelten Tiere. Er erfuhr, dass die Tiere trotz der niedrigen Temperatur, auf die sie reduziert wird, nicht besonders von der Kälte betroffen sind, obwohl ihr Fettvorrat aufgebraucht ist und sie im Frühling sehr hungrig aufwachen.

Neben dem Winterschlaf untersuchte Jenner auch die Gewohnheiten des Kuckucks, dem Kernstück des Biologen, der darauf besteht, seine Eier anderen Vögeln aufzuzwingen und zuzulassen, dass seine verwaisten Jungen in fremden Nestern aufgezogen werden, während die echten Jungen der getäuschten Pflegeeltern dies häufig tun von diesem stämmigen Eindringling, der so schnell und stark wächst, aus ihren Nestern vertrieben. Es versteht sich von selbst, dass dieses Thema John Hunter sehr interessierte und es zwischen ihnen eine Reihe von Briefen zu diesem Thema gab.

Es darf jedoch nicht davon ausgegangen werden, dass der junge Jenner ausschließlich mit seiner wissenschaftlichen Arbeit beschäftigt war und das soziale Leben und die Freizeitgestaltung ausschloss. Er war einer der bekanntesten Männer der Grafschaft und galt als freundlicher Begleiter, von dem man bei fast jeder Gelegenheit angenehme, nicht zu bissige Scherze und Epigramme gegenüber Freunden und Bekannten erwarten konnte. Einige davon sind erhalten geblieben und wir zitieren einige davon als Hinweis auf seinen besonderen Sinn für Humor.

Über den Tod eines Geizhalses.

„Tom hat endlich seine alten, geizigen Formen hinter sich gelassen
und gibt jetzt gute Abendessen; zu wem beten? – den Würmern."

ÜBER LORD BERKELEY'S HUNTSMAN, DER BEI DER VERFOLGUNG gestorben ist.

„Entschlossen, seinen Namen viel höher zu erheben
als Nimrod, der Jäger, in den Annalen des Ruhms: ‚Horch vorwärts!' rief
Charles und wirbelte galant sein stolzes Ross über die Tore der Welt.

TOD UND HERR. PFIRSICH.

Ein kurzer Dialog. NB--Mr. P. starb im April.

„P. – ertrage für eine Weile deinen schrecklichen Ärger,

Beten Sie, fürchten Sie sich, Herr! erinnern

Pfirsiche sind nie ganz reif

„Bis August oder September."

„D.--Um meinen sehnsüchtigen Geschmack zu befriedigen,

Und mache deinen Geschmack fein,

Ich ließ dich in einem Treibhaus unterbringen,

Und gut mit Wein angefeuchtet."

„Mr. Peach hatte sein Leben durch den allzu großzügigen Gebrauch der Flasche verkürzt."

Wir haben gesagt, dass Dr. Jenners größte wissenschaftliche Leistung darin bestand, das Impfproblem zu einem humanen Abschluss zu bringen. Seine Entdeckung war kein bloßer Zufall und auch keine zufällige Bestätigung einer medizinischen Tradition. Er widmete sich viele Jahre lang der Erforschung von Kuhpocken, da er die Gelegenheit hatte, sie zu sehen, und es ist das, was wir über diese Untersuchung wissen, seine Geduld und Sorgfalt bei der Eliminierung aller Fehlerfaktoren, die Jenner als medizinischen Wissenschaftler auszeichneten ehrenwürdig. Als er in Berkeley zu praktizieren begann, erkundigte er sich bei seinen Berufskollegen häufig nach deren Meinung über die schützende Wirkung der Kuhpocken, aber die meisten von ihnen schenkten solchen Berichten entweder keine Beachtung oder schüttelten sofort den Kopf und antworteten es handelte sich höchstens um populäre Überlieferungen, die lediglich auf Zufällen beruhten und durch keine glaubwürdigen Beweise gestützt wurden. Angesichts dessen begann Jenner, John Hunters Rat zu befolgen und Nachforschungen anzustellen. Die erste sorgfältige Untersuchung stammt aus der Zeit um 1775, und es dauerte mehr als fünf Jahre, bis er die Schwierigkeiten bei der Lösung der Frage, an der er interessiert war, aus dem Weg räumte.

Wie Pasteur im nächsten Jahrhundert bei der Untersuchung der Seidenraupenkrankheit herausfand, erfuhr Jenner bald, dass es mehr als eine Krankheit namens Kuhpocken gab und dass die Verwirrung aus der Existenz von mindestens zwei spezifischen Krankheiten und einer Reihe von Hauterkrankungen der Hände resultierte Verschiedene Arten, die es unter Milcharbeitern gab, machten es äußerst schwierig, die Schutzwirkung echter Kuhpocken zu erkennen. Nachdem er jedoch echte Kuhpocken unterschieden hatte, war es kein Problem, ihre offensichtliche Schutzwirkung nachzuweisen. Er stellte jedoch bald fest, dass der Schutz nur dann gegeben war, wenn die Kuhpocken in einem bestimmten Stadium der Krankheit übertragen worden waren. Mit anderen Worten: Nachdem die echte Vaccinia ihren Lauf genommen hat, treten in der Regel sekundäre Erkrankungen der Haut der Kühe auf, und wenn sich Milcharbeiter durch diese Läsionen infiziert haben, ist ihnen kein Schutz vor Pocken geboten. Eine weitere wichtige Beobachtung, die Jenner zu dieser Zeit machte, war, dass die Krankheit, die bei Pferden als Fett bekannt ist, die gleiche Erkrankung wie Kuhpocken ist und dass es sich bei beiden Krankheiten um Pocken handelt, die durch den Organismus, in dem sie entstehen, verändert werden. Man kann sofort sagen, dass diese Meinung, die vor mehr als einem Jahrhundert, als über die vergleichende Pathologie noch so wenig bekannt war, so schwer zu erreichen war, auch heute noch vertreten wird und durch die letzte Reihe von Untersuchungen, die unter dieser Schirmherrschaft durchgeführt wurden, bestätigt wurde der Jenner Society in England.

Eine Schwierigkeit, mit der Jenner bei seinen Nachforschungen konfrontiert war, war die Tatsache, dass Kuhpocken in seinem Teil des Landes selten waren und er keine Gelegenheit hatte, sich rechtzeitig gegen die Krankheit zu impfen, um seinen Verdacht auf die Probe zu stellen. Er sammelte jedoch viele Informationen und regte andere zu Beobachtungen an, so dass die Ärzteschaft, als seine Entdeckung bekannt gegeben wurde, eher bereit war, sie aufzunehmen. Im Jahr 1788 brachte er eine sorgfältig angefertigte Zeichnung eines Kuhpockenfalls an den Händen einer Milchmagd aus Gloucester mit nach London und zeigte sie mehreren Medizinern, deren Meinung er einholen wollte. Zu ihnen gehörte Sir Edward Holme, der zustimmte, dass es eine deutliche Ähnlichkeit zwischen Pocken und bestimmten Stadien der Pocken gebe, und die Frage nach einem Zusammenhang zwischen den beiden Krankheiten für ein interessantes und merkwürdiges Thema hielt. Er teilte jedoch keine von Jenners Ansichten hinsichtlich der praktischen Bedeutung seiner Entdeckung in dieser Angelegenheit und ermutigte kaum zu der Idee, dass ein mögliches Prophylaxemittel gegen Pocken entdeckt werden könnte.

Etwas von Jenners Begeisterung für Experimente lässt sich aus der Tatsache ableiten, dass er nicht davor zurückschreckte, seinen eigenen Kindern verschiedene mit Kuhpocken in Zusammenhang stehende Materialien in den Arm zu injizieren. Wir wissen, dass Frau Jenner eine wundervolle Frau war, die genauso daran interessiert war wie der Arzt selbst, den großen Nutzen für die Menschheit zu sichern, der sich aus dem Nachweis ergeben würde, dass Kuhpocken vor Pocken schützen, aber das fällt uns ein wenig schwer Heutzutage muss sie verstehen, wie ihr Mutterherz einige der Experimente zulassen konnte, die Dr. Jenners Biograf Dr. Baron beschreibt. [Fußnote 1]

[Fußnote 1: Das Leben von Edward Jenner, MD, FRS, außerordentlicher Arzt Seiner Majestät Geo. IV, ausländischer Mitarbeiter des Nationalen Instituts von Frankreich usw. &C. &C. Mit Illustrationen seiner Lehren und Auszügen aus seiner Korrespondenz von John Baron, MD, FRS, verstorbener Oberarzt der allgemeinen Krankenstation, beratender Arzt der Irrenanstalt in Gloucester und Fellow der Royal Medical and Chirurgical Society of London. In zwei Bänden. London: Henry Colburn, 1838.]

Das Thema ist in der Tat so überraschend, dass ich die Passage zu diesen Experimenten lieber direkt von Dr. Baron zitiere:

damals etwa anderthalb Jahre alt war, mit Schweinepocken-Erreger Die Erkrankung ist sehr gering. Er erkrankte am achten Tag: Es traten einige

Pusteln auf; sie waren spät und langsam in der Entwicklung und klein. Verschiedenes Material (das würde Material von einem Pockenpatienten bedeuten, der diese Krankheit auslösen könnte) wurde sorgfältig hineingegeben „Am Donnerstag, dem 7. April 1791, wurde durch zwei kleine Einschnitte durch die Cutis (unter der Haut) wieder verschiedenes Material eingeführt." Dann werden die folgenden Notizen über die beobachteten Zustände Tag für Tag gemacht: 9. Offensichtlich entzündet. 10. Eine schillinggroße Ausblühung breitete sich um die untere Wunde aus. 11. Der Einschnitt nahm eine Art erysipelartige Erhebung an: die Ausblühungen nahmen stark zu. 12. Diese Erscheinungen sind weit fortgeschritten. 13. Ein Bläschen, das eine bräunliche Flüssigkeit enthält und durchsichtig ist, etwa von der Größe einer großen Erbse am oberen Einschnitt, der untere etwa doppelt so groß; die umliegenden Teile sind von Erysipel betroffen. Das Erysipel erstreckte sich bis zur Schulter und verschwand dann ziemlich schnell. Das Kind zeigte die ganze Zeit über keine Anzeichen von Unwohlsein." „März 1792. E. Jenner wurde erneut geimpft: Das Mittel wurde einem Kind entnommen, das sich die Krankheit auf natürlichem Weg zugezogen hatte und ziemlich stark davon betroffen war. Es wurde frisch aus der Pustel eingesetzt. Am selben Abend trat um den Einschnitt herum eine Entzündung auf, die sich nach Ablauf von zwanzig Stunden auf den Durchmesser eines Sixpence vergrößerte, und auf den Lippen des Kratzers hatte sich bereits etwas Flüssigkeit angesammelt, die das Kind abgerieben hatte.

Es dauerte jedoch fünf Jahre, bis Jenner seine entscheidenden Experimente auf diesem Gebiet durchführen konnte. Am 14. Mai 1796 (das Datum wird in Deutschland, insbesondere in Berlin, immer noch als Impftag bezeichnet) wurde Impfstoffmaterial aus der Hand einer Sennerin, Sarah Nelmes, entnommen und durch zwei oberflächliche Einschnitte in die Arme von James eingeführt Phipps, ein gesunder Junge von etwa acht Jahren. Der Junge überstand einen Kuhpockenanfall regelmäßig zufriedenstellend. Danach musste jedoch festgestellt werden, ob er vor Pocken geschützt war. Nachdem er zwei Monate gewartet hatte, impfte Jenner ihn mit verschiedenen Substanzen. Das Ergebnis dieses Experiments lässt sich am besten aus dem folgenden Brief an seinen Freund Gardner entnehmen:

„Lieber Gardner:

„Da ich versprochen habe, Ihnen mitzuteilen, wie ich bei meiner Untersuchung über die Natur dieser einzigartigen Krankheit, den Kuhpocken, vorgegangen bin, und da ich völlig überzeugt bin, wie sehr Sie an ihrem Erfolg interessiert sind, werden Sie erfreut sein, zu hören, dass ich haben endlich erreicht, worauf ich so lange gewartet habe: die Übertragung des Impfvirus von einem Menschen auf einen anderen durch die gewöhnliche Art der Impfung.

„Ein Junge namens Phipps wurde durch eine Pustel an der Hand einer jungen Frau, die von den Kühen ihres Herrn infiziert worden war, in den Arm geimpft. Sie hatte die Krankheit noch nie zuvor gesehen, aber nur auf ihre beiläufige Art und Weise, das heißt, wenn sie von ihr mitgeteilt wurde Als ich die Kuh an die Hand des Melkers legte, war ich erstaunt über die große Ähnlichkeit der Pusteln in einigen ihrer Stadien mit den Variolenpusteln. Aber jetzt hören Sie sich den entzückendsten Teil meiner Geschichte an: Der Junge wurde inzwischen gegen die Kuh geimpft Pocken, die, wie ich vorherzusagen wagte, keine Wirkung zeigten. Ich werde meine Experimente nun mit verdoppeltem Eifer fortsetzen .

„Glauben Sie mir mit freundlichen Grüßen“, Edward Jenner. „Berkeley, 19. Juli 1796.“

Trotz des vollen Erfolgs dieses Experiments überstürzte sich Jenner nicht mit der Drucklegung. Zwei Jahre später, Ende Juni 1798, erschien seine „Untersuchung über die Ursachen und Wirkungen der Variolae “. „Vaccinae “ wurde veröffentlicht. In der Zwischenzeit war es Jenner gelungen, die schützende Wirkung einer Impfung gegen Pocken, die er sich entweder zufällig oder durch direkte Impfung zugezogen hatte, in etwa dreiundzwanzig Fällen nachzuweisen. Sechzehn davon waren zufällig im Rahmen von damit verbundenen Berufen aufgetreten Kühe und Pferde; der Rest erfolgte unter Jenners Anleitung. Zu den geimpften Personen gehörte auch Jenners kleiner zweiter Sohn, Robert Fitts Harding Jenner, ein elf Monate altes Kleinkind. Jenner zeigte schlüssig, dass die Kuhpocken die menschliche Konstitution vor der Infektion mit Pocken schützen .

Tests durchgeführt hatte, bereitete er eine Broschüre zur Veröffentlichung vor. Vor der Veröffentlichung hielt er es jedoch für besser, einen Besuch in London zu machen, um Gelegenheit zu haben, Freunden das Thema persönlich vorzustellen und ihnen die Wahrheit seiner Behauptung zu demonstrieren. Er blieb fast drei Monate in London, ohne jemanden zu finden, der sich einer Impfung unterziehen würde. Die Ärzteschaft interessierte sich im Allgemeinen kaum für das Thema und schien ihn für einen traurigen Visionär zu halten. Unter diesen Umständen ist es nicht verwunderlich, dass Jenner nach Gloucestershire zurückkehrte und seine Landpraxis ziemlich enttäuscht war. Es geschah jedoch, dass kurz nach seiner Rückkehr nach Hause ein angesehener Londoner Chirurg namens Cline beschloss, einen Versuch mit dem Impfstoffmaterial durchzuführen, das Jenner seinen Freunden hinterlassen hatte. Der Zweck des Chirurgen bestand darin, es jedoch nicht ausschließlich zu verwenden, um seine Wirksamkeit als

Prophylaxe gegen Pocken zu testen, sondern in der Vorstellung, dass die so erzielte Gegenreizung in einem Fall, den er in Behandlung hatte, nützlich sein könnte. Das war die Zeit, als der Faden und das Problem noch allgemein verwendet wurden und die Gegenreizung als eine der wichtigsten Abhilfemaßnahmen auf Befehl des Chirurgen galt.

Bei dem Patienten handelte es sich um ein Kind, das an einer Form chronischer Hüftgelenkserkrankung litt, die aus heutiger Sicht und mit eher unvollständigen Beschreibungen offenbar eine gewöhnliche Hüfttuberkulose war. Das Impfmaterial wurde über das Gelenk geimpft und, so überraschend es jetzt erscheinen mag, verlief das Impfbläschen recht normal und heilte gut ab. Der kleine Patient wurde später mit Pocken geimpft und es wurde festgestellt, dass er nicht in der Lage war, sich diese Krankheit anzustecken. Dieser Fall erregte große Aufmerksamkeit. Im Hinblick auf die Offenheit der damaligen Mediziner ist es jedoch nicht zu beglückwünschen, dass dies der einzige Fall war, der für ein solches Experiment als geeignet erachtet wurde. Es ist sehr leicht zu verstehen, dass das Impfmaterial bei einem Kind in einem heruntergekommenen Zustand durchaus eine ziemlich schwerwiegende lokale Reaktion hervorgerufen haben könnte. In gewisser Weise hing das Schicksal der Impfung auf der Kippe und das Glück war zu ihren Gunsten. Danach wurde Herr Cline jedoch ein starker Befürworter der Impfung und brachte sie den Londoner Ärzten sehr entschieden vor. Es gab immer noch ein Gefühl des Widerstands, wie es in der Tat immer gegen jede Neuheit in der Medizin der Fall ist, aber dieser verschwand nach und nach und machte einer Urteilsverweigerung Platz, bis durch weitere Beobachtungen und Tests genauere und detailliertere Informationen gewonnen werden konnten.

Es dauerte nicht lange, bis der Widerstand gegen die Impfpraxis deutliche Formen annahm. Einer der bekanntesten Londoner Ärzte seiner Zeit, Dr. Ingenhouz , wurde zum Anführer einer starken Fraktion der Londoner Ärzteschaft, die nicht nur nichts mit Impfungen zu tun haben wollte, sondern auch verkündete offen, dass es sich um eine gefährliche Innovation handele, die absolut nicht zu rechtfertigen sei, und übertrug eine Krankheit, ohne sie vor anderen zu schützen. Auf der anderen Seite gab es übereifrige Befürworter der Impfung, die auf deren Wert beharrten, aber nicht wussten, wie man die echten Kuhpocken von anderen, manchmal damit verwechselten Läsionen unterscheiden sollte, noch wussten sie, in welchem genauen Krankheitsstadium sich das gewonnene Impfmaterial beweisen würde effektiv schützend. Einige von ihnen verwendeten Impfstoffmaterial, das durch Sekundärinfektionen der einen oder anderen Art so stark kontaminiert war, dass es kein Wunder war, dass in der Folge schwere Wunden gemeldet wurden.

Ärzte, die seit vielen Jahren wissen, wie schwierig es ist, bestimmte Menschen dazu zu bringen, die Vorteile zu erkennen, die die Impfung der modernen

Zivilisation gebracht hat, werden sich darüber im Klaren sein, auf wie viele Schwierigkeiten, Vorurteile und Missverständnisse Jenner selbst bei der ursprünglichen Einführung von Impfungen gestoßen sein muss Impfung. Einige der angeblichen Einwände gegen Impfungen wirken sehr modern und kommen von Ärzten, deren einziges Ziel offenbar darin besteht, die Wahrheit ans Licht zu bringen, die aber durch die Tatsache, dass sie es wissen, offensichtlich zu Schlussfolgerungen geführt werden, die weit über ihre Prämissen hinausgehen Sie werden zumindest unter den Impfgegnern ein aufmerksames Publikum haben.

Ein gutes Beispiel für einen dieser alten Einwände gegen Impfungen findet sich in der folgenden Passage aus einem Brief von Dr. Jenner an Herrn Moore. Entsprechende Einwände wurden in viel neuerer Zeit vorgebracht, und die Passage wird die mitfühlende Belustigung der heutigen Ärzte hervorrufen:

„Wahrscheinlich haben Sie die kürzlich von Dr. Watt aus Glasgow veröffentlichte Broschüre noch nicht gesehen, da der Titel nichts enthält, was seinen Sinn oder seine böse Tendenz verdeutlicht: „An Inquiry into the Relative Mortality of the Principal Diseases of Children " usw. Es scheint, dass die Masern in der Stadt Glasgow in den letzten vier oder fünf Jahren bei Kindern äußerst tödlich verlaufen sind, und in dieser Zeit wurde die Impfung fast überall praktiziert. Zuvor galten die Masern als milde Krankheit. Daher Dr . Watt schließt daraus, dass die Pocken eine Art Präparat für die Masern sind und die Krankheit milder machen . Kurz gesagt, er sagt oder scheint zu sagen, dass wir durch die Einführung der Kuhpocken nichts gewonnen haben; dafür die Masern und Pocken haben nun hinsichtlich ihrer tödlichen Tendenz den Platz getauscht. Ist das nicht sehr schockierend? Hier ist ein neuer und unerwarteter Zweig hervorgeschossen, an dem sich der untergehende Impfgegner festhalten kann. Aber merken Sie mir – sollte diese Absurdität von Herrn .Watt die Gedanken der Menschen in Besitz nehmen, ich bin bereits mit den Mitteln ausgestattet, um seine Auswirkungen zu zerstören, nachdem ich eine Untersuchung in dieser bevölkerungsreichen Stadt und den umliegenden Dörfern eingeleitet habe, in der nach der kleinsten Berechnung 20.000 Kinder geimpft worden sein müssen den Verlauf der letzten zwölf Jahre von mir und anderen. Nun scheint es, dass es in diesem Zeitraum noch nie zu einer tödlichen Masernepidemie gekommen ist . Mit meinen respektvollen Komplimenten wären Sie mir sehr dankbar, diese Mitteilung an den Vorstand zu richten."

Glücklicherweise waren nur wenige Kollegen so unlogisch, und eine hervorragende Vorstellung davon, wie sehr Jenners Entdeckung von seinen Zeitgenossen geschätzt wurde, lässt sich anhand der zahlreichen Ehrungen, Diplome, Adressen und Mitteilungen von öffentlichen Stellen und angesehenen Persönlichkeiten gewinnen, die er erhielt. Eine chronologische

Liste davon finden Sie am Ende von Dr. Baron's Life of Jenner. Darunter ist das Diplom eines LL.D. zu erwähnen. vom Senat der Harvard University, Cambridge, Massachusetts, unter der Präsidentschaft von Dr. Willard; auch das Diplom eines Doktors der Medizin, honoris causa , das Jenner besonders schätzte, wie er in einem seiner Briefe sagt, weil er wusste, dass die Universität diesen Grad nur ein- oder zweimal in einem Jahrhundert auf diese Weise verlieh. Es gibt ein Diplom als Fellow der American Society of Arts and Sciences in Massachusetts sowie ein Diplom als Mitglied der American Philosophical Society in Philadelphia. Das Diplom aus Boston trägt die Unterschrift von John Adams als Präsident, das aus Philadelphia die Unterschrift von Thomas Jefferson. Die meisten bedeutenden medizinischen und wissenschaftlichen Gesellschaften Europas hatten ihn zu ihrem Mitglied gewählt oder ihm eine besondere Anerkennung zugesandt.

Eines dieser Dokumente, das die Dankbarkeit der Absender für den großen Nutzen zum Ausdruck brachte, den seine Arbeit der Menschheit gebracht hatte und den Jenner am meisten schätzte, war eine Ansprache der fünf indianischen Nationen, die ihm zusammen mit einem Wampum-Gürtel überreicht wurde am 8. November 1807. Als Antwort darauf schrieb Dr. Jenner an den amerikanischen Agenten, über den die Insignien weitergeleitet worden waren:

„Sir:

„Ihre Freundlichkeit, den Fünf Indianervölkern meine Abhandlung über Impfungen zu überbringen und mir ihre Antwort zu übermitteln, erfordert meinen   herzlichsten   Dank."

„Ich bitte Sie, den Fünf Nationen die aufrichtige Befriedigung mitzuteilen, die ich empfinde, wenn ich feststelle, dass die Praxis der Impfung bei ihren Stämmen so allgemein angenommen wurde und sich für sie als so vorteilhaft erwiesen hat. Gleichzeitig freuen wir uns, ihnen dies zu versichern." von der großen Dankbarkeit, mit der ich den Gürtel und die Schnur von Wampum erhalten habe, mit denen sie sich herabließen, mich zu ehren , und von der hohen Wertschätzung, die ich für immer innehaben werde. Mögen die aktiven Wohlwollen, die ihre Häuptlinge bei der Bewahrung der Leben gezeigt haben ihres Volkes mit dem Erfolg gekrönt wird, den es verdient; und möge die zerstörerische Pest, die Pocken, unter ihnen nicht mehr bekannt sein.   „

Auch Sie, Herr, haben Anspruch auf die dankbarste Dankbarkeit, nicht nur von mir, sondern von jedem Freund." der Menschheit, für die philanthropische Art und Weise, mit der Sie den Impfstoff ursprünglich bei diesen Indianerstämmen eingeführt haben.

„Ich habe die Ehre zu bleiben, & c", E . Jenner." Der allgemeine Trend der amerikanischen Wertschätzung für Dr.

„Monticello, Virginia, 14. Mai 1806.

„Sir:

„Ich habe die Kopie des Gesamtbeweises bezüglich der Entdeckung der Impfstoffimpfung erhalten, die Sie mir gerne zugesandt haben und wofür ich Ihnen meinen Dank erwidere. " Da ich in diesem Teil der Welt zu den ersten gehörte, die von seiner Wirksamkeit überzeugt waren, beteiligte ich mich schon früh daran, es meinen Landsleuten zu empfehlen. Ich nutze diese Gelegenheit, um Ihnen meinen Anteil an der Dankbarkeit der gesamten Menschheitsfamilie zu erweisen, die Ihnen gebührt. Die Medizin hat noch nie zuvor eine einzige Verbesserung mit einem derartigen Nutzen hervorgebracht. Harveys Entdeckung des Blutkreislaufs war eine wunderbare Ergänzung unseres Wissens über die menschliche Wirtschaft; aber wenn ich die Praxis der Medizin vor und nach dieser Epoche betrachte, sehe ich keine große Verbesserung, die sich aus dieser Entdeckung ergeben hat. Sie haben eines seiner größten Leiden aus dem Kalender der menschlichen Nöte getilgt. Sie haben die beruhigende Vorstellung, dass die Menschheit niemals vergessen kann, dass Sie gelebt haben; Künftige Nationen werden nur aus der Geschichte wissen, dass es die abscheulichen Pocken gegeben hat und dass sie durch Sie ausgerottet wurden. Nehmen Sie die innigsten Wünsche für Ihre Gesundheit und Ihr Glück entgegen und versichern Sie mir größten Respekt und größte Rücksichtnahme.

„Th. Jefferson."

Fast interessanter als die Geschichte von Jenner, dem experimentellen Wissenschaftler, dem wahren Vorboten der modernen experimentellen Medizin, dem Begründer der experimentellen Pathologie und dem Entdecker der bedeutungsvollen Idee, die für die Medizin des 19. Jahrhunderts in den Händen von Pasteur so viel bedeuten sollte Seine Nachfolger ist die Geschichte von Jenner, dem Mann, Ehemann, Freund und Arzt der Armen. Obwohl er sich intensiv mit seiner experimentellen Arbeit beschäftigte und so viel Zeit in Anspruch nahm, um seine Beobachtungen zu machen, fand er Gelegenheiten, sich um die Armen zu kümmern und sich für alle ihre Belange sowie ihre Gesundheit zu interessieren. Er schloss viele feste Freunde unter Menschen seines gleichen sozialen Status und galt allgemein als äußerst liebenswürdiger, liberaler und humanitärer Mann. Er war zutiefst religiös und schämte sich, wie sein frühester Biograph Dr. Baron erzählen wird, nicht, seine religiösen Gefühle durch Worte und Taten zum Ausdruck zu bringen, wenn sich der richtige Anlass dafür bot. Dieser Teil seines Lebens verdient es, ebenso sorgfältig studiert und ebenso getreu in Erinnerung gehalten zu

werden wie der, in dem er seine Entdeckungen machte, da er die Ergänzung
ist, die den Charakter des Mannes in seiner Gesamtheit zeigt.

Jenners persönlicher Charakter lässt sich gut aus einem Absatz seines
Biographen verstehen, der seit vielen Jahren sein enger Freund war. Er sagt:

„Aber Dr. Jenner war nicht nur in allem, was diesen größten Vorfall seines
Lebens (die erfolgreiche Entdeckung der Impfung) betraf, bescheiden; er
fuhr auch fort, nachdem der Erfolg seine Arbeit gekrönt hatte und nachdem
der Applaus größer war, als die meisten Männer ertragen können." Diese
höchst geschätzte Eigenschaft war zu jeder Zeit sichtbar; besonders auffällig
war sie jedoch, als er in vertrautem Umgang mit den Bewohnern seines
Heimatdorfes lebte. Wenn der Leser mich in seiner Vorstellung in die
Wohnungen der Armen begleiten könnte , und sehen Sie, wie er sich
freundlich und herzlich nach ihren Bedürfnissen erkundigt und auf alle
kleinen Details ihrer häuslichen Wirtschaft eingeht; oder wenn er gesehen
hätte, wie er mit vollkommener Geduld und guter Laune der Geschichte ihrer
Krankheiten zuhörte, hätte er einen gesehen Ein einnehmendes Beispiel
unermüdlicher Güte. Er war nie unwillig, jemanden zu empfangen, wie
unpassend die Zeit auch gewesen sein mag. Das waren seine Gewohnheiten,
bis in die letzte Phase seines Lebens. Ich kenne kaum einen Teil seines
Charakters, der würdiger wäre Nachahmung und uneingeschränkter Respekt
als das, worauf ich angespielt habe. Ich habe noch nie jemanden in
irgendeinem Lebensabschnitt gesehen, bei dem es sich gleichermaßen
manifestierte; und wenn man sich daran erinnert, dass er „in die Jahre
gekommen" war; dass er ein äußerst unermüdlicher und erfolgreicher
Arbeiter für die Sache der Menschheit gewesen sei; und damit er nach einer
Zeit der Ruhe und der unkontrollierten Verwendung seiner eigenen Zeit
hätte streben können, sind die Opfer, die er gebracht hat, umso mehr
wertzuschätzen. Er verbrachte seine Tage in der aktiven und
unaufdringlichen Ausübung von Freundlichkeit und Nächstenliebe; und er
schien immer das Gefühl zu haben, einer dieser „qui se natos ad homines "
zu sein juvandos , tutandos , conservandos „arbitrantur ", die sich für
geboren halten, um ihren Mitmenschen zu helfen, sie zu beschützen und zu
schätzen. „Seine Freundlichkeit und Herablassung gegenüber den Armen
wurden durch seinen äußerst rücksichtsvollen Respekt und seine
Rücksichtnahme auf die Gefühle und den Charakter der bescheidensten
seiner Berufsbrüder ausgeglichen. Ich war oft beeindruckt von der völligen
Abwesenheit von allem, was den Anschein erhabener Haltung ertragen
könnte. " . Nur wenige Männer hatten das Recht, ihre Gefühle in einem
selbstbewussten oder autoritativen Ton zu äußern; aber sein ganzes
Benehmen widersprach allem, was dieser Art zuzuordnen war, und er zögerte
nicht, Wissen von Personen einzuholen, die ihm in jeder Hinsicht
untergeordnet waren. Alle seine jüngeren Brüder, die „Ich hatte jemals das

Glück, ihn in der Praxis kennenzulernen, und muss von diesem Teil seines Charakters tief beeindruckt gewesen sein."

Manch ein Mitglied der Ärzteschaft, das kein Genie ist, wird aus dem Beispiel, das Jenner gegeben haben soll, eine Entschuldigung dafür finden, Unordnung in seinen Räumen zuzulassen. Er interessierte sich für fast jeden Zweig der Wissenschaft und war ständig von Proben aus vielen Abteilungen umgeben. Er selbst soll den Schlüssel zu der scheinbaren Verwirrung gehabt haben. Die meisten anderen, die sich in die gleiche Richtung in unvorsichtige Gewohnheiten verfallen lassen, bestehen darauf, dass auch sie den Schlüssel haben. Einige ihrer Freunde neigen jedoch dazu, daran zu zweifeln. Unter diesen Umständen ist es seltsam interessant zu hören, wie Jenners Biograph von der verworrenen Lage in seinem Zimmer erzählt und wie er sie verteidigt . Vielleicht ist es in dieser Angelegenheit gut, sich daran zu erinnern, was Augustin Birrell am Ende seines Aufsatzes über Carlisle sagt:

„Lasst uns nicht mit Genies streiten; wir haben selbst nichts davon und das Schlimmste ist, dass wir ohne es nicht auskommen."

„Die Gegenstände seiner Studien lagen im Allgemeinen verstreut um ihn herum und, wie er selbst oft zu sagen pflegte, scheinbar in chaotischem Durcheinander. Fossilien und andere Exemplare der Naturgeschichte, anatomische Präparate, Bücher, Papiere, Briefe – alles präsentierte sich in." seltsame Unordnung; aber jeder Artikel trug den Abdruck des Genies, das dort herrschte. Die Fossilien waren mit kleinen, darauf geklebten Zetteln gekennzeichnet, auf denen ihre Namen und die Orte, an denen sie gefunden wurden, in seiner eigenen klaren und deutlichen Handschrift eingraviert waren. Seine Materialien denn Gedanken und Gespräche standen ihm so ständig bevor, und wenn ein Besucher seine Wohnung betrat, fand er reichlich Spuren all seiner privaten Beschäftigungen. Er schien keinerlei Geheimnisse zu haben; und trotz seiner langen Erfahrung mit der Welt, Er handelte bis zuletzt so, als ob die gesamte Menschheit ebenso vertrauenswürdig und frei von Selbstsucht wäre wie er selbst. Er hatte einen funktionierenden Kopf, war nie untätig und sammelte einen großen Vorrat origineller Beobachtungen an. Diese Schätze gab er äußerst großzügig und großzügig weiter. Tatsächlich schien sein größtes Vergnügen darin zu liegen, den reichen Reichtum seines Geistes jedem, der seine Bekanntschaft genoss, mitzuteilen. Er hatte oft Grund, dieses unbestrittene Vertrauen zu beklagen; aber solche undankbaren Gegenleistungen dämpften seinen Eifer weder, noch brachten sie sein Temperament in Aufruhr."

Es ist interessant zu sehen, was Jenner zu zwei Themen vertrat, die derzeit sehr viel diskutiert werden. Dies sind die Fragen der Religionserziehung im Unterricht und die Zweckmäßigkeit, das Studium der Natur zu einem Teil des Unterrichts für Kinder zu machen. Jenner war der Ansicht, dass keine

Ausbildung vollständig sein könne, die nicht beide Fächer umfasste. Eine religiöse Ausbildung hielt er für absolut unverzichtbar. Er empfahl das Studium der Natur aus etwas anderen Gründen als denen, die heute gefordert werden. Er glaubte, dass es ein tiefes Interesse am Studium der Objekte der Natur gäbe, das die Erziehungslast für das Kind kaum vermindern könne, aber der Hauptgrund für dieses Studium war seiner Meinung nach, dass Kinder, die sich für die Wunder der Natur interessieren, dies könnten Wir können kaum anders, als die Macht des Schöpfers zu erkennen, und indem wir Ihn immer mehr bewundern lernen, werden wir dazu verleitet, Seine Gesetze zu respektieren, Seine Überlegenheit anzuerkennen und uns der vollsten Hingabe zu widmen, um die Erfüllung Seines Willens in dieser Welt in vollem Umfang herbeizuführen in ihrer Macht.

Jenners religiöse Ansichten und Überzeugungen müssen dem Ausdruck des bereits erwähnten Biographen überlassen werden, der sie sehr ausführlich wiedergibt. Er sagt:

„Eines der bemerkenswertesten Merkmale von Jenners Charakter bei der Behandlung von Fragen moralischer oder wissenschaftlicher Natur war der andächtige Ausdruck seines Bewusstseins für die Allgegenwart der Gottheit. Er glaubte, dass diese große Wahrheit in unseren Systemen der Wissenschaft zu sehr übersehen wurde Bildung; dass es dem jugendlichen Herzen ständig eingeprägt werden sollte und dass die Verpflichtungen, die es mit sich brachte, sowie die innere Wahrheit und Reinheit, die es erforderte, allen vertrauter gemacht werden sollten. Mrs. Jenner war ständig mit dem Unterrichten beschäftigt Diese Lektionen gab er den Armen um sie herum in Schulen, die sie mit dem Ziel gründete, eine biblische Ausbildung zu ermöglichen. Auf dieser Grundlage aufbauend wollte er Unterricht mit einer praktischeren Beschreibung hinzufügen, der aus ihren täglichen Erfahrungen abgeleitet und durch eine Referenz veranschaulicht wurde zu jenen Werken der Weisheit und Schönheit, die das Universum liefert. Er behauptete immer, dass eine Hilfe dieser Art notwendig sei, um dem Charakter der unteren Ränge die Maximen, die sie von ihren Lehrern abgeleitet hatten, vollständig einzuprägen. Er hatte auch andere Ansichten, als er einen solchen Plan empfahl; Er glaubte, dass das Los der Armen verbessert werden könnte und dass ihnen viele Unterhaltungs- und Informationsquellen zugänglich gemacht werden könnten, die ihnen derzeit vorenthalten sind. dass die Blumen des Feldes und die Wunder der Tierschöpfung sie mit Themen nützlichen Wissens und frommer Meditation versorgen könnten.“

Seine Frau scheint, was oft, wenn auch leider nicht immer der Fall ist, jenen kostbaren, erhebenden Einfluss auf ihn gehabt zu haben, der ständig als Ansporn für höhere Dinge diente und ihn von dem sterilen Materialismus abhielt, der mit einer ausschließlichen Beschäftigung mit wissenschaftlichen Studien einhergeht Der Mangel an Glaubensausübung und der Umgang mit menschlichem Leid scheint vielen Menschen zu bringen. Dr. Baron sagt zu diesem Punkt:

„Ich erinnere mich daran, wie ich mit ihm bestimmte Fragen diskutierte, die die Lebensbedingungen des Menschen in diesem Leben berührten, und wie ich über seine Hoffnungen, seine Ängste, seine Schmerzen und seine Freuden nachdachte und zu den Schlussfolgerungen kam, die uns nur die menschliche Vernunft offenbart; und wann Als er über die Missbildung des Herzens, unsere Blindheit, unsere Unwissenheit, die mit unseren physischen Strukturen verbundenen Übel, unsere Verbrechen, unsere Katastrophen und unsere unergründliche Fähigkeit, sowohl zu leiden als auch zu genießen, nachdachte, stellte er fest, dass Mrs. Jenner all diese Dinge erklären kann : Sie bereiten ihr keine Schwierigkeiten.“

Gegen Ende seines Lebens wurden Jenners Gefühle hinsichtlich der Bedeutung einer selbstbewussten Andersweltlichkeit als einzig passende Erklärung für die Geheimnisse dieser Welt immer deutlicher. Um noch einmal seinen Biographen zu zitieren:

„Als er sich seinem eigenen Ende näherte, waren seine Gespräche mit mir im Allgemeinen mehr oder weniger von solchen Ansichten geprägt, wie sie dem ernsthaften Geist in den Sinn kommen, wenn er über das Werk des Schöpfers nachdenkt. Bei all der Verwirrung und Unordnung, die in der physischen Welt auftritt, und in all den Anomalien und Irrtümern, die die Moral verunstalten, sah er einen überzeugenden Beweis dafür, dass Er, der alle Dinge aus dem Nichts geformt hat, immer noch die Maschinerie seiner mächtigen Schöpfung lenkt und leitet.“

Jenners Gefühle im Hinblick auf die relative Bedeutung medizinischer und religiöser Dienste lassen sich sehr gut aus einer Äußerung erkennen, die er anlässlich der Gelegenheit äußerte, als er vom berühmten Missionar Roland Hill einem angesehenen Adligen vorgestellt wurde. Reverend Mr. Hill sagte: „Erlauben Sie mir, Ihre Lordschaft vorzustellen, meinen Freund, Dr. Jenner, der mehr Leben gerettet hat als jeder andere Mann.“ „Ah“, antwortete Jenner, „wenn ich wie du wäre , könnte ich Seelen retten.“ In seiner Skizze von Jenners Leben in „Die Jünger des Aesculapius “ ist Sir Benjamin Ward Richardson der Ansicht, dass dieser Vorfall einen Mangel an Wertschätzung für die Würde des Arztberufs und eine eher schwer verständliche Demut zeigt. Jeder, der sich in Jenners Position des glühenden Glaubens hineinversetzt, dass das Einzige, was notwendig ist, die Erlösung der Seelen ist, wird jedoch nicht umhin, seine Aufrichtigkeit anzuerkennen oder seine wahre Bedeutung zu würdigen.

Schließlich war Jenner so tief beeindruckt von der Bedeutung anderer weltlicher Dinge und deren vergleichsweiser Bedeutungslosigkeit, dass es ihm sogar ein wenig schwerfiel zu verstehen, warum Menschen nicht auch nur in einigen davon das direkte Wirken des Schöpfers und seiner ganzen Vorsehung sehen sollten die kleinsten Details des Lebens. Einmal sagte er: „Ich wundere mich nicht, dass die Menschen mir dankbar sind, aber ich bin überrascht, dass sie Gott nicht dafür dankbar sind, dass er mich zu einem Medium des Guten gemacht hat."

Nur wenige Männer, die so viel erreicht haben, haben so wenig Ruhm darüber empfunden wie Jenner. Von dem, was man mit Recht Hochmut nennt, war bei ihm nicht das geringste zu finden. Er verdient durchaus einen Platz neben so schönen Persönlichkeiten wie Morgagni, Auenbrugger , Laennec und Pasteur, deren Arbeit für andere und nicht für sich selbst getan wurde, und schließlich ist die treffendste Definition eines Heiligen jemand, der zuerst an andere und erst an zweiter Stelle denkt sich selbst.

GALVANI, GRÜNDER DER TIERELEKTRIZITÄT

Die Welt, die ich betrachte, bin ich selbst; es ist der Mikrokosmos meines eigenen Körpers, auf den ich mein Auge werfe; Zum anderen benutze ich ihn, aber wie meinen Globe, und drehe ihn manchmal zu meiner Erholung um. Männer, die auf mein Äußeres blicken und nur auf meinen Zustand und mein Schicksal achten, irren sich tatsächlich in meiner Höhe; denn ich bin über Atlass Schultern. Die Erde ist nicht nur ein Punkt in Bezug auf den Himmel über uns, sondern auch in Bezug auf den himmlischen und himmlischen Teil in uns. diese Fleischmasse, die mich umgibt, schränkt meinen Geist nicht ein; Diese Oberfläche, die dem Himmel sagt, dass es ein Ende gibt, kann mich nicht davon überzeugen, dass ich eines habe: Ich gehe davon aus, dass mein Kreis über dreihundertsechzig liegt; Obwohl die Zahl des Bogens meinen Körper misst, erfasst sie nicht meinen Geist; Während ich studiere, um herauszufinden, wie ich ein Mikrokosmos oder eine kleine Welt bin, entdecke ich, dass ich etwas bin, das über das Große hinausgeht. Es gibt sicherlich ein Stück Göttlichkeit in uns, etwas, das vor den Elementen war und der Sonne keine Ehrerbietung schuldet. – Sir Thos. Browne, MD

GALVANI, GRÜNDER DER TIERELEKTRIZITÄT.

Es wird oft angenommen und nur allzu oft behauptet, dass der Anstoß für den Aufstieg unserer modernen Wissenschaft in der zweiten Hälfte des 18. Jahrhunderts dem Geist der Französischen Revolution zu verdanken war, der sich lange vor der eigentlichen Erklärung der Rechte bemerkbar machte des Menschen, von den französischen Enzyklopädisten. Es ist üblich, zu dem Schluss zu kommen, dass der Geist der Freiheit, der überall vorherrschte, den Geist der heranwachsenden Generation so sehr infizierte, dass sie die Fesseln alter traditioneller Denkweisen abstreifte und sich weigerte, vermeintliche Wahrheiten aufgrund der Tradition oder auf der Grundlage von Traditionen zu akzeptieren Autorität wie zuvor, prüften das Wissen selbst und machten dadurch echte Fortschritte in den Wissenschaften. Darin liegt zweifellos etwas, und doch wird eine sorgfältige Untersuchung des Lebens der Männer, denen insbesondere die Anfänge der biologischen Wissenschaften zu verdanken sind, zeigen, dass sie nicht nur Männer mit dem tiefsten Respekt vor Autoritäten und der größten Ehrfurcht vor der Antike waren Denkweisen, aber sie waren auch typische Vertreter des sich entwickelnden Einflusses von Erziehungsmethoden, die manchmal leider als extrem einengend angesehen werden.

Wir haben bereits das Leben von Morgagni, dem großen Vater der modernen Pathologie, untersucht und festgestellt, dass er in seiner Generation am wenigsten von den liberalisierenden Tendenzen betroffen war, die angeblich zur Freiheit des menschlichen Geistes geführt haben und die daraus resultierende erfolgreiche Erweiterung der Humanwissenschaft. Wir werden sehen, dass es am Ende des 18. Jahrhunderts viele andere gab, die ihre Arbeit verrichteten, von denen man dasselbe sagen kann, und es gibt keine eindrucksvolleren Beispiele dafür als die Leben zweier großer Italiener, Volta und Galvani. denen die moderne Welt den Tribut gezollt hat, indem sie sie als Begründer der Elektrizität anerkennt, indem sie ihre Namen verwendet, um wichtige grundlegende Unterschiede in der Wissenschaft auszudrücken.

Dieses Festhalten großer wissenschaftlicher Köpfe an den alten orthodoxen Lehren des Christentums war jedoch nicht nur in Italien ein bemerkenswertes Merkmal der Wissenschaftsgeschichte des 18. Jahrhunderts . Überall galt das Gleiche. Cavendish, Sir Humphrey Davy und Faraday, die großen englischen Wissenschaftler, denen so viele Fortschritte in Elektrizität und Physik zu verdanken sind, waren in dieser Hinsicht ihren italienischen Kollegen sehr ähnlich. Der Däne Oersted gehört in die gleiche Kategorie. In Frankreich so bedeutende Namen wie Lamarck, der große Begründer der modernen Biologie und der erste, der die Evolutionstheorie thematisierte; Haüy , der Vater der Kristallographie; Laplace und viele andere seien hier genannt. Die im vorliegenden Band skizzierten Leben der Männer, die damals in der Medizin tätig waren, werden zeigen, dass dies auch in ihren Fällen der Fall ist.

Ein Blick auf das Leben von Aloysius Galvani verdeutlicht, wie wenig der Geist der Revolution mit dem Aufstieg der Elektrizität und den ersten Diskussionen über ihre Beziehungen zum Leben zu tun hatte. Er wurde am 9. September 1737 in Bologna geboren. Mehrere seiner unmittelbaren Verwandten waren als Geistliche ausgezeichnet worden. Die ersten Jahre seines Lebens verbrachte Galvani in Verbindung mit Ordensleuten, und als Jugendlicher wünschte er sich, Mitglied eines Ordens zu werden, dessen besondere Aufgabe darin bestand, den Sterbenden in ihrer letzten Stunde beizustehen. Sein Vater war jedoch gegen seinen Eintritt in die Religion, und so widmete sich Galvani der Medizin an der Universität Bologna und wurde schließlich Professor für Anatomie an seiner Alma Mater. Professor Galeazzi, zu dieser Zeit einer der angesehensten Anatomieprofessoren in Italien, fühlte sich vom jungen Galvani sehr angezogen und wurde während seiner Studienzeit sein Freund und Förderer. Galvani wurde ein Mitglied von Galeazzis Haushalt, und nachdem sie sich schließlich in eine seiner Töchter verliebt hatte, gewann sie die Zustimmung ihres Vaters zu ihrer frühen Heirat. Das Lebensglück, das er sich so bereitete, wurde zu einem der oft zitierten Beispiele häuslichen Glücks in Bologna, wo Galvanis Leben verbrachte.

Medici erzählt in seiner Lobrede auf Galvani, die wir mehr als einmal zitieren werden, eine sehr schöne Geschichte über die Werbung und Heirat des Arztes mit Lucia Galeazzi, die wir lieber in der naiven Einfachheit wiederholen, mit der sie erzählt wird der italienische Lobredner.

Galvani hatte schon seit einiger Zeit ernsthaft über eine Ehe nachgedacht und offenbar (so seltsam das bei einem aufstrebenden jungen Wissenschaftler unserer Zeit auch sein mag) sogar um Rat in dieser Angelegenheit gebetet. Einer seiner Lieblingsheiligen war der heilige Franz von Sales, der Erzbischof von Genf, der Gentleman-Heilige, wie er genannt wurde, für dessen charmanten persönlichen Charakter Galvani eine tiefe Bewunderung empfand. Eines Tages, als er in einer der Kirchen von Bologna vor einer Statue des Heiligen Franz von Sales betete, blickte er nach einigen Momenten der Abstraktion auf und entdeckte das Gesicht einer jungen Frau zwischen ihm und dem Altar. Es stellte sich heraus, dass es sich bei dem Gesicht um das von Lucia handelte. Galvani betrachtete es als ein Zeichen der Zustimmung des Himmels zu einigen seiner Wünsche und beantragte die Hand der schönen Lucia. Wer die Opfergaben am Heiligtum des Heiligen Antonius von Padua unweit von Bologna gesehen hat, erkennt, dass der gute Schutzpatron der Verlorenen auch bei den Norditalienern ein besonderer Anlaufpunkt bei verlorenen Herzen zu sein scheint Auch heute noch wird mir bewusst, dass es sich bei der erzählten Geschichte wahrscheinlich um die schlichte Wahrheit ohne jede Spur von Romantik handelt.

Galvani begann schon sehr früh in seiner medizinischen Laufbahn mit hochkarätigen Originalarbeiten. Seine Abschlussarbeit über Knochen, in der er sich insbesondere mit deren Entstehung und Entwicklung befasste, erregte nicht wenig Aufmerksamkeit und ist wegen der Breite der darin enthaltenen Sichtweisen besonders bemerkenswert, da sie die verschiedenen Fragen im Zusammenhang mit Knochen aus physikalischer und chemischer Sicht berührt sowie Medizin und Chirurgie. Es reichte aus, seinem Autor die Stelle eines Dozenten für Anatomie an der Universität Bologna zu verschaffen, zusätzlich zur Stelle des Direktors für Anatomielehre am Institut für Naturwissenschaften, einer Nebeneinrichtung. Sein Kurs erfreute sich von Anfang an großer Beliebtheit. Galvani war ein lockerer, interessanter Redner und er war einer der ersten, der experimentelle Demonstrationen in seine Vorlesungen einbaute.

Zu dieser Zeit begann die Wissenschaft der vergleichenden Anatomie gerade erst große Aufmerksamkeit zu erregen. John Hunter in London hat auf diesem Gebiet eine großartige Arbeit geleistet, die ihn in die erste Reihe der Autoren der Biologie und Sammler wichtiger Fakten in allen mit Anatomie und Physiologie verbundenen Wissenschaften gebracht hat. Galvani nahm diese Arbeit mit Begeisterung auf und begann mit der Erforschung insbesondere von Vögeln. Diese Tiere, die von den Wesen mit warmem Blut am weitesten vom Menschen entfernt sind, weisen gerade deshalb viele interessante Kontraste und Analogien auf, die wichtige Hinweise zur Erklärung schwieriger Probleme in der menschlichen Anatomie und Physiologie liefern.

Seine experimentellen Arbeiten in der vergleichenden Anatomie, so seltsam es auch erscheinen mag und scheinbar nicht zu erwarten war, führten ihn durch die Beobachtung bestimmter Phänomene der tierischen Elektrizität und der Wirkung von elektrischem Strom auf Tiere in das Gebiet der Elektrizität.

Wie so viele andere große Entdeckungen in der Wissenschaft waren seine ersten und wichtigsten Beobachtungen elektrischer Phänomene das Ergebnis eines Unfalls. Natürlich kann man in diesen Fällen leicht von Unfällen sprechen. Der Fall des Apfels für Newton, Laennecs Beobachtung der kleinen Jungen, die im Innenhof des Louvre auf einen Baumstamm klopften, von denen er seine Idee für die Erfindung des Stethoskops hatte, waren offenbar bloße Zufälle. Ohne das erfinderische wissenschaftliche Genie, das bereit war, sie auszunutzen, wären diese Unfälle jedoch nicht auf die höhere Ebene wichtiger Ereignisse in der Geschichte gehoben worden. Sie hätten nichts bedeutet. Die Phänomene hatten sich wahrscheinlich schon hunderte Male vor den Augen der Menschen ereignet, aber es gab keinen großen Geist, der bereit war, die darin enthaltenen Gedankenkeime aufzunehmen und anschließend die so offensichtlich angedeuteten Schlussfolgerungen zu verfolgen. Galvanis Beobachtung des Zuckens der Muskeln des Frosches unter dem Einfluss von Elektrizität kann man als einen der glücklichen Zufälle der wissenschaftlichen Entwicklung bezeichnen, aber es war Galvanis eigenes Genie, das den Zufall glücklich machte.

Über die Methode der ersten Beobachtung in dieser Angelegenheit werden zwei Geschichten erzählt. Beide machen seine Frau zu einem wichtigen Faktor bei der Entdeckung. Der populäreren Form der Geschichte zufolge war Galvani damit beschäftigt, einige Froschschenkel als besondere Leckerei für seine kranke Frau zuzubereiten, die diese Delikatesse sehr mochte. Er hielt so viel von ihr, dass er dies selbst tat, in der Hoffnung, dass sie dadurch eher in Versuchung geführt würde, sie zu essen. Dabei legte er den großen Nerv der Hinterbeine der Tiere frei und spaltete gleichzeitig die Haut, die die Muskeln bedeckte. Dabei berührte er mit dem Skalpell und der kleinen Pinzette gleichzeitig das Nerven-Muskel-Präparat, wie man es nennt, was zu Zuckungen führte. Als er nach der Ursache dieser Zuckungen suchte , kam ihm die Idee der tierischen Elektrizität.

Die andere Form der Geschichte seiner ursprünglichen Entdeckung ist nicht weniger interessant und vielleicht etwas authentischer. Eines Abends war er in seinem Labor damit beschäftigt, einige Experimente durchzuführen, während einige Freunde und seine Frau anwesend waren. Durch Zufall wurden einige Frösche, deren Hinterbeine enthäutet waren, auf den Tisch gelegt, unweit einer Vorrichtung zur Erzeugung von Reibungselektrizität. Sie hatten jedoch zu keinem Zeitpunkt Kontakt mit diesem Gerät, obwohl sie nicht weit vom Dirigenten entfernt waren. Während mit dem Gerät eine Reihe von Funken erzeugt wurden, berührte ein Laborant, ohne an mögliche Ergebnisse zu denken, mit der Spitze eines Skalpells die Ischiasnerven eines der Tiere. Sobald er dies tat, gerieten alle Muskeln dieses Gliedes in krampfhafte Bewegungen. Es war Galvanis Frau, die das Geschehen bemerkte und den Assistenten noch einmal zum Skalpell greifen ließ, mit dem gleichen Ergebnis.

Sie war selbst eine Frau mit ausgeprägtem Intellekt und durch die Verbindung mit ihrem Vater und Ehemann war sie mit der damaligen Anatomie und Physiologie bestens vertraut. Sie erkannte, dass das, was passiert war, ziemlich ungewöhnlich war. Dementsprechend machte sie ihren Mann auf die Phänomene aufmerksam und soll sogar deren möglichen Zusammenhang mit der Anwesenheit und Wirkung des elektrischen Apparats angedeutet haben. Mann und Frau stellten dann gemeinsam anhand einer Reihe von Beobachtungen fest, dass das Phänomen der abschließenden

Bewegungen der Froschschenkel trotz der Reizung durch das Skalpell nicht auftrat, wenn das Gerät nicht verwendet wurde. Immer wenn jedoch der elektrische Apparat funktionierte, trat das betreffende Phänomen auf. Nach beiden Formen der Geschichte ist es klar, dass Madame Galvani eine wichtige Rolle bei der Entdeckung gespielt hat, und Galvani selbst war weit davon entfernt, wenig aus dem zu machen, was sie erreicht hatte, sondern war stets froh, seine Entdeckung zuzuschreiben oder zumindest den andeutenden Hinweis darauf zu geben führte dorthin, zu seiner Frau.

Nach diesen ersten Entdeckungen über den Einfluss künstlicher Elektrizität schien nichts interessanter zu sein, als zu untersuchen, ob gewöhnliche atmosphärische Elektrizität, wie sie sich in Blitzen manifestiert, die gleichen Auswirkungen auf Muskelbewegungen haben würde. In dieser Angelegenheit bewies Galvani als erfinderisches Genie viel Mut. Er wagte es, an der höchsten Stelle seines Hauses einen atmosphärischen Leiter anzubringen und an diesem Leiter einen Draht zu befestigen, der bis zu seinem Laboratorium führte. Während eines Sturms hielt er Froschschenkel und die Beine anderer für diesen Zweck vorbereiteter Tiere mittels ihrer Ischiasnerven an diesem metallischen Kreislauf hängen . An den Füßen der Tiere befestigte er einen weiteren Draht, der so lang war, dass er bis zum Boden eines Brunnens reichte und so einen Strom zum Boden herstellte.

Alle Phänomene vollzogen sich genau wie mit künstlicher Elektrizität. Immer wenn Blitze aus den Wolken zuckten, zogen sich die Gliedmaßen der Versuchstiere heftig zusammen, was vor dem Donnergeräusch spürbar war und sozusagen das Signal dafür war. Diese Kontraktionen fanden statt, obwohl es keine Leiter von den Muskeln gab und obwohl die Nervenleiter nicht isoliert waren. Die Muskelkontraktionen waren im Verhältnis zur Intensität des Blitzes und zur Nähe des Sturms größer. Die Phänomene zeigten sich unabhängig davon, ob sich das Tier im Freien befand oder der Bequemlichkeit halber in einem Raum oder sogar in einem Gefäß eingeschlossen war. Die Muskelkontraktionen konnten sogar wahrgenommen werden, obwohl die Nerven etwas von ihrem Leiter getrennt waren, insbesondere wenn der Blitz heftig war. Die Funken sprangen über eine kleine Lücke, fast wie bei künstlicher Elektrizität, wobei die Muskelkontraktion des Tieres im Verhältnis zur Energie und Nähe der Funken stand.

Es ist fast unnötig zu erwähnen, dass diese Experimente am Frosch nicht innerhalb weniger Tage oder Wochen durchgeführt wurden. Galvani hatte neben den Verpflichtungen, die ihm als vielbeschäftigter Mediziner und Chirurg auferlegt wurden, auch seine Pflichten als Professor für Anatomie zu erfüllen. Damals war es bei weitem nicht so üblich wie heute, Frösche für Experimente zu verwenden, mit der Idee, daraus wertvolle Schlussfolgerungen für die biologischen Wissenschaften im Allgemeinen und insbesondere für die Medizin zu ziehen. Unterschwellig herrschte schon immer das Gefühl, dass solche Experimente mehr oder weniger Luftschläge seien. Galvani stieß nicht nur auf Widerstand gegen seine nach experimentellen Demonstrationen geäußerten Ansichten zur tierischen Elektrizität, sondern stieß auch auf nicht wenig Spott wegen der angeblichen Zeitverschwendung bei Beschäftigungen, von denen man nicht erwarten konnte, dass sie zu praktischen Ergebnissen führten. Unter Wissenschaftlern war es üblich, etwas verächtlich über seine geduldige Beharrlichkeit zu lachen, mit der er jedes Detail der elektrischen Wirkung auf den Frosch untersuchte, und einer der angeblich prominenten Wissenschaftler jener Zeit nannte ihn sogar den Froschtanzmeister. Dies hielt Galvani jedoch nicht von seiner Arbeit ab, obwohl sich einige der bitteren Dinge als einschneidend genug erwiesen haben mussten und einen kleineren Mann, der weniger von dem wissenschaftlichen Wert seiner Arbeit überzeugt war, vielleicht entmutigt hätten.

Es gab sogar Phasen der Naturwissenschaften, die weit über die Physiologie oder die Tierelektrizität hinausgingen und die er durch seine Experimente veranschaulichen konnte. Er machte beispielsweise besonders darauf aufmerksam, dass der Blitz nicht eine einzelne Muskelkontraktion auslöst, wie es bei einem Funken künstlicher Elektrizität der Fall ist, sondern dass es eine Reihe von Muskelkontraktionen gibt, die schnell aufeinander folgen und die Energie verringern und entspricht in gewisser Weise den wiederholten Donnermeldungen. Dies war Galvanis Ausdruck für das Abklingen des elektrischen Einflusses auf den Muskel. Damit hatte er offenbar eine Andeutung des pendelartigen Schwingens erreicht, mit dem das elektrische Gleichgewicht nach seiner heftigen Störung unmittelbar nach dem Blitzschlag wiederhergestellt wird. Er stellte außerdem fest, dass für die Erzeugung von Muskelkontraktionen das absolute Erscheinen eines Blitzes nicht unerlässlich sei. Muskelzuckungen wurden immer dann beobachtet, wenn der Himmel von einem Sturm bedeckt war oder wenn mit Elektrizität aufgeladene Wolken über dem Leiter vorbeizogen.

Diese Experimente wurden sowohl an lebenden Fröschen als auch an abgetrennten Beinen durchgeführt, und in beiden Fällen waren die erzielten Ergebnisse denen sehr ähnlich, die bei der Anwendung irgendeiner Form künstlicher Elektrizität beobachtet wurden. In einigen dieser Beobachtungen nahm Galvani Ideen vorweg, die erst viele Jahre nach seiner Zeit in der Elektrowissenschaft zur aktuellen Wahrheit wurden. Mit seinen Beobachtungen über die Wirkung von Blitzen kam er Franklins Werken gewissermaßen zuvor. Diese beiden großen Wissenschaftler waren jedoch von einem Geistlichen in Österreich erwartet worden; dessen Arbeit jedoch kaum Beachtung fand, da er keinen Kontakt zu den damaligen wissenschaftlichen Gremien hatte. Die Demonstration der Identität der gewöhnlichen künstlichen Elektrizität auf der Erde und des Blitzes lag sozusagen in der Luft, und viele Forscher kamen ihr, wie es bei jeder großen Entdeckung üblich ist, sehr nahe und verdienten zumindest einen Teil davon Anerkennung dafür.

Es ist fast unnötig zu erwähnen, dass viele dieser von Galvani durchgeführten Blitzexperimente nicht ohne ein Element ernsthafter persönlicher Gefahr waren. Nicht lange danach wurde ein russischer Gelehrter namens Richman, als er Franklins Experimente mit dem Drachen wiederholte, durch die von seinem Apparat empfangene Ladung erschlagen. Galvani widmete sich jedoch nur am Rande den damit verbundenen physikalischen Problemen und behielt stets die physiologischen Aspekte des Problems der tierischen Elektrizität im Auge; und machte dementsprechend eine Reihe äußerst interessanter Beobachtungen über den Rochen oder Torpedo, wie er manchmal genannt wird, den Fisch, der elektrische Schläge verursacht. Seine Idee bestand darin, zu zeigen, dass die Erschütterungen, die man verspürt, wenn dieses Tier berührt wird, tatsächlich auf elektrische Funken zurückzuführen sind, die denen ähneln, die auf künstlichem Wege erzeugt werden können. Dies war nie festgestellt worden, und Galvani gelang es, das Vorhandensein von Funken genau so nachzuweisen, als wäre das Tier einer der Apparate, durch die die Funken der Reibungselektrizität erzeugt werden. Zu diesem Zeitpunkt schien dies überraschend genug. Galvani versuchte auch nachzuweisen, dass sich die Elektrizität im elektrischen Torpedo nur im Grad, nicht aber in der Qualität von bestimmten elektrischen Erscheinungen unterschied, die er in den Körpern anderer Tiere, insbesondere des Frosches, beobachtet hatte. Seine Idee bestand immer darin, die Existenz einer natürlichen tierischen Elektrizität zu zeigen, durch die einige der komplexen Mechanismen des Lebens bewerkstelligt wurden. Er scheint eine Ahnung von der Theorie gehabt zu haben , die seitdem oft genug aufgestellt wurde und noch nicht ganz widerlegt ist, dass es einen sehr engen Zusammenhang zwischen Nervenimpulsen und dem elektrischen Strom gibt. Hierin war er natürlich seiner Zeit weit voraus und aufgrund des Mangels an geeigneter Apparatur überhaupt nicht in der Lage, eine eindeutige Demonstration zu liefern.

Das Interessanteste an Galvanis wissenschaftlicher Laufbahn ist der durch und durch experimentelle Charakter aller seiner Forschungen zu Naturphänomenen. Nur wenige Menschen haben es so gut verstanden, ihre Experimente zu variieren, um neue Details wissenschaftlicher Erkenntnisse hervorzubringen. Seine experimentellen Fähigkeiten waren von höchster Qualität, und diesem verdanken wir die Entwicklung der aufkeimenden Wissenschaft der Elektrizität in seinen Händen bis zu einem Punkt, an dem es einfach wurde, ihre natürliche Entwicklung fortzusetzen. Galvanis Arbeit gab Volta den nötigen Anstoß, und dann wurde der eigentliche Grundstein für die moderne Elektrizität gelegt.

Fast interessanter als der Wissenschaftler Galvani ist jedoch der Mann Galvani. Wie einer seiner Biographen über ihn sagte, verband er mit dem bedeutendsten intellektuellen Genie eine Gruppe sehr kostbarer Herzenseigenschaften. Er war im Umgang mit anderen völlig selbstlos, galt als äußerst mitfühlend und hatte viele Freunde. Auch seine Freunde band er noch mehr an sich als die sprichwörtlichen Stahlreifen, so dass sie ihn untröstlich zurückließen, als sie aus dem Leben starben . Obwohl es sehr schwierig war, ihn dazu zu bewegen, an gesellschaftlichen Veranstaltungen teilzunehmen, bei denen sich viele Menschen versammelten, war er keineswegs ein Einsiedler und hielt sich gerne in der Gesellschaft einiger Freunde auf. Ihm schien der Ruf, den seine Entdeckungen ihm einbrachten, kaum zu gefallen, und er lehnte es, soweit möglich, ab, zum Gegenstand öffentlicher Glückwünsche und Zeugnisse gemacht zu werden.

Seine Beziehungen zu seinen Patienten – denn während seiner gesamten langen Karriere praktizierte er weiterhin , insbesondere in der Chirurgie und Geburtshilfe – waren von äußerst freundlichem Charakter. Während seine Auszeichnung als Universitätsprofessor ihm viele Möglichkeiten bot, unter den Reichen zu praktizieren, war er stets bereit und willens, den Armen zu helfen, und schien sich tatsächlich unter armen Patienten wohler zu fühlen als in der Gesellschaft der Reichen und edel. Auch gegen Ende seines Lebens, als der Verlust vieler Freunde und vor allem seiner Frau ihn viel mehr als zuvor in sich selbst zurückziehen ließ, setzte er seine beruflichen Fähigkeiten weiterhin zum Wohle der Armen ein, obwohl er sich oft weigerte, sie anzunehmen Fälle, die für ihn erhebliche Gewinnquellen hätten darstellen können. Schon früh, als er zwischen seiner beruflichen Tätigkeit und seiner Praxis sehr beschäftigt war, bemerkte er mehr als einmal, als er sich weigerte, die Fälle wohlhabender Patienten zu übernehmen, dass diese über das Geld verfügten, um andere Ärzte zu finden, während die Armen nicht über dieses Geld verfügten , und er möchte sich lieber etwas Zeit für seine Dienste für sie nehmen.

Gegen Ende seines Lebens war Galvani nicht wenig beunruhigt über den Verlauf der Ereignisse um ihn herum und über die Verdrängung des Glaubens an alte Glaubensvorstellungen als Folge der Französischen Revolution und der philosophischen Bewegung, die ihr vorausgegangen war. Angesichts der Missbräuche, zu denen diese vermeintliche Freiheit und die Geltendmachung der Menschenrechte des Menschen um ihn herum führten, war es ein beliebter Ausspruch Galvanis: „Ein wenig Philosophie führte die Menschen von Gott weg, aber ein großer Teil davon führte sie." wieder zu Ihm zurückkehren. Er hielt dies insbesondere für jüngere Männer, deren mangelnde Weisheit in den schwierigen Phasen des Lebens sie glauben ließ, ihre Weltanschauung sei vollständig, bis traurige Erfahrungen sie die Notwendigkeit gelehrt hatten, den Geist der Menschen über jede bloße Religion der Menschheit zu erheben , jede bloße stoische Resignation vor dem Unvermeidlichen, wenn das Beste in ihnen zum Vorschein kommen sollte.

Eine sehr interessante Phase des italienischen Universitätslebens dieser Zeit wird in zwei wichtigen Ereignissen in Galvanis Universitätslaufbahn offenbart. Eine seiner Professorinnen, vor der er offenbar großen Respekt hatte und deren Vorlesungen er große Aufmerksamkeit widmete, war Laura Caterina Maria Bassi, die angesehene Philosophieprofessorin an der Universität Bologna , etwa Mitte des 18. Jahrhunderts. Es ist zweifellos ihrer Lehre zu verdanken, dass Galvani einen Teil seines konsequenten Konservatismus in der philosophischen Spekulation verdankt, ein Konservatismus, der ihm später im Leben inmitten der ultraradikalen Prinzipien, die kurz vor und während der Franzosen in Mode kamen, von großem Nutzen war Revolution. Madame Bassi scheint nicht nur während seiner Studienzeit , sondern auch später im Leben einen nachhaltigen Einfluss auf ihn gehabt zu haben, denn sie war die Frau eines prominenten Arztes in Bologna, und Galvani stand während seiner Studienjahre oft in sozialem Kontakt mit ihr Verbindung zur Universität.

Da sein eigenes glückliches häusliches Leben ihm zeigte, dass eine gebildete Frau das Zentrum des intellektuellen Einflusses sein könnte, war es vielleicht zu erwarten, dass Galvani offenbar keinen Widerstand gegen selbst die höchste Bildung für Frauen hegte. Dies wird sehr gut durch die erste formelle Vorlesung in seinem Kurs über Anatomie an der Universität veranschaulicht, deren Thema die von Madame Manzolini erstellten Modelle für den Anatomieunterricht waren . Zu Beginn des 18. Jahrhunderts war Madame Manzolini Professorin für Anatomie an der Universität Bologna, und um den Unterricht dieses schwierigen Fachs einfacher und konkreter zu gestalten, modellierte sie mit großer Sorgfalt und viel Liebe zum Detail dass sie tatsächliche Sektionen des menschlichen Körpers sehr genau nachahmten, eine Reihe von Wachsfiguren, die den menschlichen Körper zumindest zu Beginn des Anatomiekurses zu Demonstrationszwecken ersetzten.

Als Galvani die Arbeit als Dozent für Anatomie aufnahm, wusste er zu schätzen, wie sehr ein solcher Satz von Modellen dazu beitragen würde, den Einstieg in das anatomische Studium zu erleichtern, ohne jedoch die Genauigkeit zu beeinträchtigen, und führte seine Studenten entsprechend ein Madame Manzolinis Modellreihe in seinem allerersten Vortrag. Damals gab es im Bereich der Anatomielehre tätige Personen, die die Verwendung dieser Modelle als eher verweichlicht betrachteten. Galvanis Mangel an Vorurteilen in dieser Angelegenheit zeigt die Bereitschaft des Mannes, das Beste anzunehmen, wo immer er es fand, ohne Rücksicht auf Personen oder Gefühle.

Er war einer der beliebtesten Professoren, die die Universität Bologna je hatte. Er war kein Redner im gewöhnlichen Sinne , aber er war ein geborener Lehrer. Die Quelle der Begeisterung, die er bei seinen Zuhörern hervorrief, war zweifellos seine eigene Liebe zum Lehren und die Fähigkeit, die es ihm verlieh, selbst komplizierte Probleme in einfacher, direkter Sprache auszudrücken. Mehr als jeder seiner Vorgänger verstand er, dass Experimente und Demonstrationen die eigentliche Grundlage des naturwissenschaftlichen Unterrichts bilden müssen. Dementsprechend wurden nur sehr wenige seiner Vorträge ohne die Hilfe dieser Materialien gehalten, um Aufmerksamkeit zu erregen. Außerdem war er als jemand bekannt, der gerne Fragen beantwortete und vollkommen offen über die Grenzen seines Wissens sprach, wenn es auf eine gestellte Frage keine wirkliche Antwort zu geben gab. Obwohl er ein origineller Entdecker ersten Ranges war, war er äußerst bescheiden, insbesondere wenn er über die Einzelheiten seiner Entdeckungen oder damit zusammenhängende Themen sprach.

Der eindrucksvollste Beweis für die gründliche Gewissenhaftigkeit, mit der er die Pflichten des Lebens bewältigte, ist sein Verhalten nach der Gründung der sogenannten Cis-Alpenrepublik in Italien. Dabei handelte es sich um eine Regierung, die lediglich mit Waffengewalt ohne Zustimmung des Volkes gegründet wurde und eine schlichte Usurpation der Rechte der vorherigen Regierung darstellte. Er fühlte sich der Autorität verpflichtet, unter der er sein ganzes bisheriges Leben gelebt und der er Treue geschworen hatte. Als die Universität Bologna unter der neuen Regierung neu organisiert wurde, bestand die erste Anforderung an alle Professoren darin, dass sie der neuen Regierung einen Treueeid leisten sollten. Dies lehnte er ab. Seine Beweggründe sind leicht zu verstehen, und obwohl praktisch alle anderen Professoren der Universität den Eid geleistet hatten, war er nicht der Ansicht, dass ihn dies von seinen Gewissenspflichten in dieser Angelegenheit befreite.

Dementsprechend wurde er aus der Liste der Professoren gestrichen und ihm wurde das nie sehr hohe Gehalt entzogen, das er auf diesem Lehrstuhl erhalten hatte. Von dieser Summe war seine Existenz praktisch abhängig und er begann bald unter Not zu leiden. Obwohl er ein erfolgreicher Mediziner, insbesondere Chirurg, war, war er immer sehr liberal gewesen und hatte große Geldsummen für Vorführungen seiner Vorlesungen und persönlichen Experimente sowie für Materialien für die Museen der Universität ausgegeben. Er begann unter echter Not zu leiden und Freunde mussten ihm zu Hilfe kommen. Er weigerte sich jedoch, seine Bedenken in dieser Angelegenheit aufzugeben und die noch offene Professur anzunehmen. Nach Ablauf von zwei Jahren wurde schließlich Einfluss auf die neue

Regierung genommen und Galvani wurde gestattet, seinen Lehrstuhl an der Universität anzunehmen, ohne den Treueeid zu leisten. Diese Ehrung kam jedoch zu spät, und schon kurze Zeit nach seiner Wiederbesetzung als Professor verstarb er.

Dass sein Handeln in dieser Angelegenheit von seinen Zeitgenossen sehr geschätzt wurde und dass der moralische Einfluss seines Beispiels nicht verloren ging, lässt sich aus den Ausdrücken erkennen, die Alibert, der Generalsekretär der Medical Society of Emulation, in der Geschichte verwendete Ansprache über Galvani, die er 1801 vor dieser Gesellschaft hielt:

„Galvani weigerte sich ständig, den in den Dekreten der Cis-Alpenrepublik geforderten Zivileid zu leisten. Wer kann es ihm verübeln, dass er der Stimme seines Gewissens gefolgt ist, dieser heiligen, inneren Stimme, die allein die Pflichten des Menschen vorschreibt und die vorangegangen ist? alle menschlichen Gesetze? Wer könnte ihn nicht dafür loben, dass er mit solch vorbildlicher Resignation alle Bezüge seiner Professur geopfert hat, anstatt die feierlichen Verpflichtungen zu verletzen, die unter religiöser Sanktion eingegangen wurden?"

In derselben Lobrede gibt es eine sehr merkwürdig interessante Passage in Bezug auf Galvanis Gewohnheit, seine Vorträge häufig damit zu beenden, dass er die Aufmerksamkeit auf die Komplexität und Zweckmäßigkeit natürlicher Dinge und die unausweichliche Schlussfolgerung lenkt, dass sie mit einem bestimmten Zweck von einem Höchsten geschaffen worden sein müssen Von Intelligenz besessen sein. Zu der Zeit, als Alibert seine Memoiren schrieb, war es zumindest in Frankreich üblich, davon auszugehen, dass das Christentum der Vergangenheit angehörte und dass der Theismus zwar bestehen bleiben würde, dies jedoch alles sein würde, von dem man erwarten konnte, dass er den zerfallenden Effekt des Christentums überstehen würde die Emanzipation des Menschen.

Er sagt: „Wir haben bereits gesehen, was Galvanis Eifer und seine Liebe für die Religion, zu der er sich bekannte, ausmachten. Wir können hinzufügen, dass er in seiner öffentlichen Demonstration seine Vorlesungen nie beendete, ohne seine Schüler zu einer Erneuerung ihres Glaubens zu ermahnen, indem er sie immer wieder zurückführte." zur Idee der ewigen Vorsehung, die das Leben zwischen so vielen verschiedenen Dingen entwickelt, bewahrt und zum Fließen bringt. „Ich schreibe jetzt", fährt er fort, „im Zeitalter der Vernunft, der Toleranz und des Lichts. Muss ich dann Galvani verteidigen?" in den Augen der Nachwelt für eines der schönsten Gefühle, die der Natur des Menschen entspringen können? Nein, und diejenigen, die nur wenig in den vernünftigeren Mechanismus der Philosophie eingeweiht sind, weigerten sich, die Wahrheiten anzuerkennen, die auf so starken und authentischen Beweisen beruhen. ***Breves haustus in philosophiâ Anzeige Atheismus*** *ducunt , longiores autem reducunt ad deum* , kleine Entwürfe der Philosophie führen zum Atheismus, aber längere Entwürfe bringen einen zurück zu Gott" – (was vielleicht besser durch Popes bekannte Zeilen übersetzt werden kann: „Ein wenig Gelehrsamkeit (in der Philosophie) ist eine gefährliche Sache; trink tief oder berühre nicht die Pierian- Quelle").

Galvani wurde von seinen Mitbürgern Bolognas als einer ihrer größten Stadtmänner und von der Universität als einer ihrer würdigsten Söhne geehrt. Im Jahr 1804 wurde zu seinen Ehren eine Medaille geprägt, auf deren Rückseite sich um eine Figur des Genies der Wissenschaft die beiden Legenden befanden: *„Mors mihi vita"*, „Der Tod ist das Leben oder ich" und *„Spiritus intus alit".* „Der Geist wirkt im Inneren", das waren die Lieblingsausdrücke des großen Wissenschaftlers zu seinen Lebzeiten und sind lebendige Symbole des Geistes, der ihn beseelte. 1814 wurde ihm im Innenhof der Universität Bologna ein Denkmal errichtet. Es wird von seiner Büste gekrönt, die vom bedeutendsten bolognesischen Bildhauer der Zeit, De Maria, angefertigt wurde. Auf dem Sockel befinden sich zwei vom gleichen Bildhauer geschaffene Flachrelieffiguren, die Religion und Philosophie repräsentieren, die inspirierenden Genies in Galvanis Leben.

Bevor er starb, bat er, wie auch Dante, dessen Werk seine Lieblingslektüre war, im bescheidenen Orden eines Mitglieds des Dritten Ordens des Heiligen Franziskus beigesetzt zu werden. Er soll seine Gemeinschaft mit den Söhnen des „armen kleinen Mannes von Assisi" höher geschätzt haben als die vielen Ehrenstipendien verschiedener Art, die ihm von den wissenschaftlichen Gesellschaften in ganz Europa verliehen worden waren.

LAENNEC, MÄRTYRER DER WISSENSCHAFT

Das Wissen, das ein Mensch nutzen kann, ist das einzig wahre Wissen, das einzige Wissen, das Leben und Wachstum in sich trägt und sich in praktische Kraft umwandelt. Der Rest hängt wie Staub im Gehirn oder trocknet wie Regentropfen von den Steinen. --Froude.

LAENNEC, MÄRTYRER DER WISSENSCHAFT.

Am 13. August 1826 starb in Quimper in der Bretagne im frühen Alter von fünfundvierzig Jahren einer der größten Ärzte aller Zeiten. Sein Name, René Theodore Laennec, sollte für immer mit einem der fruchtbarsten Fortschritte in der Medizin verbunden sein, die jemals gemacht wurden und der praktisch das moderne Zeitalter der wissenschaftlichen Diagnose einleitete. Die derzeit interessanteste Phase der medizinischen Entwicklung betrifft die Früherkennung und Prävention von Tuberkulose. Laennec hat mehr als jedem anderen alle Daten zu verdanken, die es dem Arzt des 20. Jahrhunderts ermöglichen, die Diagnose der Tuberkulose mit Sicherheit zu stellen, sie mit mehr Zuversicht als zuvor zu behandeln und so ihre Ausbreitung so weit wie möglich zu verhindern .

Die Geschichte des Lungenkonsums in seiner modernsten Phase dreht sich um die Namen der drei Männer Laennec, Villemin und Koch. Laennec wird für immer die Ehre zuteil, das klinische Bild der Krankheit endgültig festgestellt und sie durch Auskultation und seine pathologischen Studien von allen ähnlichen Lungenerkrankungen getrennt zu haben. Villemin zeigte, dass es sich um eine Infektionskrankheit mit absolut spezifischem Charakter handelte, die durch Impfung vom Menschen auf das Tier übertragen werden konnte. Koch verdankt die Welt das Wissen über die genaue Ursache der Krankheit und damit über die praktische Methode zur Verhinderung ihrer Ausbreitung. Die Isolierung des Tuberkulosebakteriums ist der große Triumph am Ende des 19. Jahrhunderts, so wie die Trennung der Krankheit von allen anderen durch Laennec der Triumph am Anfang dieses Jahrhunderts war. Es gibt noch Platz für einen vierten Namen in der Liste, den des Mannes, der ein spezifisches Heilmittel gegen die Krankheit entdecken wird. Es bleibt zu hoffen, dass sein Kommen nicht lange auf sich warten lässt.

Die Wertschätzung, die Laennec von den bedeutendsten seiner Zeitgenossen genoss, lässt sich gut anhand der Meinungen nachvollziehen, die die bekanntesten irischen und englischen klinischen Beobachter seiner Zeit über ihn und seine Arbeit äußerten. Dr. William Stokes, der selbst, wie wir sehen werden, einer der wichtigsten Mitwirkenden unseres klinischen Wissens über Erkrankungen des Herzens und der Lunge im 19. Jahrhundert war, sagte in Bezug auf den großen französischen Kliniker, den er als seinen Meister betrachtete:

„Die Zeit hat gezeigt, dass die Einführung der Auskultation und ihrer sekundären körperlichen Zeichen einer der größten Segen war, den das Genie des Menschen der Welt jemals verliehen hat." Eine neue Ära in der Medizin wurde durch eine neue Wissenschaft gekennzeichnet, die auf dem Unveränderlichen basiert Gesetze physikalischer Phänomene und, wie die auf einer solchen Grundlage gegründeten Entdeckungen, einfach in ihrer Anwendung und leicht zu verstehen – ein Geschenk der Wissenschaft an einen bevorzugten Sohn; eine, bei der das Ohr in ein Auge umgewandelt wird und die verborgenen Nischen einer viszeralen Erkrankung sichtbar werden; ein neuer Leitfaden zur Behandlung und eine neue Hilfe zur schnellen Erkennung, Vorbeugung und Heilung der am weitesten verbreiteten Krankheiten, die die Menschheit betreffen.“

Dr. Addison, der vor allem durch die Krankheit bekannt ist, die seit seiner ursprünglichen Beschreibung nach ihm benannt wird, lobte Laennecs Arbeit nicht weniger begeistert. Er sagte:

„Wenn ich behaupten würde, dass Laennec mehr zur Weiterentwicklung der medizinischen Kunst beigetragen hat als jeder andere einzelne Mensch, sei es in der Antike oder in der Neuzeit, würde ich wahrscheinlich einen Vorschlag vertreten, der nach Einschätzung vieler weder extravagant noch ungerecht ist . Seine Arbeit, *De l'Auscultation Mediate* wird für immer ein Denkmal des Genies, des Fleißes, der Bescheidenheit und der Wahrheit bleiben. Es ist ein Werk, dessen Durchsicht jede weitere Seite nur dazu beiträgt, unsere Bewunderung für den Mann zu steigern, unsere Aufmerksamkeit zu fesseln und unser Vertrauen zu wecken. Wir werden unmerklich zum Krankenbett seiner Patienten geführt; wir sind überrascht von der Originalität seines Systems; Wir können uns kaum davon überzeugen, dass ein so einfaches Mittel so viel bewirken, das chaotische Durcheinander der Thoraxpathologie überwinden und in Ordnung bringen kann; und zögern Sie am Ende nicht, unser uneingeschränktes Staunen über die triumphale Bestätigung all dessen anzuerkennen, was er zu erreichen vorgab.

Diese Hommagen an Laennec von Männern, die seine Zeitgenossen auf der anderen Seite des Kanals waren, wurden jedoch von angesehenen Ärzten auf beiden Seiten des Atlantiks am Ende des 19. und zu Beginn des 20. Jahrhunderts mehr als übertroffen . Während wir zögern würden, die Meinungen derjenigen zu akzeptieren, die ihm zu Beginn der neuen Ära der physikalischen Diagnose so nahe standen, kann es jetzt, nach Ablauf eines Dreivierteljahrhunderts, keinen Zweifel darüber geben, welchen Einfluss Laennec hatte Das war wirklich so, und die Ehrungen des 20. Jahrhunderts machen ihn zu einem der wenigen großen Genies, denen die wissenschaftliche Medizin ihren wichtigsten Fortschritt verdankt.

Auf der Jahresversammlung der State Medical Society of New York Ende Januar 1903 in Albany widmete der Präsident der Gesellschaft, Doktor Henry L. Elsner aus Syracuse, in seiner Jahresansprache einige Absätze einer Lobrede auf Laennec . Er wollte darauf aufmerksam machen, was ein einfacher, aufmerksamer Praktiker zu Beginn des letzten Jahrhunderts für die wissenschaftliche Medizin geleistet hatte. Im Zuge seiner Bezugnahme auf Laennec und seine Arbeit sagte er:

„Es ist keineswegs als Zufall zu betrachten , dass die Einführung der pathologischen Anatomie und der Auskultation in die Praxis der Medizin am Krankenbett zu den größten Fortschritten in der Medizin im gerade zu Ende gegangenen Jahrhundert gehört, die beide von demselben klaren Verstand herbeigeführt wurden. Laennec. Er ist einer der größten Ärzte aller Zeiten.“

Anschließend zitierte er die Meinung eines angesehenen englischen Klinikers, Professor T. Clifford Allbutt, der vor allem für seine Kenntnisse der Geschichte der Medizin bekannt ist. Professor Allbutt ist Regius-Professor für Physik (ein Begriff, der in etwa unserer medizinischen Praxis entspricht) der Universität Cambridge, England, und wurde vor einigen Jahren als Vertreter der englischen Medizin in dieses Land eingeladen, um die Lane-Vorlesungen in San Francisco zu halten. Während seines Aufenthalts in diesem Land hielt er an der Johns Hopkins University einen Vortrag über „Medizin im 19. Jahrhundert“, in dem er sagte: „Laennec vermittelt mir den Eindruck, einer der größten Ärzte der Geschichte zu sein; einer, der es verdient, an seiner Seite zu stehen.“ auf der Seite von Hippokrates und Galen, Harvey und Sydenham. Ohne die Fortschritte der Pathologie wäre Laennecs Arbeit nicht möglich gewesen; sie war eine Offenbarung der Anatomie der inneren Organe während des Lebens des Patienten.“

René Theodore Hyacinthe Laennec, dem die Medizin des 20. Jahrhunderts somit einen Platz unter den größten medizinischen Entdeckern der Welt einräumt, wurde am 17. Februar 1781 in Quimper in der Bretagne geboren, der felsigen Provinz im Norden Frankreichs, die die kräftige stillende Mutter von René Theodore Hyacinthe Laennec ist so viele rein keltische Franzosen, die das Denken nicht nur ihres eigenen Landes, sondern der ganzen Welt so mächtig beeinflusst haben. Die Namen von Bretonen wie Renan und Lamennais genießen weltweiten Ruf und die Provinz war noch bekannter für ihre Wissenschaftler.

Vor einigen Jahren wurde in Frankreich eine ausführliche Geschichte der bretonischen Ärzte veröffentlicht [Fußnote 2]. Dieses Werk skizziert das Leben der Ärzte bretonischer Herkunft vom 16. bis zum 20. Jahrhundert. Wir beschäftigen uns nur mit denen des 19. Jahrhunderts, aber selbst für dieses Jahrhundert enthält die Liste so bedeutende Namen wie Broussais , dessen physiologische Ideen die Medizin fast während der gesamten ersten Hälfte des 19. Jahrhunderts dominierten; Jobert, der berühmte französische Chirurg, dessen Ruf weltweit war; Alphonse Guerin, ein weiterer angesehener Chirurg, dessen Arbeit im Bereich des Wundschutzes in mancher Hinsicht die von Lister vorwegnahm; Chassaignac , dessen Erfindungsgeist die

Chirurgie neue Mittel zur Verhinderung von Blutungen und eitrigen Infektionen verdankt und der das große Prinzip der chirurgischen Drainage einführte; schließlich Maisonneuve, fast ein Zeitgenosse, dessen Name den Chirurgen der heutigen Generation ein Begriff ist; ohne zunächst das Thema dieser Skizze zu erwähnen: Laennec, die größte von allen. Sechs größere Männer kamen nie in derselben begrenzten Zeit aus einer Provinz.

[Fußnote 2: Les Médecins Bretons von Dr. Jules Roger. Paris,
JB Baillière , 1900.]

Die Bretagne, „das mit Eichen bedeckte Land aus Granit", wie die Bretonen es gerne nennen, kann durchaus stolz auf ihre berühmten Söhne im vergangenen Jahrhundert sein. Zusammengenommen bilden sie ein eindrucksvolles Beispiel dafür, wie viel die Welt den Kindern auf dem Land zu verdanken hat, die weit weg von der hektischen Hektik des Stadtlebens geboren wurden und deren Kräfte nicht ausgelaugt werden, bevor der richtige Zeitpunkt für ihre Zurschaustellung gekommen ist. Diese Bretagne-Ärzte, berühmte Entdecker und immer treue Arbeiter, sind gleichzeitig eine großzügige Hommage an den Einfluss der einfachen, ehrlichen Aufrichtigkeit wohlmeinender Eltern, deren religiöser Glaube die Quelle bescheidener, vorbildlicher Leben war, die eine markante Persönlichkeit prägten Vorbild für ihre Nachkommen. Der Grundstein für so manchen großen Ruf wurde in den einfachen Dorfhäusern gelegt, weit weg vom Trubel und der Aufregung des geschäftigen Lebens großer Städte. Die Bretonen sind nur ein weiteres Beispiel dafür, dass der Aufenthalt auf dem Land in der Kindheit und Jugend die wertvollste Vorbereitung für echten Erfolg im Leben ist. Die ländlichen Bezirke der Normandie, der direkt an die Bretagne angrenzenden Provinz, haben sogar noch mehr zu den Pariser Erfolgen des Jahrhunderts beigetragen und die normannischen Landjungen als Vordenker der Hauptstadt erlebt.

Laennecs Vater war ein gebildeter und intelligenter Mann, der sich, obwohl er Anwalt war, mehr der Literatur als seinen Fallbüchern widmete. Seine Gedichte sollen an einen seiner bekannteren Landsleute, Deforges -Maillard, erinnern. Laennec war erst sechs Jahre alt, als seine Mutter starb. Sein Vater fühlte sich offenbar zu sehr mit seiner eigenen Arbeit beschäftigt, um die Erziehung seines Sohnes zu übernehmen, und so wurde der Junge Laennec unter die Vormundschaft seines Großonkels, des Abbé Laennec, gestellt und lebte einige Jahre bei ihm das Pfarrhaus in Elliant .

In einer Verwandtenschrift von Laennec nach seinem Tod heißt es, dass der Junge das Glück hatte, von einer Hand, die zugleich fest und sicher war, so glücklich auf seinem Lebensweg begonnen zu werden. Die ihm zu dieser Zeit gegebene Ausbildung war darauf ausgelegt, ihn bestmöglich in jene Anwendungsgewohnheiten einzuweihen, die es ihm ermöglichten, im späteren Leben große Entdeckungen zu machen. Der Junge war außerdem zierlich, und das Haus des guten alten Pfarrer-Onkels war ein ausgezeichneter Ort für ihn, wegen seiner großen und luftigen Räume und dem vollkommen hygienischen Zustand, in dem es gehalten wurde. Haushaltshygiene war damals nicht so selbstverständlich wie bei uns und die Kindersterblichkeit war höher, aber der zarte Junge gedieh unter den günstigen Bedingungen gut.

Außerdem lag das Pfarrhaus inmitten einer wunderschönen Landschaft. Das vollkommen regelmäßige und ziemlich ernste Leben des Ortes war besonders gut geeignet, die kostbaren Fähigkeiten eines jungen, aktiven Geistes und einer aufmerksamen Intelligenz allmählich und mit dem richtigen Fortschritt zu entwickeln. Diese Entwicklung verlief im Übrigen ohne jegliche Aufregung oder Sorge und ohne die heftigen Gegensätze oder die frühreife Desillusionierung des Stadtlebens.

Der Junge verbrachte etwa vier oder fünf Jahre bei seinem Großonkel, dem Priester, und beendete dann seine Studien bei einem Bruder seines Vaters, Dr. Laennec, einem Arzt, der einen verdientermaßen geehrten Namen hinterlassen hat. Zu dieser Zeit war Dr. Laennec Mitglied der medizinischen Fakultät der Universität Nantes. Der heranwachsende Junge scheint in seinen Studien große Erfolge erzielt zu haben, und eine Reihe von Schulpreisen zeigen, wie sehr er sich für seine Arbeit interessierte. Während dieser Zeit lernte er Englisch und Deutsch und war wirklich bereit, das Studium der höheren Wissenschaften zu beginnen. Neben der Arbeit an seinem akademischen Studium schenkte Laennec seinem Onkel auch in seiner beruflichen Tätigkeit einige Aufmerksamkeit und legte durch sorgfältige Beobachtung den Grundstein für sein Medizinstudium. Sein Charakter als Beobachter und nicht als Bücherforscher zeigte sich schon sehr früh. Er widmete sich der klinischen Untersuchung von Fällen im Lazarett und interessierte sich insbesondere für das Studium der Anatomie.

Im Jahr 1800, im Alter von neunzehn Jahren, ging er nach Paris. Es war typisch für den Mann und seine lebenslange Sorgfalt und Gründlichkeit, dass der erste Impuls, als er die Freiheit hatte, selbstständig zu arbeiten, darin bestand, zu versuchen, die seiner Meinung nach in seinen Grundstudien bestehenden Mängel auszugleichen. Es darf nicht vergessen werden, dass die zehn Lebensjahre von Laennec, von seinem zehnten bis zu seinem zwanzigsten Lebensjahr, in die stürmische Zeit der Französischen Revolution fielen und dass die Regelmäßigkeit der Schule sehr gestört war. Sein erstes Anliegen war es dann, das Lateinstudium wieder aufzunehmen. Er lernte, die Sprache mit Eleganz und Reinheit zu lesen und zu schreiben . Später hielt er seine klinischen Vorlesungen gelegentlich, insbesondere wenn Ausländer anwesend waren, in lateinischer Sprache. Wir werden vor dem Ende dieses Artikels Gelegenheit haben, zu sehen, mit welcher Leichtigkeit er es aus einigen Passagen des Vorworts seines in dieser Sprache verfassten Buches zu verwenden lernte.

Er ließ jedoch nicht zu, dass sein Nebenstudium seine Bewerbung für seine berufliche Tätigkeit beeinträchtigte. Er war einer dieser seltenen Männer, die es verstanden, seinen Geist auszuruhen, indem er ihn von einem Beruf zum anderen wechselte. Kaum mehr als ein Jahr in Paris, sicherte sich Laennec die beiden ersten Preise für Medizin und Chirurgie an der medizinischen Fakultät der Universität Paris. Im Jahr 1804 verfasste er zwei medizinische Dissertationen, eine davon in Latein, die andere in Französisch. Das Thema beider Werke war Hippokrates, der große griechische Vater der Medizin, den Laennec sehr bewunderte und dessen Methode der klinischen Beobachtung den Grundstein für den Erfolg von Laennecs eigener medizinischer Karriere legen sollte.

Zu dieser Zeit hatte die Pariser Medizinschule zwei große konkurrierende Lehrer. Einer von ihnen war Corvisart , der sich bemühte, die Traditionen des Hippokrates aufrechtzuerhalten und insbesondere die Notwendigkeit einer sorgfältigen Beobachtung von Krankheiten lehrte. Der andere war Pinel, der in unserer Zeit vor allem dafür berühmt war, dass er den Geisteskranken in den Anstalten von Paris die Fesseln gezogen hatte, seinen Zeitgenossen jedoch als großer Vertreter dessen bekannt war, was man „Philosophische Medizin" nennen könnte. Corvisart lehrte hauptsächlich praktische Medizin am Krankenbett; Pinel beschäftigt sich hauptsächlich mit der Theorie der Medizin durch die Analyse von Krankheitszuständen und deren wahrscheinlichen Ursprung.

Unnötig zu erwähnen, dass Laennecs Sympathien ausschließlich Corvisart galten . Er wurde ein Lieblingsschüler dieses großen Meisters, der so viel für die wissenschaftliche Medizin tat, indem er die Methode der Perkussion einführte, die fast ein halbes Jahrhundert zuvor von Auenbrugger erfunden , aber vergessen und vernachlässigt worden war, so dass sie ohne die angesehenen Persönlichkeiten sicherlich verloren gegangen wäre Die Sanierung seiner Praxis durch den Franzosen. Corvisart war ein Mann von großem Einfluss. Er hatte Napoleons Aufmerksamkeit erregt. Der große Kaiser der Franzosen hatte die Gabe, Männer auszuwählen, die des Vertrauens würdig waren, das er ihnen entgegenbringen wollte. Sein untrügliches Urteilsvermögen in dieser Angelegenheit veranlasste ihn, Corvisart zu seinem Leibarzt zu wählen, und zwar zu einem Zeitpunkt, als seine Wahl der praktischen Medizin von größtem Nutzen war, da zu dieser Zeit niemand bessere wissenschaftliche Arbeit leistete und diese quasi-gerichtliche Position gleichzeitig einnahm verlieh Corvisarts Ideen eine Mode, die sie sonst nicht gehabt hätten.

Corvisarts bemerkenswertestes Merkmal war die wohlwollende Unterstützung der Arbeit anderer, insbesondere was die tatsächliche Beobachtung am Krankenbett betraf. Für seine Lieblingsbeschäftigung, nämlich die Untersuchung der Krankheitswirklichkeit am lebenden Patienten und bei der Autopsie, wurde Laennec sofort in äußerst günstige Umstände versetzt. Fast zehn Jahre lang widmete er sich fast ausschließlich der Pflege und dem Studium von Krankenhauspatienten. 1812 wurde er zum Arzt am Beaujon-Krankenhaus in Paris ernannt. Vier Jahre später wurde er in das Necker-Krankenhaus verlegt, wo er seine großartigen Forschungen zu einem erfolgreichen Abschluss bringen sollte. Schon bald strömten Studenten aus aller Welt zu seinen klinischen Vorlesungen ins Necker-Krankenhaus, um über die großen Entdeckungen des jungen Meisters auf dem Laufenden zu bleiben. Trotz seines eher schwachen Gesundheitszustands erfüllte Laennec seine Pflichten als Arzt und Professor mit größter Genauigkeit und aufopferungsvoller Hingabe, die sich leider schon bald als schädlich für seine Gesundheit erweisen sollte.

Einer seiner Zeitgenossen sagt über ihn:

„Laennec war fast ein idealer Lehrer. Er sprach sehr leicht und sein Unterricht war immer mit logischer Methode, Klarheit und Einfachheit gestaltet. Er verschmähte alle Kunstgriffe der Rednerkunst völlig. Er wusste jedoch, wie er seinen Vorlesungen einen ganz eigenen Charme verleihen konnte." . Es war, als würde er ein Gespräch mit denen führen, die ihm zuhörten, und sie waren an jedem Moment interessiert, in dem er redete, so voll waren seine Vorträge mit praktischer Unterweisung."

Ein anderer seiner Zeitgenossen sagt naiv: „Am Ende der Lektion applaudierten wir nicht, weil es nicht üblich war. Nur sehr wenige, die ihn einmal hörten, versäumten es jedoch, sich das Vergnügen zu versprechen, bei anderen seiner Vorlesungen mitzuwirken." ."

Die Arbeit, auf der Laennecs Ruhm beruhte, und die Entdeckung, mit der sein Name, um es mit den Worten unseres großen amerikanischen Diagnostikers Austin Flint, dem Älteren, bis zum Ende der Zeit zu leben, betraf, befasste sich mit der Praxis der Auskultation . Dies ist die Methode, auf die Geräusche zu hören, die in der Brust beim Ein- und Ausatmen von Luft bei Gesundheit und Krankheit erzeugt werden, und auch auf die Geräusche, die bei Gesundheit und Krankheit vom Herzen und seinen Klappen erzeugt werden. Vor fast zwei Jahrhunderten, im Jahr 1705, sagte ein von Walshe zitierter alter medizinischer Schriftsteller in seiner „Abhandlung über die Krankheit der Lunge und des Herzens" sehr urig, aber sehr klug: „Wer weiß, wenn nicht, dass man die in den verschiedenen Werken durchgeführten Arbeiten entdecken könnte." Büros und Werkstätten können anhand der von ihnen erzeugten Geräusche den Körper eines Menschen erkennen und so herausfinden, welches Instrument oder welcher Motor defekt ist!"

Genau das hat Laennec getan. Er löste das Rätsel der Geräusche in der menschlichen Werkstatt, um das alte Bild fortzusetzen, und wies darauf hin, welche Geräusche das Ergebnis von Gesundheit und welche von Krankheit seien. Darüber hinaus zeigte er den Unterschied zwischen den Geräuschen auf, die bei Gesundheit und Krankheit von den verschiedenen Motoren, der Lunge und dem Herzen, erzeugt werden. Die Art und Weise, wie er dazu gebracht wurde, seine Aufmerksamkeit ursprünglich dem Thema der Auskultation zu widmen, wird von Laennec selbst mit einer für den Mann so bezaubernden Einfachheit und Direktheit beschrieben, mit seiner durch und durch christlichen Bescheidenheit, mit seiner Fürsorge für selbst die geringste Empfänglichkeit anderer und von seiner prompten erfinderischen Bereitschaft, dass keiner seiner Biographen der Versuchung widerstehen konnte, seine eigenen Worte im Hinblick auf den interessanten Vorfall zu zitieren, und deshalb haben wir das Gefühl, dass wir sie hier wiedergeben müssen.

Er sagt:

„Im Jahr 1816 wurde ich von einer jungen Person konsultiert, die unter den allgemeinen Symptomen einer Herzerkrankung litt. In ihrem Fall waren das Schlagen und der Einsatz der Hand (was moderne Ärzte Palpation nennen) wegen ihrer beträchtlichen Übergewichtigkeit von geringem Nutzen Die andere Methode, nämlich das Abhören der Geräusche in der Brust durch direktes Anlegen des Ohrs an die Brustwand, war aufgrund des Alters und Geschlechts des Patienten unzulässig. Mir fiel zufällig eine einfache und wohlbekannte Tatsache ein in der Akustik und bildete mir ein, dass es bei dieser Gelegenheit nützlich sein könnte. Die Tatsache, auf die ich anspiele, ist die große Deutlichkeit, mit der wir das Kratzen einer Nadel an einem Ende eines Holzstücks hören, wenn wir unser Ohr an das andere halten.

„Unmittelbar nach dem Aufkommen dieser Idee rollte ich einen Bogen Papier zu einer Art Zylinder zusammen und legte ein Ende davon auf die Herzgegend und das andere auf mein Ohr. Ich war nicht wenig überrascht und erfreut, als ich feststellte, dass ich dadurch die Herztätigkeit viel klarer und deutlicher wahrnehmen konnte , als es mir jemals durch die unmittelbare Anwendung des Ohrs möglich gewesen wäre.

„Von diesem Moment an stellte ich mir vor, dass dieser Umstand Mittel liefern könnte, die es uns ermöglichen würden, nicht nur den Charakter der Herztätigkeit, sondern jeder Art von Geräuschen, die durch die Bewegung aller Brusteingeweide erzeugt werden, festzustellen und sie folglich zu erforschen die Atmung, die Stimme, die *Rasselgeräusche* und vielleicht sogar die Fluktuation der in die Pleura oder das Perikard ausgeströmten Flüssigkeit. Mit dieser Überzeugung begann ich sofort im Necker-Krankenhaus eine Reihe von Beobachtungen, aus denen ich eine Reihe neuer Anzeichen ableiten konnte Die Krankheiten der Brust. Diese sind größtenteils sicher, einfach und hervorstechend und vielleicht dazu bestimmt, die Diagnose der Krankheiten der Lunge, des Herzens und der Pleura ebenso entschieden und umständlich zu machen wie die Hinweise, die der Finger den Chirurgen liefert oder gesund, bei den Beschwerden, bei denen diese von Nutzen sind.

Auf diese unaufdringliche Weise verkündet Laennec seine große Entdeckung. Er rief nicht in moderner Manier sofort „Eureka!" und verkünden die weitreichende Bedeutung seiner Diagnosemethode. Zwei Jahre lang widmete er sich dem geduldigen Studium der Anwendung seiner Methode und der Würdigung ihrer Möglichkeiten und Grenzen. Anschließend legte er der Französischen Akademie der Wissenschaften eine einfache Abhandlung zu diesem Thema vor. Ein Komitee aus drei damals angesehenen Mitgliedern der Akademie, Doctors Portal, Pelletan und Percy, wurde benannt, um die neue Entdeckung zu untersuchen.

Es ist ziemlich interessant, obwohl es fast unnötig zu erwähnen ist, dass die Namen dieser Männer heute in der Medizingeschichte völlig vergessen wären, wenn es nicht den zufälligen Umstand gegeben hätte, der sie zu Laennecs Ermittlern machte. Das ist allzu oft die Flüchtigkeit des zeitgenössischen Rufs. Zum Glück für das Komitee berichteten sie positiv über Laennecs Entdeckungen. Es ist nicht immer so, dass neue und wirklich große Fortschritte in der Medizin bei ihrer ersten Ankündigung mit der gebührenden Wertschätzung aufgenommen werden. Sogar Harvey sagte über seine Entdeckung der Blutzirkulation, dass er von niemandem von Ansehen in seiner Generation erwarte, dass er sie akzeptieren würde. Es ist also nicht sehr überraschend, in der Sache der Laennec-Ermittler festzustellen, dass ihr Bericht eine vorsichtige Zurückhaltung aufweist, was zeigt, dass sie nicht allzu bereit waren, sich auf eine entschiedene Meinung über die Bedeutung der neuen Entdeckung festzulegen, noch auf eine solche unwiederbringliche Anerkennung.

Der wichtige Teil der Entdeckung sollte in der Verwendung des Holzzylinders bestehen, den Laennec anstelle der ursprünglich verwendeten Papierrolle verwendete. Dieser Holzzylinder, den wir heute unter dem von Laennec selbst dafür erfundenen hervorragenden Namen kennen, ist das moderne Einzelstethoskop. Dieses Instrument leistet große Dienste. Der wirklich wichtige Teil von Laennecs Arbeit war jedoch nicht die Erfindung des Stethoskops, sondern die genaue Beobachtung der Veränderungen der Atemgeräusche, die damit bei verschiedenen Formen von Brusterkrankungen festgestellt werden konnten.

Laennec gelang es, aufzuzeigen, wie die einzelnen Erkrankungen des Herzens und der Lunge voneinander unterschieden werden können. Vor seiner Zeit wurden die meisten Lungenerkrankungen, insbesondere wenn sie mit einer Neigung zu Fieber einhergingen , als Lungenfieber bezeichnet. Er zeigte den Unterschied zwischen Bronchitis und Lungenentzündung, Lungenentzündung und Rippenfellentzündung sowie den verschiedenen Formen der Tuberkulose und sogar den selteneren pathologischen Erkrankungen der Lunge wie Krebs oder den bekannteren Erkrankungen, die normalerweise nicht mit Fieber, Emphysem und einigen anderen einhergehen Formen des Rückzugs.

Was Herzkrankheiten betrifft, so handelte es sich vor Laennecs Entdeckung um ein fast abgeschlossenes Kapitel der praktischen Medizin. Es war bekannt, dass Menschen häufig und nicht selten ohne große Vorwarnung an Herzerkrankungen starben. Die Möglichkeit, dass Herzerkrankungen voneinander getrennt werden könnten und dass sich einige von ihnen als vergleichsweise harmlos erweisen könnten, andere dazu neigten, anhaltende Krankheiten zu verursachen, während andere sicherlich mit der Wahrscheinlichkeit eines plötzlichen tödlichen Endes verbunden waren, wurde kaum geträumt von. Der Einführung der Auskultation durch Laennec verdankt die moderne Medizin ihr gesamtes genaueres Wissen über Herzläsionen und ihre Bedeutung . Er selbst hat hier nicht alle Geheimnisse des Klangs gelöst wie in der Lunge; tatsächlich hat er einige Fehler gemacht, die ihn sympathischer machen, weil sie ihn auf die Ebene unserer Menschlichkeit herabziehen. Er machte wichtige Entdeckungen im Hinblick auf Herzkrankheiten, und seine Diagnosemethode während seines eigenen Lebens bestand darin, in den Händen der irischen Medizinschule den Schlüssel zu den Krankheitsproblemen zu beweisen, die er nicht entschlüsseln konnte.

Fast sofort erregte Laennecs Auskultationsmethode große Aufmerksamkeit. Aus Deutschland, aus Italien, aus England und sogar aus den Vereinigten Staaten reisten Medizinstudenten und Ärzte in jenen Tagen, als unsere Mediziner so wenige Möglichkeiten hatten, ins Ausland zu gehen, nach Paris, um die Methode unter der Leitung des Meisters selbst zu studieren und zu studieren Lernen Sie von ihm seine bewundernswerte Technik der Auskultation. Diejenigen, die kamen, stellten fest, dass das Wichtigste, was man sehen konnte, die geduldige Beobachtung jedes einzelnen Falles und Laennecs bewundernswert vollständige Untersuchung jedes Zustands war. Die diagnostischen Dienste, die die Methode leistete, waren der Begeisterung, die sie hervorrief, würdig. Nur das Werk von Pasteur hat im 19. Jahrhundert entsprechende Aufmerksamkeit erregt. Ärzte praktizieren die Auskultation heutzutage so selbstverständlich, dass es schwer zu verstehen ist, was für eine extreme Neuheit sie im Jahr 1820 war und wie sehr sie das Vertrauen der Ärzte in ihre Diagnose von Brustkrankheiten stärkte.

Bouilland sagte mit einer Begeisterung, die nicht über die wörtliche Wahrheit hinausgeht: „In der Medizin fehlte ein Sinn, und wenn ich es wagen würde, würde ich sagen, dass Laennec, der Schöpfer, durch eine Art göttliche Delegation einen neuen Sinn geschaffen hat, der seit Langem dafür sorgt, dass Mangelgefühl verspürte. Der Sinn, der der Medizin fehlte, war das Gehör. Sehen und Fühlen waren bereits im Dienste der medizinischen Diagnose entwickelt worden. Das Gehör war wichtiger als die beiden anderen Sinne, und als Laennec es der wissenschaftlichen Medizin übergab, eröffnete es eine neue Welt des Wissens um die wachsende Wissenschaft der Diagnose zu vervollständigen."

Henri Roger sagte: „Als Laennec sein Ohr an die Brust seines Patienten legte, hörte er zum ersten Mal in der Geschichte menschlicher Krankheiten den Schrei leidender Organe. Zunächst lernte er die Variationen in ihren Schreien und die Ausdrucksmodulationen kennen." der luftführenden Röhren und der Herzöffnungen, die auf die Punkte hinweisen, an denen alles nicht in Ordnung ist. Er war der Erste, der die Bedeutung dieser pathologischen Sprache, die bis dahin missverstanden worden war, verstand und anderen bewusst machte. Vielmehr wurde ihm kaum zugehört. Von nun an konnte der praktizierende Mediziner, der mit einem Sinn mehr ausgestattet war als zuvor und mit wesentlich gesteigerter Forschungskraft, selbst die in den Tiefen des Organismus verborgenen Veränderungen erkennen. Sein Ohr öffnete sich für den Geist a neue Welt in der medizinischen Wissenschaft."

Die frei geäußerten Meinungen angesehener deutscher, englischer und amerikanischer Ärzte zeigen, dass Laennec dieses begeisterte Lob seiner französischen Landsleute für die wunderbar einfache, aber dennoch wunderbar fruchtbare Methode, die er der Ärzteschaft in ihrer ganzen Vollständigkeit vorstellte, wohl verdient hat.

Schon der erste Einsatz des Stethoskops durch das Aufrollen von Papierbögen ist ein Zeichen seiner Erfindungsbereitschaft. Er stellte seine eigenen Stethoskope von Hand her und verbrachte seine Freizeit gerne damit, sie sorgfältig und sogar kunstvoll zu gestalten. Eines der Stethoskope, die er sicherlich benutzte und wahrscheinlich von ihm selbst anfertigte, ist im Museum des College of Physicians of Philadelphia zu sehen.

Nach drei Jahren des Studiums und der Patientenuntersuchung zum Einsatz der Auskultation in der Lungen- und Herzdiagnose schrieb Laennec sein Buch zu diesem Thema. Dies ist ein unsterbliches Werk – ein wahrer Klassiker in seiner umfassenden Behandlung des Themas. Wir haben seit Laennecs Zeiten Tausende von Büchern zu diesem Thema geschrieben, und dennoch könnte derzeit kein Arzt besser daran tun, als die beiden vergleichsweise kleinen Bände von Laennec zu studieren, um die Kunst der körperlichen Diagnose zu erlernen.

Es ist ein Merkmal des Genies, dem Werk eine Vollständigkeit zu verleihen, die ihm eine dauerhafte, unabhängige Lebendigkeit verleiht. Fast unzählige Schüler treten in die Fußstapfen eines Lehrers, und jeder glaubt , dass er der Fülle der Offenbarung des Meisters etwas hinzufügt. Am Ende eines Jahrhunderts stellt die vierte Generation fest, dass kaum etwas hinzugefügt wurde und dass das Werk des Meisters allein hervorsticht, nicht nur als die große zentrale Tatsache der neuen Theorie oder Doktrin, sondern als die absolut lebenswichtige Einheit, auf die der andere hoffte Entdeckungen sind nur zufällige und nicht unbedingt unverzichtbare Beigaben.

Dr. Austin Flint, der Älteste, zugegebenermaßen einer der größten Diagnostiker für Lungen- und Herzkrankheiten, die wir je in Amerika hatten, sagte zu diesem Thema: „Es genügt hier zu sagen, dass, obwohl in den vierzig Jahren, die seitdem vergangen sind Mit der Veröffentlichung von Laennecs Werken wurde die Anwendung der physikalischen Forschung erheblich ausgeweitet und in vielen Details vervollständigt. Die vom Entdecker der Auskultation präsentierten Grundwahrheiten bleiben jedoch nicht nur als Grundlage der neuen Wissenschaft bestehen, sondern für einen großen Teil davon Der Schüler soll sich mit allem vertraut machen, was jetzt zu diesem Thema bekannt ist, und er wird dann die Schriften von Laennec mit Erstaunen darüber lesen, dass es so wenig zu ändern oder hinzuzufügen gibt.“

Laennecs unermüdliche Hingabe an seine Krankenhausarbeit beeinträchtigte schließlich seinen Gesundheitszustand. Er war nie robust und Fremde, die nach Paris kamen und ihn zum ersten Mal sahen, wunderten sich, dass er in der Lage sein würde, die Arbeit zu ertragen, die er von sich verlangte. Die Porträts von ihm vermitteln einen guten Eindruck von seiner asketischen Feinheit; Sie vermitteln neben einer gewissen Wehmut auch den Ausdruck eines Menschen, der dem menschlichen Leid nahe steht und nicht in der Lage ist, alles zu tun, um es zu lindern. Lange bevor er die Geheimnisse der Auskultation entdeckte, hatte er Ergebnisse erzielt, die ihm ohne seine spätere Meisterentdeckung einen bleibenden Namen in der medizinischen Literatur eingebracht hätten. Laennecs Genie ermöglichte es ihm, eine wirklich große Entdeckung zu machen, aber Laennecs Talent, dessen Hauptbestandteil eine unerschöpfliche Fähigkeit zu unermüdlicher Arbeit und eine unendliche Fähigkeit, sich bei allem, was er tat, Mühe gab, war, ermöglichte es ihm, eine Reihe kleinerer Entdeckungen zu machen einer davon hätte einem geringeren Mann einen großen Ruf verschafft.

Eine Vorstellung davon, wie viel Arbeit er in die Vorbereitung auf die Beobachtungen investierte, die zu seiner Entdeckung führten, lässt sich anhand von Einzelheiten seiner früheren Karriere gewinnen. In den ersten drei Jahren seines Aufenthaltes im Krankenhaus La Charité in Paris erstellte er eine detaillierte Anamnese von fast vierhundert Krankheitsfällen. Bereits 1805 las er eine Arbeit über Blasenzysten. Früher wurde angenommen, dass es sich bei diesen Zysten um hohle Tumoren handelt, die im Gewebe selbst gebildet werden, ähnlich wie andere zystische Tumoren. Laennec zeigte schlüssig, dass ihr Ursprung ausschließlich auf bestimmte Würmer zurückzuführen war, die beim Menschen zu Parasiten geworden waren. Anstatt Tumore zu sein, stellten die Zysten in Wirklichkeit ein Stadium der Existenz des Wurms dar und hatten eine eigene Organisation und eine unabhängige Existenz. Er beschrieb sie genau und zeigte sogar, dass es mehrere Arten des Parasiten gab, und beschrieb die unterschiedlichen Veränderungen, die verschiedene Formen im menschlichen Gewebe hervorriefen. Diese Untersuchung der Ellenbogenparasiten stellt bis heute einen bemerkenswerten Beitrag zur Medizin dar.

In diesen frühen Jahren widmete sich Laennec insbesondere dem Studium der Pathologie. Wie alle Männer , die große Entdeckungen in der Medizin gemacht haben, verstand er, dass jeder echte medizinische Fortschritt auf der tatsächlichen Beobachtung der durch Krankheiten verursachten Veränderungen im Gewebe basieren muss und dass dieses Wissen nur im Autopsieraum gewonnen werden kann. Jahrelang widmete er sich der sorgfältigen Untersuchung des Gewebes von Patienten, die an verschiedenen Krankheiten starben. Als Ergebnis dieser Arbeit verfasste er eine Abhandlung über Peritonitis, die einen deutlichen Fortschritt gegenüber allem darstellte, was vor seiner Zeit bekannt war, und die, in den Worten von Benjamin Ward Richardson, „als pathologische Studie geschickt die spätere Arbeit eines Menschen vorwegnahm wurde sein größter Rivale, der berühmte Broussais .

Vom Bauchfell aus wurde seine Aufmerksamkeit auf die Leber gelenkt. Bereits 1804 verfasste er eine Beschreibung der Lebermembranen. Pathologische Veränderungen in der Leber beschäftigten ihn noch einige Zeit lang, und ihm verdanken wir den Namen Leberzirrhose als Bezeichnung für die Veränderungen, die Alkohol in dieser Drüse hervorruft. Die alkoholische Leberzirrhose wird oft als Laennec-Leberzirrhose bezeichnet und er war der erste, der auf die Bedeutung der Veränderungen im Organ, ihre Ätiologie und die Ursache der Symptome hinwies, die normalerweise mit dieser Erkrankung einhergehen. Allein diese Arbeit hätte ausgereicht, um Laennecs Namen zu einem festen Bestandteil der medizinischen Literatur zu machen.

In den ersten Jahren von Laennecs Karriere in Paris wurde die Französische Anatomische Gesellschaft gegründet und Laennec wurde zu einem prominenten Mitglied. Corvisart , der treibende Geist der Gesellschaft, hielt zu dieser Zeit – den frühen Jahren des 19. Jahrhunderts – seine großartige Lehrtätigkeit an der medizinischen Fakultät der Universität Paris ab. Er war Laennecs Meister und befand sich auf dem Höhepunkt seines Ruhms. Für seine Schüler war es immer wieder eine Quelle der Überraschung, wie gut die Diagnose des Meisters mit den Obduktionsbefunden übereinstimmte. Dies ist schließlich das einzig wahre Kriterium der wissenschaftlichen Diagnose. Es überrascht nicht, dass die strikte Anwendung dieser praktischen Methode zur Kontrolle der medizinischen Theorie bald zu einer Reihe deutlicher Fortschritte im medizinischen Wissen von größter Bedeutung führte.

Es kam häufig zu Fallbesprechungen, an denen Laennec eine herausragende Rolle spielte. Seine medizinischen Kenntnisse erweiterten sich in diesem großen Praxisbereich und er wurde als einer der Mitwirkenden für das ***Dictionnaire des Sciences Médicales ausgewählt*** . Seine Artikel für dieses Werk enthielten zahlreiche Originalthemen von großem Wert und anregende Ansichten von bemerkenswerter Bedeutung. Laennec war der erste, der das Carcinoma encephaloides und bestimmte besonders bösartige Krebsarten beschrieb . Er zeigte den Unterschied zwischen gutartigen Pigmentflecken und solchen, die auf eine bösartige Erkrankung zurückzuführen sind.

„Letztendlich aber", sagt Benjamin Ward Richardson, „muss der große Ruf von Laennec auf seinem einzigen unsterblichen Werk beruhen. Es ist nicht übertrieben zu sagen, dass jeder Mann mit guter Intelligenz die anderen Memoiren hätte schreiben können. Niemand Geringeres als ..." Laennec hätte die „Abhandlung über die mittlere Auskultation und die Verwendung des Stethoskops" schreiben können. Der wahre Student der Medizin, der nie müde wird, liest dieses Originalwerk von Laennec mindestens alle zwei Jahre, solange er in der Praxis ist und sich lebhaft für das Thema interessiert, das darin behandelt wird. Es steht auf Augenhöhe mit dem Original Werke von Vesalius, Harvey und Bichat und ist als Abschnitt der medizinischen Literatur jedem Abschnitt von Hippokrates durchaus ebenbürtig." [Fußnote 3]

[Fußnote 3: Der vollständige Titel dieses Werks von Laennec lautet „De l'auscultation". vermitteln du Sein bescheidenes Motto ist der griechische Satz:

Μέγα δὲ μερός ἡγευμαί τῆς τεχνῆς εἶναι τὸ δύνάσθαι σκοπεῖν.

(Der wichtigste Teil einer Kunst besteht darin, richtig beobachten zu können.) Das Buch wurde in Paris von JA Brosson et . veröffentlicht JS Chandé , rue Pierre-Sarrazin, Nr. 9, 1819.]

Einige Zitate aus dem lateinischen Vorwort des Buches sollen zeigen, dass Laennec den Wert seiner Entdeckung für die Diagnose von Brustkrankheiten zu schätzen wusste, dass er jedoch nicht damit rechnete, dass sie sofort mit Begeisterung und in seiner bescheidenen Art aufgegriffen würde So fügt er hinzu, dass er zufrieden sein würde, wenn es dazu dienen sollte, auch nur einen einzigen Menschen vor Leid und Tod zu retten. [Fußnote 4]

[Fußnote 4: „Imo neminem hanc methodum expertum Entschlüsselung mit Baglivio dicturum esse Spero : O Quantum difficile est diagnoscere morbos pulmonum .“

„Nostra enim *aetas incuriosa* quoque *suorum* (die Kursivschrift stammt von Laennec); Und es ist wichtig , dass wir ihn kennen coaevo in medio ponitur , risu ut plurimal unfähig cavillationibus Hilfsstoff ; Quippe facilius Europäische Sommerzeit aspernari Quam experiri .“

„Hoc mihi satis Europäische Sommerzeit quod Bonis Lehre viris nonnullis akzeptieren aegrotisque multis utilem , hanc methodum fore vertraulich möglich ; hominem unum ereptum orco dulce dignumque meae atque etiam Majoris Opern Pretium Prämium Vordergrund existimem .“

„Ich kann sagen, dass niemand, der sich mit dieser Methode auskennt, danach Gelegenheit haben wird, mit Baglivi zu sagen : Oh ! wie schwierig es ist, eine Lungenerkrankung zu diagnostizieren.“

„Denn unsere Generation ist nicht neugierig darauf, was ihre Söhne leisten. Behauptungen von Zeitgenossen über neue Entdeckungen werden meist mit Lächeln und spöttischen Bemerkungen beantwortet. Es ist immer leichter, sie zu verurteilen, als sie durch tatsächliche Erfahrung zu prüfen.“ „Es genügt mir, wenn ich nur sicher sein kann, dass diese Methode einigen wenigen würdigen und gelehrten Männern empfohlen wird, die sie für viele Patienten von Nutzen machen werden.“ Ich werde es als ausreichenden, ja sogar als mehr als ausreichenden Lohn für meine Arbeit betrachten, wenn es sich als das Mittel erweisen sollte, durch das ein einzelner Mensch dem vorzeitigen Tod entrissen wird.]

Leider hat Laennecs fast zwanzigjährige unermüdliche Hingabe an medizinische Untersuchungen, wie wir bereits sagten, dazu geführt, dass sein Gesundheitszustand nachgelassen hat. Es ist schmerzlich, daran zu denken, dass seine Nerven angesichts des Erfolgs seiner großen Arbeit, als der Wert seiner Arbeit gerade erst richtig erkannt wurde und er eine Position erreicht hatte, die selbst hochgesteckten Ambitionen genügen würde, nachließen und er hatte viele der typischen melancholischen Symptome, die den modernen Neurastheniker stören. Glücklicherweise waren seine Lebensgewohnheiten, immer äußerst enthaltsam, und seine Vorliebe für Outdoor-Sportarten ein Schutz für ihn gewesen. Er zog sich aufs Land zurück und verbrachte fast zwei Jahre lang die meiste Zeit im Freien.

Es dauerte nicht lange, bis ihn die Befreiung von der geistigen Arbeit und die Beschäftigung mit Feldsportarten wieder gesund und aktiv machten. Er sah jedoch voraus, dass eine Rückkehr in die Stadt und zu seiner wissenschaftlichen Arbeit mit ziemlicher Sicherheit zu einem erneuten Zusammenbruch führen würde. Einer seiner Biographen gibt an, dass allein die große Wertschätzung, die er seiner Familie entgegenbrachte, und der starke Einfluss seiner religiösen Prinzipien ausreichten, um ihn dazu zu bewegen, seinen Rückzugsort auf dem Land zu verlassen. Nach zweijähriger Abwesenheit kehrte er nach Paris zurück und nahm erneut seine Krankenhausaufgaben auf.

Bald nach seiner Rückkehr erhielt er die Ernennung zum Arzt der Duchesse de Berri. Einer der Haupteinwände gegen diese Position scheint in Laennecs Augen die Notwendigkeit gewesen zu sein, gelegentlich Hofkleidung mit Schwert und Ornat zu tragen. Normalerweise war er sehr schlicht gekleidet, und es wurde festgestellt, dass er, wenn Männer mit viel weniger Autorität und viel weniger Erfahrung ihre eigenen Kutschen benutzten, normalerweise ein gemietetes Taxi nahm. Seine Position am Hof verschaffte ihm genügend Einfluss, um die gebührende Anerkennung seiner Verdienste als Lehrer herbeizuführen. Zu dieser Zeit waren seine Vorlesungen über Auskultation, obwohl er keine ordentliche Professur innehatte, von Studenten aus allen Nationen überfüllt. Im Jahr nach seiner Rückkehr nach Paris wurde er zum Professor für Medizin am College of France und anschließend für klinische Medizin am Hospital La Charité ernannt, wo er als Medizinstudent sein eigenes Studium absolviert hatte.

Ungefähr zu dieser Zeit wurde ihm eine wichtige Position als Mitglied des Royal Council of Public Instruction angeboten. Dies lehnte er jedoch ab, da er dadurch einen Teil der kostbaren Zeit verlieren würde, die er der weiteren Untersuchung wichtiger Themen der klinischen Medizin und insbesondere der Ausarbeitung seiner Auskultationsmethode widmen wollte .

Eines der auffälligsten Merkmale von Laennecs Charakter war seine absolute Gelassenheit und sein Mangel an persönlichem Ehrgeiz. Sein Leben verlief in völliger Ruhe. Er widmete sich voll und ganz seiner Arbeit und erfüllte die höchste Freude an der Pflichterfüllung, schien aber keine andere Freude im

Leben zu suchen. Diejenigen, die ihn am besten kannten, sagten, sie hätten ihn noch nie wütend oder gar ungeduldig gesehen. Inmitten seiner Diskussion mit Broussais hätte man erwarten können, dass es gelegentlich zu ungeduldigen Anflügen gekommen wäre, denn der große Protagonist der medizinischen Theorie war ein Mann von satirischem Charakter, und seine angeblich wissenschaftliche Diskussion war von einigen sehr bitteren Tönen geprägt Persönlichkeiten. Trotz allem Sarkasmus von Broussais blieb Laennec völlig ungerührt. Gelegentlich sahen seine Freunde ein Lächeln über einige der nachdrücklichen Beteuerungen von Broussais , aber Laennec setzte einfach seine Arbeit fort und blickte geradeaus, überzeugt davon, dass das, was er tat, der Sache der Wahrheit diente und dass die Wahrheit sich schließlich durchsetzen würde.

Er war bekannt für sein freundliches Wesen und seine Bereitschaft, seinen Freunden zu helfen, wann immer es möglich war. Es war nie bekannt, dass er irgendjemandem schadete, und eine gewisse stille Erhabenheit bewahrte ihn vor jeglicher Einbildung. Einer seiner engsten bretonischen Freunde, Kergaradec , sagte: „Ich habe Laennec noch nie mit einem einzigen Wort oder auch nur mit der geringsten Andeutung etwas zum Ausdruck bringen hören, das Stolz auf das, was er erreicht hat, zum Ausdruck bringen oder einen Zuhörer dazu provozieren könnte." Sag etwas, um ihn zu loben. Die Freunde, die er gewann, wurden mit Stahlringen an ihn gefesselt. Es waren nicht viele, denn er hatte nicht die Zeit, sie mit vielen Freunden zu verschwenden. Er widmete sich zu sehr seiner Arbeit und war zu sehr an dem großen Problem interessiert, dessen Lösung seiner Ansicht nach so viel zum Wohle der Menschheit bedeuten würde, dass er viel Zeit für etwas anderes als seine Studien und seine Patienten hatte.

In Bezug auf Laennecs persönlichen Charakter hat sein jüngster Biograph Dr. Henri Saintignon gesagt: [Fußnote 5]

[Fußnote 5: Laennec, Sa vie et son oeuvre. Von Dr. Henri Saintignon. Paris, JB Baillière et Fils, 1904.]

„Ich habe im Laufe dieses Lebens genau den Charakter von Laennec und seine intellektuellen und moralischen Qualitäten gezeigt, so dass es für mich nicht nötig sein wird, mich abschließend ausführlich mit diesem Thema zu befassen. Seine große Frömmigkeit, die er hatte." Er wurde von seiner frühesten Kindheit an nie im Stich gelassen und war sein ganzes Leben lang sein wichtigster Führer. Ohne Prahlerei, doch ohne jede Schwäche, völlig ohne Rücksicht auf den menschlichen Respekt, befolgte er mit völliger Einfachheit die Vorschriften seines Glaubens. Während er seine Überzeugungen nicht verbarg, wenn er dabei war Während sie im ersten Kaiserreich eine Quelle geringerer Wertschätzung oder positiver Vorurteile gewesen sein könnten, machte er kein Wort über sie, als sie sich unter der

Restauration als Mittel zum Aufstieg und zum Reichtum hätten erweisen können . Er hatte nicht im geringsten das, was so oft der Fall ist Er lehnte bei hingebungsvollen Personen nämlich die Liebe zum Proselyten ab. Die Worte von Prof. Desgenettes hätten durchaus auf ihn übertragen werden können: Da er nicht glaubte, dass er die Mission habe, andere zu seinen Ansichten zu führen, beschränkte er sich durch Vorbild zu predigen. Der Vorwurf, ein fanatischer Geistlicher oder Propagandist zu sein, der ihm bei seinem ersten Eintritt in die medizinische Fakultät vorgeworfen wurde, war absolut unberechtigt. Laennec beschäftigte sich in der Öffentlichkeit nie mit Politik oder Religion. Als Arzt widmete er sich ausschließlich seinem Beruf und empfing in seiner Klinik alle, die seiner Lehre folgen wollten, unabhängig von ihrer Meinung oder ihrem Glauben.

Es dauerte jedoch nicht lange, bis die vielen Mühen von Laennec in Paris erneut Auswirkungen auf seinen Gesundheitszustand hatten. Seine Praxis wurde nach seiner Rückkehr zur Gesundheit und seine Bindung an den Hof groß und lukrativ. Es ist charakteristisch für den Mann und sein Verhalten, dass er sich häufig aus Zeitmangel weigerte, wohlhabende Patienten aufzusuchen, von denen er hohe Honorare erhalten hätte, aber es heißt, er habe sich nie geweigert, arme Patienten aufzusuchen geduldig. Seine Krankenhauspatienten erhielten immer die größte Fürsorge und seine Zeit stand ihnen fast ausschließlich zur Verfügung. Es dauerte nicht lange, bis Laennec selbst, der den modernen Ärzten so viel über die Diagnose von Lungenerkrankungen beigebracht hatte, offensichtlich selbst an einer Lungenerkrankung zu leiden begann. Es scheint heute kein Zweifel daran zu bestehen, dass der fast ständige Umgang mit Tuberkulosepatienten bei einem überanstrengten Subjekt, das von Natur aus zu Untergewicht neigte und daher besonders anfällig war, zur Ansteckung mit der Krankheit führte.

Nach etwa vier Jahren in Paris entwickelte sich schleichend ein trockener, harter Husten, der nach und nach immer lästiger wurde und schließlich so schlimm wurde, dass er eine erneute Rückkehr in seine Heimat Bretagne verlangte. Er verlor Fleisch, bekam zeitweise Fieberanfälle und litt unter Rippenfell- und Lungenschmerzen. Für einige Zeit nach seiner Rückkehr in seine Heimat verbesserte sich sein Zustand. Er wurde mit der damals üblichen Methode behandelt, wann immer Fieber mit einer Krankheit einherging. Die Venesektion war der Hauptbestandteil der damals sogenannten antiphlogistischen Behandlung. Es ist unnötig zu erwähnen, dass er sich nicht verbessert hat. Er litt an einer erschöpfenden Krankheit und die Behandlung trug nur zu weiterer Erschöpfung bei.

Endlich konnte es keinen Zweifel mehr daran geben, dass das Ende nahte. Der alte Pfarrer des Dorfes besuchte ihn oft und brachte ihm alle religiösen

Tröstungen. Mit seinem aufrichtigen christlichen Glauben und seiner festen Überzeugung war es für Laennec nicht schwer, die moralische Kraft und die Ruhe zu finden, die für einen leichten Tod erforderlich waren. Eines Tages, am 13. August, sah seine Frau schließlich , wie er die Ringe, die er trug, einen nach dem anderen von den Fingern nahm und sie sanft auf den Tisch legte. Als sie ihn fragte, warum er das getan habe, antwortete er: „Es wird nicht mehr lange dauern, bis jemand anderes diesen Dienst für mich erledigen muss, und ich wünsche nicht, dass sie die Mühe haben." Auch im Tod dachte er mehr an andere als an sich selbst, und er sah dem Unvermeidlichen ruhig entgegen, gründlich darauf vorbereitet. Zwei Stunden später, um fünf Uhr nachmittags, verstarb Laennec, ohne dass es auch nur den geringsten Verlust des Bewusstseins gegeben hätte.

Wie treu seine Familie über ihn gewacht hatte und wie einfach das Gefühl des christlichen Vertrauens in ihnen allen war, lässt sich sehr gut aus dem Brief seines Cousins Ambrosius an Laennecs Bruder Meriadec in Paris ersehen.

„Mein lieber Meriadec: – Der arme Renè ist nicht mehr. Sein Leben verging inmitten von Arbeit und Wohlwollen. Obwohl er alle Tugenden des wahren Christen besaß und eine Weisheit, die weit über das hinausging, was normalerweise den Menschen zugestanden wurde, sie haben nicht ausgereicht, um ihm die Gnade eines längeren Lebens zu erwirken. Irgendwie wurde angeordnet, dass dieser Ruhm und Schmuck unserer Familie nicht bei uns bleiben sollte. Was für ein trauriger Rückblick auf unseren ruhelosen Eifer in diesem Leben und auf dem Die Eitelkeit unserer Hoffnungen, dass ein Genie wie dieses gerade dann zugrunde gehen muss, als es die Früchte seiner Arbeit ernten sollte! Er hinterlässt uns einen Namen, einen Namen, der schwer aufrechtzuerhalten ist, und das Beispiel von Tugenden, die nicht leicht nachzuahmen sein werden . Hoffen wir, dass er auch in Zukunft über uns wachen wird, wie er es in der Vergangenheit getan hat, und dass er uns auch nach seinem Tod weiterhin beistehen wird. Obwohl ich auf dieses traurige Ereignis vorbereitet war, konnte ich nicht ahnen, wie sehr Es war ein großer Kummer, den ich empfinden sollte, als ich meinen zweiten Herrn verlor , meinen Freund aus frühester Kindheit und den, den ich als meinen ältesten Bruder betrachtete. Ich muss gestehen, dass wir alle seit einigen Jahren für die kurzen Glücksphasen, die der Himmel uns schenkt, teuer bezahlen müssen.

Die Beerdigung von Laennec fand auf dem Friedhof von Ploare statt . Die Teilnahme an der Beerdigung war sehr groß. Praktisch die gesamte Landbevölkerung trauerte um den Wohltäter, den sie so sehr liebte. Er hatte selbst unter den einfachsten Landleuten Freunde gefunden und kannte die meisten von ihnen mit Namen. Nach seiner Rückkehr aufs Land hatte sich sein Aussehen etwas verbessert, und die Nachbarn waren sehr froh, ihre

Dankbarkeit für die offensichtliche Verbesserung seines Gesundheitszustands zum Ausdruck gebracht zu haben. Zweifellos lag diese bessere Stimmung nicht zuletzt daran, dass er Bretagne und die Bauern der Nachbarschaft so sehr mochte und sich unter ihnen immer so wohl fühlte.

Er hatte ein sanftes und angenehmes Benehmen und ein ruhiges und ausgeglichenes Temperament. Seine Gespräche waren lebhaft und voller stillem Humor, und seine Freunde sagten oft, dass sie nie aus einem Gespräch mit ihm herauskamen, ohne etwas gelernt zu haben. Gegen Ende seines Lebens, als sein großer Ruf dazu führte, dass er von Medizinern auf der ganzen Welt geehrt wurde und sein Ruf ihn zum Löwen der Stunde machte, verlor er nichts von seiner natürlichen Freundlichkeit und Herzensgüte. Er zeichnete sich vor allem durch seine große Freundlichkeit und Höflichkeit gegenüber Ausländern aus und soll besonders darauf geachtet haben, dass er sich gegenüber englischsprachigen medizinischen Besuchern verständlich machte.

Man muss zugeben, dass er bei seinen Zeitgenossen, die nicht zu seinem unmittelbaren Freundes- und Schülerkreis gehörten, etwas weniger beliebt war. Einer der Gründe dafür war sein Genie, das keine Generation bereit zu sein scheint, eines seiner Mitglieder anzuerkennen . Ein weiterer Grund war sein anhaltendes Missverständnis mit Broussais . Broussais war der medizinische Theoretiker seiner Zeit, und medizinische Theorien waren schon immer beliebt, während medizinische Beobachtungen auf die gebührende Anerkennung warten mussten. Es gab zweifellos gute Punkte in Broussais ' Theorien, die Laennec nicht würdigte. Dies ist der einzige Makel auf einer perfekten Karriere, egal ob als Mann oder als Arzt. Es ist leicht zu verstehen, mit welcher Ungeduld Laennec, der sich ganz der Beobachtung widmete, das Studium dessen aufnahm, was er als bloße Theorie betrachtete, und es ist leicht, ihm seinen Mangel an Wertschätzung zu verzeihen.

Benjamin Ward Richardson sagt: „Von seinen Kollegen wurde über Laennec allgemein gesagt, dass er, obwohl er konkurrenzlos in der Diagnose sei, kein guter Praktiker sei; was bedeutet, dass er nach ihren Vorstellungen von der Praxis kein guter Praktiker war." , heldenhaft und ängstlich. Für uns wäre Laennec jetzt ein sehr heldenhafter Arzt; so sehr, dass ich bezweifle, dass irgendein lebender Mediziner für sein Leben einige seiner Rezepte annehmen würde. Aber zu seiner Zeit, wann Es war so wenig über das große System der natürlichen Heilung bekannt, dass er leicht außergerichtlich wäre. Es genügte völlig gegen ihn, dass er einen Schimmer der Wahrheit über die Existenz einer beträchtlichen Anzahl von Fällen organischer Krankheiten hatte, für die Die sogenannte Praxis der Heilung durch Medikamente, Aderlass und andere heroische Pläne konnte nichts Gutes bewirken, würde aber wahrscheinlich schweren Schaden anrichten." Wir werden an Morgagnis Weigerung erinnert, den Aderlass in seinem eigenen Fall zuzulassen, obwohl er ihn selbst an anderen praktizierte . Wie Laennec scheint auch Morgagni an der Wirksamkeit des Aderlasses gezweifelt zu haben, zu einer Zeit, als unglücklicherweise alle Mediziner darin einig waren, dass es das beste Heilmittel sei.

unmittelbaren Zeitgenossen nicht beliebt war , haben nachfolgende Generationen die scheinbare Vernachlässigung mehr als wettgemacht. Weniger als 25 Jahre nach seinem Tod feierte ihn Austin Flint hier in Amerika als einen der fünf oder sechs größten Mediziner aller Zeiten. Vierzig Jahre nach seinem Tod sagte Professor Chauffard , selbst einer der bedeutendsten Mediziner des 19. Jahrhunderts:

„Ohne Übertreibung können wir den Ruhm, der der französischen Medizin aufgrund der großen Entdeckung der Auskultation zuteil wurde, als nationale Ehre bezeichnen. Man muss zugeben, dass es lange vor Laennec, dem großen Mann der Medizin, diejenigen gab, denen die medizinische Wissenschaft ihre Ehre verdankte Die bahnbrechenden Arbeiten gehörten nicht zu Frankreich. Harvey, Haller und Morgagni hatten die Untersuchungen, auf denen die Blutzirkulation, die experimentelle Physiologie und die pathologische Anatomie basieren, in anderen Ländern als unserem durchgeführt. Es schien fast, als mangelte es uns daran die fruchtbaren Möglichkeiten mutiger und erfolgreicher Initiative. Die Auskultation jedoch, wie sie perfekt aus den Händen von Laennec zu uns kam, hat uns eine eindrucksvolle Rache für alle Einwände gegeben, die Ausländer gegen unsere Apathie vorbringen könnten. Diese Entdeckung hat die wissenschaftliche Medizin des Die Welt ist unser Tribut für alle Zeiten. Es war eine unsterbliche Schöpfung, und ihre Auswirkungen werden immer spürbar sein. Darüber hinaus wird es niemals nur eine historische Erinnerung sein, weil es die Menschen richtig geführt hat, aber es wird in Zukunft so sein seine Aktualität bleibt als Hilfsmittel und diagnostisches Hilfsmittel erhalten. Die Auskultation wird nicht verschwinden, außer mit der medizinischen Wissenschaft selbst und mit dieser Stufe unserer Zivilisation, die sie leitet, lenkt und erleuchtet."

Laennec war bekannt für seinen einfachen Bretagne-Glauben, für seine bescheidene Frömmigkeit und für seine durchweg konsequente Hingabe an die katholische Kirche, deren treues Mitglied er war. Seine Nächstenliebe war wohlbekannt, und obwohl sein Geldbeutel sehr bereit war, den Bedürftigen zu helfen, zögerte er nicht, den Armen etwas zu geben, was für ihn und, man kann sagen, auch für die ganze Welt, so viel kostbarer war als Geld – Seine Zeit. Erst nach seinem Tod wurde das Ausmaß seiner Wohltätigkeit bekannt.

Dr. Austin Flint sagte über ihn: „Laennecs Leben ist ein Beispiel unter vielen anderen, das den verbreiteten Irrtum widerlegt, dass die Bestrebungen der Wissenschaft dem religiösen Glauben zuwiderlaufen. Er lebte und starb im festen Glauben an die Wahrheiten des Christentums. Er war ein wahrer Moralist." und ein aufrichtig religiöser Mann.

Über seinen Tod sagte sein Zeitgenosse Bayle, einer seiner Biographen und mit dem er seit frühester Jugend befreundet war:

„Sein Tod war der eines wahren Christen, getragen von der Hoffnung auf ein besseres Leben, vorbereitet durch die ständige Ausübung der Tugend; er sah seinem Ende mit Gelassenheit und Resignation entgegen. Seine religiösen Prinzipien, die er mit seinem frühesten Wissen in sich aufgenommen hatte, wurden durch gestärkt die Überzeugung seiner reiferen Vernunft. Er gab sich keine Mühe, seine religiösen Gefühle zu verbergen, wenn sie seinen weltlichen Interessen abträglich waren, und er zeigte sie nicht, wenn ihr Bekenntnis zu Gunst und Fortschritt hätte beitragen können. Sicherlich wird in diesen wenigen Zeilen ein Bild der idealen christlichen Männlichkeit skizziert. Es gibt diejenigen, die es wunderbar finden, dies in einem so großen Genie wie Laennec zu finden. Es sollte jedoch nicht überraschen, denn sicherlich kann sich ein Genie in Anerkennung seinem Schöpfer beugen.

Kurz nach dem Tod von Pasteur hieß es treffend, dass zwei der größten medizinischen Wissenschaftler des 19. Jahrhunderts den Ärzten Frankreichs ein großartiges, ermutigendes und tröstendes Beispiel gegeben hätten. Es ist fast unnötig zu erwähnen, dass es sich bei diesen beiden um Laennec und Pasteur handelte, und ihr Beispiel gilt nicht nur für Frankreich, sondern für die gesamte medizinische Welt. Sie waren die lebendige Antwort des 19. Jahrhunderts auf die Verfechter des freien Denkens, die meinten, dass religiöser Glaube und insbesondere der katholische Glaube Menschen im Bereich des wissenschaftlichen Denkens unfruchtbar machen.

Für diese Skizze von Laennecs Leben scheint kein besserer Abschluss möglich zu sein als der Abschluss von Dr. Flints Ansprache an seine Studenten in New Orleans, aus der bereits so oft zitiert wurde. Es hat den Klang des wahren Metalls aufrichtiger christlicher Männlichkeit und selbstloser Hingabe an einen humanitären Beruf:

„Die Karriere des angesehenen Mannes, dessen Biografie bei dieser Gelegenheit unser Thema war, verdient außerordentliche Bewunderung. In seinem Charakter waren die besten intellektuellen und moralischen Qualitäten unserer Natur wunderbar vereint. Mit Geisteskräften auf höchstem Niveau waren Einfachheit und Bescheidenheit verbunden." , Reinheit und Selbstlosigkeit in einem solchen Ausmaß, dass wir glauben, dass er ein Mann war, den man nicht weniger liebte als bewunderte. Sein Eifer und sein Fleiß bei der wissenschaftlichen Beschäftigung beruhten auf der Liebe zur Wahrheit um ihrer selbst willen und dem Wunsch, seinen Mitmenschen nützlich zu sein. Männer. Diesen Beweggründen ist ein großer Teil seines Erfolgs zuzuschreiben. Bloße intellektuelle Fähigkeiten und

Kenntnisse berechtigen nicht, wichtige wissenschaftliche Entdeckungen zu machen oder zu würdigen. Der Geist muss sich über die Hindernisse von Eigenliebe, Eifersucht und selbstsüchtigen Zielen erheben Daher ist es so, dass die meisten derjenigen, die auf den verschiedenen Wegen der wissenschaftlichen Forschung wahre herausragende Leistungen erlangt haben, sich sowohl durch Vorzüglichkeiten des Herzens als auch des Kopfes auszeichnen. Das Beispiel von Laennec ist unserer Nachahmung wert. Seine überragenden natürlichen Gaben können wir nur bewundern, aber wir können den Fleiß nachahmen, ohne den sein Genie fruchtlos gewesen wäre. Lasst uns der Erinnerung an Laennec unsere Ehrfurcht erweisen, indem wir uns bemühen, demütig in seine Fußstapfen zu treten." *Quod faustum vertat !*

DIE IRISCHE SCHULE FÜR MEDIZIN

Es gibt Männer und Männerklassen, die über der gewöhnlichen Herde stehen: der Soldat, der Seemann und nicht selten der Hirte; der Künstler selten; noch seltener der Geistliche; der Arzt fast in der Regel. Er ist die Blume (so wie sie ist) unserer Zivilisation; und wenn diese Stufe des Menschen abgeschlossen ist und nur noch in der Geschichte bestaunt werden kann, wird man annehmen, dass er so wenig wie alle anderen an den Mängeln dieser Zeit teilhatte und vor allem die Tugenden der Rasse an den Tag legte . --Robert Louis Stevenson, Vorwort zu **_Underwoods_** .

Der Arzt, der nicht auch ein Gelehrter ist, mag ein mehr oder weniger erfolgreicher Praktiker sein, aber sein Einfluss wird begrenzt, seine Methoden mechanisch und seine Interessen begrenzt sein. Der Arzt, der Anwalt und der Geistliche können nur minderwertige Arbeit leisten, wenn sie nicht zu den Kenntnissen ihrer verschiedenen Wissenschaften die Einsicht, den weiten Blick und das Vertrauen mitbringen, die nichts anderes als eine innige Kenntnis des Besten sind, was gedacht und gesagt wurde verleihen kann. Je versierter der Spezialist ist, desto größer ist das Bedürfnis nach der Kontrolle, die die philosophische Kultur bietet.

--Bischof Spalding.

DIE IRISCHE SCHULE FÜR MEDIZIN. [Fußnote 6]

Robert Graves, MD

[Fußnote 6: Für einen Großteil des in dieser Serie enthaltenen Materials verdanke ich Sir Charles Cameron, dem Historiker des Royal College of Surgeons in Irland, dessen Gefälligkeit für mich während eines Besuchs in Dublin im Jahr 1904 eine der wertvollsten Erinnerungen ist Ich werde es immer schätzen. Gleichzeitig gaben mir Sir Christopher Nixon und Sir John Moore, deren Empfehlungsschreiben ich Prof. Osier verdankte, nicht nur wertvolle Anregungen, sondern zeigten auch, wie freundlich die keltische Natur von ihrer besten Seite ist.]

Es ist immer allgemein anerkannt worden, dass ein sehr wichtiger Teil dessen, was man englische Literatur nennt, tatsächlich dem angeborenen Genie der englischsprachigen Schriftsteller irischer Herkunft und Abstammung zu verdanken ist, deren keltische Geistes- und Herzensqualitäten die Quellen einiger davon erwiesen haben die bedeutendsten Entwicklungen in der Sprache ihrer Einführung. Was für eine große Lücke würde in der englischen Literatur entstehen, wenn die Werke von Männern wie Dean Swift, Goldsmith, Burke, Sheridan und Moore entfernt würden! Es ist jedoch nicht so allgemein bekannt, dass, wenn die Arbeit der angesehenen irischen Ärzte und Chirurgen des letzten Jahrhunderts aus der englischen medizinischen Literatur gestrichen würde, eine ebenso auffällige und große Lücke entstehen würde. Tatsächlich verdanken wir nicht wenig von unserem modernen Fortschritt in der Praxis der sogenannten Dublin School of Medicine, denn medizinische Fakultäten wurden zu Recht meist nach den Städten und nicht nach den Ländern benannt, in denen sie sich befanden Medizin und insbesondere der Fortschritt in der klinischen Lehre der medizinischen Wissenschaften. Jetzt, da die gälische Bewegung die Aufmerksamkeit mehr als je zuvor auf irische Dinge lenkt, scheint es nur angemessen, dass diesem Aspekt des nationalen Lebens die gebührende Bedeutung beigemessen wird und dass die großen Mitglieder der Irish School of Medicine nicht ohne Ehre zurückbleiben ihrem eigenen und anderen englischsprachigen Ländern.

Es gibt drei große Namen in der Geschichte der irischen Medizin, die von der ganzen Welt anerkannt werden und dauerhaften Ruhm verdienen. Diese drei Namen sind Robert James Graves, William Stokes und Dominic Corrigan. Graves' Name ist unauslöschlich mit der als exophthalmischer

Kropf bekannten Krankheit verbunden , die er beschrieb und von anderen Erkrankungen trennte, bevor jemand anderes ihre Individualität erkannt hatte. William Stokes war zu seiner Zeit vielleicht der beste Experte für Erkrankungen des Herzens und der Lunge. Sein Name wird in der Bezeichnung der besonderen Form der Atmung, die bei bestimmten komatösen Zuständen auftritt, erhalten bleiben und hat den Namen Cheyne-Stokes-Atmung erhalten, zu Ehren der Männer, die als erste darauf aufmerksam gemacht haben. Corrigan war zu seiner Zeit einer der größten Experten auf dem Gebiet des Herzens und insbesondere des Pulses. Sein Name ist im Begriff „Corrigan-Puls" erhalten, der auf eine besondere Erkrankung angewendet wird, die sehr charakteristisch bei Erkrankungen der Aortenklappen des Herzens auftritt.

Das Leben dieser Männer verdient es, besser bekannt zu werden, denn sie können kaum umhin, eine Inspiration für andere zu sein, Arbeit auf hohem Niveau in der Medizin zu leisten – Arbeit, die nicht nur gegenwärtigen Erfolg und Verdienst darstellt, sondern auch für medizinischen Fortschritt steht alle Zeit.

Dr. Robert Graves war der jüngste Sohn von Rev. Richard Graves, DD, Senior Fellow des Trinity College und Regius-Professor für Theologie an der Universität Dublin, und von Elizabeth, der Tochter von James Drought, ebenfalls Fellow des Trinity College, dessen Die Familie war schon lange in King's County ansässig. Sein Vater wurde später als Anerkennung seiner herausragenden Gelehrsamkeit zum Dekanat von Armagh befördert. Es gab zwei weitere Söhne in der Familie, Richard und Hercules. Alle drei Jungen absolvierten das Trinity College mit Auszeichnung und stellten dort tatsächlich einen Rekord auf, der seitdem beispiellos ist: Bei den Abschlussprüfungen dreier aufeinanderfolgender Jahre erhielten sie die Goldmedaille in den Fächern Klassik und Naturwissenschaften, damals die höchste erreichbare Auszeichnung von Studenten der Dreifaltigkeit verliehen, wurde einem der Brüder verliehen.

Dr. Graves erhielt 1818 seinen Bachelor of Medicine an der Universität Dublin. Danach studierte er einige Zeit in London und verbrachte dann drei Jahre auf dem Kontinent, in Berlin, Göttingen, Wien und Kopenhagen sowie in Er besuchte Paris und bestimmte italienische Schulen und studierte schließlich einige Monate in Edinburgh, bevor er nach Dublin zurückkehrte. Wie Dr. Stokes sehr treffend sagt: „In dieser umfassenden und wahrhaft liberalen Ausbildung, die die Ausbildung der Schule, der Universität und der Welt umfasste, können wir teilweise die Grundlagen seiner späteren Eminenz entdecken. Er gab sich nicht damit zufrieden." Dies ist so häufig der Fall, wenn er – um seine eigenen Worte zu verwenden – „das Leben eines Praktikers ohne Übung" lobt, aber er machte sich mit den jüngsten Entdeckungen und Denkweisen an jeder großen medizinischen Fakultät vertraut, ob im Ausland oder im Ausland zu Hause und schloss Freundschaften mit den führenden Physiologen und Ärzten Europas, mit vielen von ihnen pflegte er im Laufe seines Lebens einen Briefwechsel.

Ein interessanter Vorfall auf seinen Reisen verdeutlicht sehr gut, wie gut ihm der Spracherwerb gelingt. Während einer Fußgängertour durch Österreich vergaß er einmal, seinen Reisepass bei sich zu haben, und wurde als Spion verhaftet. Er wurde ins Gefängnis geworfen und eine Zeit lang schien sein Zustand ernst genug zu sein. Er beharrte darauf, britischer Staatsbürger zu sein, doch seine diesbezüglichen Behauptungen wurden von den österreichischen Behörden in der kleinen Stadt sofort zurückgewiesen, die darauf bestanden, dass kein Engländer so gut Deutsch sprechen könne wie er. Er wurde etwa zehn Tage lang im Gefängnis festgehalten, bis authentische Informationen über ihn eingeholt werden konnten. Während dieser Zeit war der Zustand des Gefängnisses so, dass er viele Entbehrungen erlitt. Später im Leben entwickelte er dadurch Sympathie für die Gefangenen in Irland und führte dazu, dass er Vorschläge zur Verbesserung ihres Zustands machte.

Wie praktisch alle großen Medizinmänner, die sich als originelle Arbeiter erwiesen haben, beschränkte sich Graves' Interesse nicht nur auf die Medizin. Während seines Aufenthalts in Italien lernte er Turner, den berühmten englischen Landschaftsmaler, kennen und war sein Begleiter auf vielen Reisen. Graves selbst besaß, wie uns sein Freund Stokes erzählt, außerordentliche künstlerische Fähigkeiten, und seine Skizzen zeichnen sich durch natürliche Kraft und Wahrheit aus. Seine tiefe Wertschätzung für seinen Gefährten und das Ausmaß seiner Sympathie und Bewunderung für den großen Naturmaler lassen sich jedoch vielleicht am besten aus einigen seiner offenen Äußerungen im Hinblick auf ihre gemeinsame Arbeit verstehen: „Früher habe ich hart gearbeitet." Er sagte: „Eine Stunde oder länger lang und legte so gut ich konnte jedes Objekt in der Szene vor mir ab, wobei ich Form und Farbe so getreu wie möglich nachahmte. Als unsere Arbeit erledigt war und wir die Zeichnungen verglichen, war der Unterschied deutlich." seltsam. Ich versichere Ihnen, dass es in Turners Zeichnung keinen einzigen Strich gab, den ich wie die Natur sehen konnte, weder eine Linie noch ein Objekt, und dennoch war meine Arbeit im Vergleich zu seiner wertlos. Die ganze Pracht der Szene war da."

Nachdem er etwa drei Jahre lang durch Europa gewandert war, kehrte Graves nach Dublin zurück und nahm sofort eine führende Position sowohl in seinem Beruf als auch in der Gesellschaft ein. Er kam zu einem für ihn sehr glücklichen Zeitpunkt zurück. Im Jahr 1807 machte Dr. Cheyne, der in Edinburgh ausgebildet worden war, mit der Veröffentlichung des ersten Bandes der Dublin Hospital Reports den ersten Schritt zur Gründung einer neuen Schule der medizinischen Beobachtung . Dr. Stokes sagt, dass der beste Beweis für den Wert dieser Berichte darin besteht, dass sie offenbar den Ton für die späteren Arbeiten der irischen Schule vorgegeben haben, die ihren praktischen Charakter und ihre Wahrhaftigkeit geerbt haben. Innerhalb eines Jahres nach Graves' Rückkehr trat er als einer der Gründer der neuen medizinischen Fakultät in der Park Street auf und wurde außerdem zum Arzt des Meath Hospital gewählt, wo er begann, das System der klinischen Beobachtung und Unterweisung in die Tat umzusetzen, das es gibt hat so viel getan, um den dauerhaften Ruf der Dublin School of Medicine zu etablieren.

In den nächsten dreißig Jahren ist Graves' Leben von der Lehre und der Ausübung der Medizin geprägt. Er war bekannt für seine Zärtlichkeit gegenüber den Armen, doch bald lernten auch die Reichen sein Können zu schätzen. Nichts hat ihn jemals dazu gebracht, seine armen Patienten zu vernachlässigen. Mittlerweile hat er jedem Thema, mit dem er sich in der Medizin beschäftigte, seinen Stempel aufgedrückt. Fieber, Nervenkrankheiten aller Art, Tuberkulose und andere Formen von Lungenerkrankungen wurden durch sein praktisches Genie auf eine Weise beleuchtet, die sie für nachfolgende Generationen in der Medizin deutlich gemacht hat.

Insbesondere im Hinblick auf Fieber wird Graves' Arbeit für alle Zeiten von Bedeutung sein, da er deren Behandlung auf eine so praktische Grundlage gestellt hat. Eine ausgebildete Krankenschwester ist eine ziemlich moderne Anschaffung, doch vor 75 Jahren bestand Dr. Graves darauf, dass die Dienste einer entsprechend qualifizierten Krankenschwester bei schwerem, anhaltendem Fieber unschätzbar seien. Er betonte die Notwendigkeit eines moralischen Managements bei Fieber, und Freunde und Verwandte seien selten in der Lage, dieses Amt wahrzunehmen. „Wenn sie aus den Bemerkungen oder Fragen des Arztes die Schwachstellen im Fall des Patienten herausfinden, schaffen sie es im Allgemeinen, ihn auf die eine oder andere Weise darauf aufmerksam zu machen. Wenn der Patient unruhig ist, zum Beispiel auf die unüberlegte Angst seiner Freunde ." wird ihn mit Sicherheit vom Schlafen abhalten. Wenn er zufällig ein Opiat einnimmt und sie sich der Natur seiner Medizin bewusst sind, werden sie ihn sicherlich auf die eine oder andere Weise darüber informieren, wenn auch vielleicht nur durch einen Hinweis und seine Angst davor Schlaf in Verbindung mit ihren beunruhigenden Nachforschungen verhindert seine ordnungsgemäße Funktion."

Wir neigen dazu zu glauben, dass der moderne Aphorismus, dass Krankenpflege (gemeint ist geschulte Pflege) bei der Behandlung von Fieber wichtiger ist als Medikamente, das Ergebnis von Beobachtungen aus unserer Zeit ist. Dr. Graves war jedoch der festen Überzeugung, dass das wichtigste Element der Behandlung darin besteht, die Kräfte des Patienten bei gleichzeitiger Wahrung seiner Moral zu erhalten, und dies kann am besten erreicht werden, wenn der Patient ständig von einer erfahrenen

Krankenschwester betreut wird. Jedes Symptom bemerken und jede mögliche Quelle von Sorgen und jede Form von Energieerschöpfung abwenden.

Im Hinblick auf die Fieberbehandlung ist Graves' Name jedoch in der Medizin unsterblich, da er auf der Lehre beharrt, dass Fieberpatienten ernährt werden müssen. Vor einem Jahrhundert galt das Vorhandensein von Fieber eindeutig als Hinweis darauf, dass der Patient keine Nahrung zu sich nehmen sollte. Jeder Beitrag zu seiner Ernährung sollte eher dem Fieber als dem Patienten dienen. Graves wies jedoch darauf hin, dass am Ende eines lang anhaltenden Fiebers die Abmagerung und Schwäche des Patienten der schwerwiegendste Zustand sei. Er bestand darauf, dass Fieberpatienten, egal ob Appetit oder Appetitlosigkeit, regelmäßig gefüttert werden sollten. Das Ergebnis war sofort bemerkenswert. Nur die sehr robusten Individuen hatten sich zuvor erholt; nun hatten auch schwächere Patienten eine gute Chance aufs Leben. Die Sterblichkeit durch Fieber sank sehr deutlich, und zu seiner Zeit wurde Dublin von Typhus und Fleckfieber heimgesucht, und die Lebensrettung durch die neue Behandlungsmethode war sehr beträchtlich. Graves selbst sagte, als er sah, wie viel er mit seiner neuen Doktrin erreicht hatte , dass er auf seinem Grabstein kein besseres Epitaph haben wollte als die Worte: „Er nährte Fieber."

Einige der ganz besonderen Hinweise von Dr. Graves im Hinblick auf die Behandlung von Fieber zeigen, wie sorgfältig er bei der klinischen Beobachtung war. Er lehnt es ab, Patienten sehr viel Flüssigkeit zuzuführen, da ihr Durst auf diese Weise nicht gestillt werden kann und die aufgenommene Flüssigkeitsmenge schädlich sein und Depressionen hervorrufen kann . Er empfiehlt daher die Verwendung von angesäuertem Wasser aus etwas Johannisbeergelee oder Himbeeressig, das in kleinen Portionen und in regelmäßigen Abständen verabreicht wird. Für viel besser als normales Wasser hält er Wasser, dem etwas Bitterstoff zugesetzt wurde, wie zum Beispiel Cascarilla. Kleine Mengen davon stillen den krankhaften Fieberdurst wirksamer und für einen viel längeren Zeitraum als große Wasserzüge.

Noch interessanter als Graves' Haltung gegenüber der Behandlung von Fieber ist in der heutigen Zeit jedoch die Position, die er in Bezug auf die Lebensgewohnheiten einnahm, die für Schwindsüchtige am besten seien. Damals galt die Lungentuberkulose als eine entzündliche Erkrankung, die es erforderlich machte, dass sich der Patient die meiste Zeit im Haus aufhielt, sorgfältig vor Kälte geschützt war und sich bei jedem Temperaturanstieg in warmen Räumen aufhielt, ohne dazu besonders aufgefordert zu werden Nimm Essen. Graves und Stokes änderten das alles und revolutionierten für die damalige Zeit die Behandlungsprinzipien dieser schweren Krankheit völlig. Ach! Ihre Arbeit erregte trotz der guten Ergebnisse in einer bestimmten Anzahl von Fällen keine breite Aufmerksamkeit, und erst in unserer Zeit wurden die Prinzipien, die sie als rationale Grundlage für erfolgreiche Therapeutika gegen Tuberkulose festlegten, allgemein übernommen.

Graves bestand darauf, dass seine Patienten, wenn sie an beginnender Tuberkulose litten, nicht auf das Haus beschränkt werden sollten, sondern sich im Gegenteil die meiste Zeit im Freien aufhalten sollten. Er betonte das, was er „Übung" nannte, aber auf eine Art und Weise, dass er den modernen Vorstellungen zu diesem Thema viel mehr zustimmt, als man annehmen könnte. Nun wird darauf bestanden, dass Tuberkulosepatienten sich nicht durch sportliche Betätigung überanstrengen dürfen, obwohl sie sich die meiste Zeit an der frischen Luft aufhalten müssen. Graves erklärt die Übung, die er ihnen gerne machen würde, indem er sagt, dass sie jeden Tag vier bis fünf Stunden in einer Kutsche oder, wie er es zu bevorzugen scheint, in einem offenen Kutschenwagen verbringen sollten. Und dass sie mindestens genauso viel Zeit draußen in Ruhe verbringen sollten.

Darüber hinaus hält er die Appetitanregung für das wichtigste Element der Behandlung – wie man es von dem Mann erwarten konnte, der zuerst Fieber bekam. Seine diesbezüglichen Anweisungen sind sehr deutlich und er schlägt verschiedene Methoden vor, mit denen Patienten dazu verleitet werden können, mehr und mehr Nahrung zu sich zu nehmen, und betont, dass die Verwendung von Getreide sowie von Milch und Eiern wahrscheinlich am hilfreichsten ist, um diesen Patienten dabei zu helfen Sie nehmen an Gewicht und Kraft zu, um dem weiteren Fortschreiten der Krankheit standhalten zu können. Das ist, so kann man nebenbei sagen, gerade die ideale Behandlung für Schwindsüchtige in der heutigen Zeit.

Andere Meinungen von Graves in Bezug auf Tuberkulose sind im Allgemeinen überraschend modern. Er besteht beispielsweise darauf, dass die Hauptursachen der Krankheit Überfüllung in den Städten, lange Stunden harter Arbeit in Fabriken und Alkoholmissbrauch seien. Er glaubte, dass die Bevölkerung auf dem Lande, obwohl sie in der Regel nicht besser ernährt wird als die in der Stadt, aufgrund der Möglichkeit, frische Luft zu bekommen, nicht so häufig an der Krankheit erkrankt. Er traute der Meinung, dass Erkältung irgendetwas mit Tuberkulose zu tun habe, kaum zu, obwohl er Laennecs Diktum bestritt, dass Bronchitis niemals der Beginn einer Tuberkulose sei. Graves rät seinen Schülern, nicht zu versuchen , ihren Hals mit Schalldämpfern zu schützen , da sie dadurch nur noch anfälliger für Kälte seien. Sein Rat ist vielmehr, sich gegen die Kälte abzuhärten. Zu diesem Zweck schlägt er vor, reichlich Wasser auf Brust und Hals zu verwenden und es im Winter nicht zu kalt zu verwenden, es sei denn, man ist daran gewöhnt. Er schlägt außerdem die Verwendung von Essig und Alkohol als Härtemittel vor. Sie sollten frei angewendet werden und waren seiner Erfahrung nach wirksam.

Eine weitere interessante Vorwegnahme moderner Methoden betraf die Ernährung von Kindern bei Sommerdurchfall . Es wird oft angenommen, dass erst in den letzten Jahren mit der Entwicklung der Wissenschaft der Bakteriologie die Gefahr erkannt wurde, die Milchfütterung fortzusetzen, wenn Säuglinge im Sommer bereits krank sind. Milch gilt heute als hervorragendes Nährmedium für verschiedene Formen von Bakterien, das heißt, sie ist eine Substanz, auf der Mikroben in Hülle und Fülle wachsen, und sie wird im Labor häufig zur Mikrobenzüchtung verwendet. Dr. Graves wies jedoch ohne Kenntnisse der modernen Bakteriologie, sondern allein aufgrund klinischer Beobachtungen darauf hin, dass die einzige Möglichkeit, Sommerdurchfall zu vermeiden, darin besteht, jegliche Milchfütterung einzustellen.

„Lassen Sie den Säugling", sagt er, „vierundzwanzig Stunden lang, manchmal sogar zwei oder sogar drei Tage lang, auf Milch in jeglicher Form verzichten." wird diese Krankheit aufrechterhalten und wie eine Art Gift auf die Oberfläche der Darmschleimhaut wirken."

Hier handelte es sich natürlich um wissenschaftliche Intuition, die weit über das medizinische Wissen hinausging und auf eine ernsthafte Gefahr und die besten Mittel zu ihrer Vermeidung hinwies. Es gibt jedoch kaum ein Thema, das in den klinischen Vorträgen von Dr. Graves angesprochen wird, das nicht auf diese Weise durch wertvolle Seitenlichter beleuchtet wird, von denen viele leider durch medizinische Theorien und darauf basierende Schlussfolgerungen ohne entsprechende Erfahrung verdeckt wurden .

Wir haben bereits gesagt, dass seine sorgfältigen klinischen Beobachtungen ihn dazu veranlassten, die Art der Krankheit, die seitdem als Morbus Basedow bekannt ist, von einer Reihe anderer Formen nervöser Störungen des Herzrhythmus zu unterscheiden. Es gibt mindestens eine andere Krankheitsklasse, die üblicherweise als viel moderner angesehen wird, die als Raynaud-Krankheit bekannte Krankheitsform oder eine Tendenz zum spontanen Kreislaufstillstand in den Extremitäten, und auch die andere Art, die heute als Weir-Mitchell-Krankheit bekannt ist oder Erythromelalgie, bei der es zu durchdringenden Rötungen und Schmerzen in den Extremitäten kommt, Beispiele, die Graves während seiner Zeit im Krankenhaus herausgesucht und so beschrieben hat, dass man sie auch aus dieser Zeitspanne leicht erkennen kann . Seine zwei Bände klinischer Vorlesungen über die Praxis der Medizin sind weit mehr als ein Index der medizinischen Lehre seiner Zeit. Sie enthalten Hinweise auf viele vermeintliche spätere Entdeckungen, außerdem eine Vielzahl sehr praktischer Beobachtungen, die er am Krankenbett gemacht hat, und wertvolle Hinweise für die Behandlung, die das Ergebnis seiner persönlichen Erfahrung sind.

Einer der besten Beweise für die Größe der von Graves geleisteten Arbeit ist die Würdigung seines Charakters und seiner Leistungen durch Professor Trousseau, der zu dieser Zeit der anerkannte Führer der Kliniker Europas war. Er sagte:

„Viele Jahre lang habe ich in meinen klinischen Vorlesungen von Graves gesprochen; ich empfehle die Lektüre seiner Arbeit; ich bitte diejenigen meiner Schüler, die Englisch verstehen, inständig, es als ihr Brevier zu betrachten; das sage und wiederhole ich von allen veröffentlichten praktischen Werken In unserer Zeit kenne ich nichts Nützlicheres und Intellektuelleres; und ich habe immer bedauert, dass die klinischen Vorträge des großen Dubliner Praktikers nicht in unsere Sprache übersetzt wurden.

Wenig später sagte er im selben Vortrag:

„Und dennoch griff der Dubliner Arzt im Alleingang eine Meinung an, die durch die Praxis aller Zeiten gerechtfertigt zu sein schien, als er die Notwendigkeit der Nahrungsgabe bei lang anhaltendem Fieber einschärfte; denn eine niedrige Ernährung wurde damals als unabdingbar angesehen." Zustand bei der Behandlung von Fieber. Hätte er keine anderen Dienste geleistet, als die medizinische Praxis in diesem Punkt völlig umzukehren, hätte Graves allein durch diese Tat einen unanfechtbaren Anspruch auf unsere Dankbarkeit erworben."

Sein Tribut endet mit der folgenden sehr eindrucksvollen Passage:

„Ich gestehe offen, dass es mir trotz der beeindruckenden Autorität von Graves einige Schwierigkeiten bereitete, zu akzeptieren, was er über den Einfluss bestimmter Heilmittel wie Quecksilber , Terpentinessenz, Spirituosenpräparate, Silbernitrat usw. sagt; aber das Dublin Professor spricht mit so großer Überzeugung, dass ich es wagte, seinen Lehren zu folgen, und ich muss sagen, dass meine frühen Prüfungen mich sehr bald dazu ermutigten, vorbehaltlos das zu übernehmen, was ich zunächst nur mit Bedenken akzeptierte. Es gibt keinen Tag in meiner Praxis, an dem ich das nicht tue Ich wende einige der Behandlungsmethoden an, die Graves hervorragend mit der Genauigkeit eines wahren Praktikers beschreibt, und es gibt keinen Tag, an dem ich dem Dubliner Arzt nicht aus tiefstem Herzen für die Informationen danke, die er mir gegeben hat. „

Graves ist, wie ich den Begriff akzeptiere, ein perfekter klinischer Lehrer. Als aufmerksamer Beobachter, tiefgründiger Philosoph, genialer Künstler, fähiger Therapeut empfiehlt er unserer Bewunderung die Kunst, deren Bereich er erweitert, und die Praxis, die er nützlicher und fruchtbarer macht."

Nach dieser Hommage von jemandem, der selbst einer der größten Medizinlehrer seiner Generation war, wird es sehr interessant sein herauszufinden, wie sehr Graves vor fast einem Dreivierteljahrhundert die Prinzipien des Medizinunterrichts am Krankenbett, die heute entstanden sind , vorwegnahm als die einzig sichere Grundlage einer echten, praktischen medizinischen Ausbildung anerkannt. Für ihn bestand die einzig mögliche Möglichkeit, Medizin praktisch zu erlernen, darin, sie am Krankenbett zu studieren, und er betonte immer wieder, dass die mit der Medizin verbundenen theoretischen Wissenschaften zwar überaus faszinierend seien, für die Lösungsvermittlung des Studenten jedoch von geringem tatsächlichen Wert seien das alles entscheidende Problem der Patientenbehandlung. In seiner Ansprache vor der Dublin Medico-Chirurgical Society, einer Studentenvereinigung im Zusammenhang mit den Dubliner Krankenhäusern, sagte er 1836:

„Viele Gründe tragen dazu bei, dass Studierende daran gehindert werden, das zu erreichen, was schließlich das große Ziel ihrer Wünsche sein sollte – praktisches Wissen. Die verschiedenen Wissenschaften, denen Sie sich nach und nach zuwenden müssen, besitzen so viele Faszinationen, dass Sie manchem vielleicht einen unangemessenen Wert beimessen." Aber seien Sie versichert, dass Ihre Kenntnisse der Anatomie, gesund und krankhaft, wie geschickt Sie auch in den chemischen Theorien und Manipulationen sein mögen, wie umfassend Sie die notwendigen Eigenschaften der Botanik beherrschen, wie gut Sie auch sein mögen Sie sind mit der Natur und den Eigenschaften von Arzneimitteln vertraut – seien Sie versichert, dass Sie sich all dieses Wissen umsonst angeeignet haben, wenn Sie nicht sorgfältig die Symptome am Krankenbett des Patienten untersucht und die Folgen und Ursachen von Krankheiten bei Toten beobachtet haben In der Tat sollten Sie den Vormittag, egal mit welchen anderen Beschäftigungen Sie Ihre Nachmittagsstunden verbringen, immer ernsthaft dem Krankenhaus widmen; von seinen Stationen muss jeder Anschein von Leichtfertigkeit und Unaufmerksamkeit verbannt werden, weil Sie die dort gebotenen Möglichkeiten vernachlässigt haben Durch die Beobachtung wird einem eine große Verantwortung auferlegt, ich hätte fast von Schuldgefühlen gesprochen. Es ist keine leichte Sache, das Leben in die eigenen Hände zu legen; wir alle sind anfällig für Fehler, wir alle begehen Fehler; Die Regeln unserer Kunst sind nicht immer präzise und sicher; aber schuldig sind nur diejenigen, die nicht jede Gelegenheit genutzt haben, sich praktische Kenntnisse anzueignen; doppelt schuldig ist derjenige, der sich seiner Vernachlässigung bewusst ist, sich an die Praxis macht und mit der

Entscheidung und Kühnheit beginnt, die allein wahre Erfahrung verleihen kann."

Schon in vergleichsweise jungen Jahren erkannte Graves mehr als die meisten Männer, dass Medizin eine Kunst und keine Wissenschaft ist und dass jeder einzelne Fall Probleme mit sich bringt, die für sich selbst untersucht werden müssen und für die es keine allgemeinen Prinzipien der Diagnose, Prognose oder Therapie gibt. Er erkannte, dass es keinen Königsweg zur medizinischen Weisheit im Sinne einer wissenschaftlichen Abkürzung gab, mit deren Hilfe Krankheitserscheinungen und ihre Indikationen für eine Behandlung gruppiert und leicht erlernt werden könnten. Wir dürfen hinzufügen, dass seitdem auch keine solche Straße mehr gefunden wurde. Jeder Arzt muss sich durch Patienten und wiederholte Beobachtungen weiterbilden, und ohne diese Disziplin und Schulung kann es keinen wirklichen Erfolg geben. Dementsprechend sagte er zu seinen Studenten in Dublin:

„Das Hauptziel der medizinischen Wissenschaft besteht darin, Leiden zu lindern und Leben zu retten: Sie müssen daher die Wirkung von Heilmitteln aufmerksam beobachten und durch ständiges Notieren der Auswirkungen der Behandlung lernen, deren Vorzüge zu schätzen und sie bei Bedarf anzuwenden." Auch nicht Ist dies eine leichte Aufgabe? Einige haben sich tatsächlich vergeblich vorgestellt, dass die Methode zur Behandlung oder Heilung von Krankheiten auf die Grenzen einiger weniger kurzer Anweisungen beschränkt werden könnte, die aus einigen allgemeinen Prinzipien leicht ableitbar und in jedem einzelnen Fall leicht anwendbar sind; aber das ist nicht so . Meine Herren, wir haben bisher noch keine solchen allgemeinen Prinzipien entdeckt, die als Leitfaden dienen könnten. Diese Entdeckung setzt eine Kenntnis der Gesetze und Beziehungen der Lebenskräfte voraus, die weit über das hinausgeht, was wir jetzt besitzen: Nein, wir müssen uns durch eine viel mühsamere und viel mühsamere Arbeit weiterarbeiten Wir müssen einen umständlichen Weg einschlagen und müssen zunächst damit beginnen, uns mithilfe der Beobachtungen und Schriften von Praktikern gründlich mit einer großen Anzahl individueller Fälle vertraut zu machen. Anschließend können wir unser Wissen ordnen und klassifizieren, um es leichter zugänglich zu machen. Analogie und Induktion sind hier unsere einzigen oder zumindest unsere wertvollsten Führer, und sie werden uns selten versäumen, uns beizubringen, wie wir handeln sollen, wenn wir sie richtig konsultieren.

Während Dr. Graves alle Schwierigkeiten der medizinischen Praxis und die wesentliche Individualisierung aller ihrer Probleme erkannte, hatte er wenig oder gar keine Geduld mit dem Skeptiker, der glaubte, dass die Medizin bei der Heilung vieler Krankheiten nur wenig bewirken könne. Er sagte einmal vor der Medizinisch-Chirurgischen Gesellschaft:

„In der Tat glauben viele, die den Charakter von Medizinskeptikern annehmen wollen, dass sie Beweise für überlegenes Urteilsvermögen an den Tag legen, wenn sie mit scheinbarer Offenheit das Geständnis ablegen, dass sie umso weniger Vertrauen in die Ressourcen der Medizin haben, je mehr sie sehen. Dieses Geständnis sollte so sein." nicht als Tadel unserer Kunst interpretiert werden, sondern als Zeugnis der mangelnden Fähigkeiten des Möchtegern-Philosophen, der eine so falsche Behauptung behauptet. Nein, Gott sei Dank, unsere Vorgänger haben sich nicht umsonst abgemüht; die ängstliche Erfahrung von Jahrhunderte wurden nicht zwecklos aufgezeichnet; unsere Kunst ist in Wahrheit grenzenlos an Ressourcen und, wenn sie mit Geschick angewendet wird, äußerst erfolgreich. Es gibt tatsächlich einige akute und viele chronische Krankheiten, die unsere Diagnosefähigkeit beeinträchtigen und sich unseren Diagnosemethoden widersetzen Solche Behandlungen scheinen jedoch nicht zahlreich zu sein, wenn man sie mit der großen Masse von Fällen vergleicht, die eine Heilung oder Linderung ermöglichen. Der medizinische Skeptiker, wie scharfsinnig sein Denkvermögen auch sein mag und wie sehr er sich auch bemühen mag, einfache Themen unklar und direkt darzustellen Obwohl die Tatsachen nicht eindeutig sind, kann sie dem guten Praktiker niemals die reine Freude nehmen, die er empfindet, wenn er sich bewusst ist, dass er einen Patienten dem Rachen des Todes entrissen hat.

Da er wusste, dass dies seine Vorstellungen in Bezug auf die Ausübung der Medizin waren, ist es umso interessanter, einen Blick auf das Lehrsystem zu werfen, das nach Ansicht von Graves am ehesten echte Mediziner hervorbringen würde. Diejenigen, die sich in den letzten Jahren hauptsächlich mit der Reform der medizinischen Ausbildung hier in Amerika beschäftigt haben, werden kaum umhin, von der Angemessenheit der Ideen von Graves zu diesem Thema vor fast einem Jahrhundert beeindruckt zu sein. Als sehr junger Mann zögerte er nicht, seine Ablehnung der konventionellen und künstlichen Methoden des medizinischen Unterrichts seiner Zeit zum Ausdruck zu bringen, und er nahm das Beste an den Methoden vorweg, die Ende des 19. Jahrhunderts allmählich in Mode kamen Anfang des zwanzigsten Jahrhunderts. Seine Ansichten werden für diejenigen, denen eine höhere medizinische Ausbildung am Herzen liegt, immer ein anregender Denkanstoß bleiben.

In seiner Einführungsvorlesung bei der Eröffnung des Medizinkurses am Meath Hospital in Dublin im Jahr 1821 erklärte er sehr deutlich, was seiner Meinung nach das Hauptziel des Medizinstudenten war:

„Studenten sollten darauf abzielen, nicht jeden Tag viele Krankheiten zu sehen; nein, ihr Ziel sollte es sein, ständig ein paar Fälle mit Fleiß und Aufmerksamkeit zu studieren; sie sollten sich eifrig die Gewohnheit aneignen, genaue Beobachtungen zu machen. Dies kann nicht auf einmal getan werden; diese Gewohnheit kann es." Sie können nur nach und nach erworben werden. Sie sind nie das Ergebnis von Fähigkeiten allein; sie belohnen stets die Arbeit geduldigen Fleißes. Sie sollten sich auch bemühen, Ihre Beobachtungen nicht nur genau, sondern auch vollständig zu machen. Sie sollten, wenn möglich, jeden Fall von seinem Standpunkt aus verfolgen vom Beginn bis zum Ende; denn letzteres bietet oft die beste Erklärung früherer Symptome und den besten Kommentar zur Behandlung."

Graves lehrte im Prinzip, was Corrigan, er und Stokes in den nächsten Jahren so gründlich in der Praxis umsetzen sollten. Noch vor dem Ende des Jahrzehnts, in dem diese Ansprache im Meath Hospital gehalten wurde, sollte Corrigan im kleinen Jervis Street Hospital, wo es insgesamt nur Betten für sechs medizinische Patienten gab, seine großen Entdeckungen im Hinblick auf Aortenerkrankungen machen Legen Sie die solide Grundlage für die Diagnose von Herzerkrankungen für alle Zeiten. Es gibt viele Passagen in dieser Ansprache von Graves, die durchaus als Warnung für die heutige Zeit und die Generation dienen könnten, was die Methoden der medizinischen Ausbildung anbelangt, die keinen ausreichenden praktischen Unterricht beinhalten. Er sagte zum Beispiel:

„Der Haupteinwand gegen unsere gegenwärtige Art des Unterrichtens besteht darin, dass der Schüler, wie gut er auch sein mag, niemals gezwungen ist, bei der Unterscheidung von Krankheiten sein eigenes Urteil zu fällen, und dass er keine Gelegenheit hat, seine Fähigkeiten bei deren Heilung und folglich auch am Ende zu erproben Aufgrund seiner Studien verfügt er vielleicht über fundierte Kenntnisse in den Nebenwissenschaften – er ist ein perfekter medizinischer Logiker –, der in der Lage ist, die Namen von Krankheiten in ihre Klassen, Ordnungen und verschiedenen Unterteilungen zu ordnen; er ist möglicherweise ein Meister der schwierigsten Theorien moderner Physiologen; Er hat vielleicht viel gehört, gesehen und, wenn er Mitglied der medizinischen Gesellschaft war, auch viel geredet; aber was ist er am Ende all dieser Vorbereitung, wenn er ein vollwertiger Arzt wird? – ein Arzt, der es nie getan hat geübt !"

Diese Worte haben auf die meisten Phasen unserer modernen Bildung eine ebenso eindrucksvolle Anwendung wie auf die Zeit von Graves. Es gibt andere Passagen, die in dieser Hinsicht eine so bedeutsame Bedeutung haben, dass man kaum umhin kann, sie zu zitieren:

„Unsere gegenwärtige Unterrichtsmethode ist in der Tat sehr nützlich und für einen Anfänger kann man sich nichts Besseres ausdenken; aber für den fortgeschritteneren Schüler reicht sie keineswegs aus, noch ist sie darauf ausgelegt, ihm praktische Erfahrung zu vermitteln, ohne die alle anderen Kenntnisse von Nutzen sind." Ohne Erfolg. Ich sage, dass es ihm keine

Erfahrung verschafft, weil ihm zu keinem Zeitpunkt die Verantwortung übertragen wurde, einen Fall für sich und allein zu untersuchen; weil er zu keinem Zeitpunkt aufgefordert wurde, ohne die Hilfe von jemandem eine Diagnose zu stellen andere; und vor allem, weil er nie gezwungen war, auf diese Diagnose zu reagieren und die Behandlungsmethode zu verschreiben. Wenn diejenigen, die so ausgebildet und auf einer so dürftigen Grundlage zu Ärzten gemacht worden waren, die Wahrheit bekennen würden, wir sollte ein Bild präsentiert werden, das geeignet ist, Bestürzung, wenn nicht sogar ein stärkeres Gefühl hervorzurufen. Wie viele Zweifel und ablenkende Ängste begleiten einen solchen Mann am Bett seines ersten Patienten. Wenn die Krankheit akut ist und sein Leben in unmittelbarer Gefahr ist und wenn er unter dieser plötzlichen Situation zurückschreckt Aufgrund seiner ungewöhnlich hohen Verantwortung erntet er kaum Anerkennung für seine beruflichen Fähigkeiten. Wenn er im Gegenteil, unerfahren wie er ist, diese Entscheidung des Urteils, diese Energie der Praxis annimmt, die Erfahrung allein verleihen kann, ist es dann nicht wahrscheinlich, dass das Ergebnis noch katastrophaler sein wird?"

Die letzten Tage von Graves und die Umstände seines Todes und seiner Beerdigung werden von Professor Stokes, seinem großen persönlichen Freund und selbst einem der bedeutendsten Ärzte seiner Zeit, beschrieben. Wir zitieren den letzten Absatz der biografischen Notiz von Professor Stokes:

„Im Herbst 1852, er war damals in seinem siebenundfünfzigsten Lebensjahr, zeigten sich erstmals die Symptome der Krankheit, die sich als tödlich erweisen sollte. Im darauffolgenden Februar begann er der Krankheit zu erliegen. Obwohl es zeitweise seine eigene war Die Leiden waren groß, dennoch erlebte er viele Zeitabschnitte, in denen er schmerzfrei war. Und dann zeigte er seine ganze alte Fröhlichkeit und Energie. Bis zuletzt hatte er weiterhin Freude daran, von jedem Wissensfortschritt zu hören, der darauf abzielte, den Zustand des Menschen zu verbessern. oder um Licht auf seine Beziehungen zu einem zukünftigen Staat zu werfen. Unter diesem letzteren Gesichtspunkt interessierten ihn die Entdeckungen von Layard als Veranschaulichung der Heiligen Geschichte sehr; und so war es ihm gestattet, die Intervalle seiner Leiden auszufüllen, sogar zu Letzteres; denn seine geistigen Fähigkeiten versagten oder ließen nie nach – eine Gnade, für die er oft seine innige Dankbarkeit zum Ausdruck brachte; und so wurde ihm durch die Vorsehung ermöglicht, die Vergangenheit Revue passieren zu lassen und sich ein ruhiges und wohlüberlegtes Urteil über seine religiösen Überzeugungen zu bilden frühere Jahre. Und sobald der Wahrheitsgehalt dieser Aussagen festgestellt war, befolgte er sie mit der Ernsthaftigkeit, die alle seine Entscheidungen kennzeichnete. „Nachdem er diesen Zustand geduldiger Erwartung erreicht hatte, äußerte jemand, der ihm lieb war, einen

Gebetswunsch für seine Genesung. ‚Bitten Sie nicht darum', antwortete er; ‚es könnte sich als eine tödliche Prüfung erweisen.'

„Nachdem sein Geist so zufrieden geworden war, machte er nur wenige Bemerkungen zu diesen Themen, außer als Antwort auf die Anfragen anderer. Als er sich also auf die prophetische Veranschaulichung der reinigenden und erlösenden Liebe bezog, sagte er: „Eine Quelle wird geöffnet werden für Sünde und für Unreinheit." „Nein", sagte er, „keine Quelle, sondern ein Ozean."

„Am Tag vor seinem Tod wünschte er (ein zweites Mal), mit seiner Familie an der Heiligen Kommunion teilzunehmen. Als mit einigen Erklärungen begonnen wurde, antwortete er: „Das weiß ich alles; Ich halte das nicht für einen Zauber, aber ich möchte unter dem Banner Christi sterben." Als er fühlte, wie er sank, bat er um Gebet, und es wurde eine seinem Zustand entsprechende Bitte vorgelegt; aber er schien sich nach etwas mehr zu sehnen, und als er gefragt wurde, antwortete er: „Ich möchte ein Gebet, das ich kenne, einige der Gebete meiner Jugend, einige der Gebete meines Vaters." Die Litanei wurde begonnen, er nahm sofort die wohlbekannten Worte auf , und als die Stimme des Sprechers stockte, setzte er sie allein und deutlich bis zum Ende der Melodie fort: „Den hast du mit deinem kostbarsten Blut erlöst."

„Am zwanzigsten Märztag 1853 hörte er auf zu atmen, ohne erneut zu leiden.

„Sein Grab befindet sich auf dem Friedhof von Mount Jerome. Es trägt die folgende von ihm selbst diktierte Inschrift:

„ROBERT JAMES GRAVES,
Sohn von Richard Graves, Professor für Göttlichkeit, der nach einer langwierigen und schmerzhaften Krankheit in der Liebe Gottes und im Glauben an Jesus Christus starb."

William Stokes.

Sehr eng verbunden mit dem Namen Robert Graves in allem, was die irische Schule der Medizin zu Beginn des zweiten Viertels des 19. Jahrhunderts endgültig einflussreich machte, ist der Name William Stokes. Stokes' Arbeit über Erkrankungen der Brust und später im Leben seine Abhandlung über Erkrankungen des Herzens und der Aorta machen ihn zu einem der größten Ärzte aller Zeiten. Seinem Namen ist in der Medizin Unsterblichkeit zugesichert, denn mit dem Namen des bekannten schottischen Arztes Cheyne, der Ende des zweiten Jahrzehnts des 19. Jahrhunderts nach Dublin kam, wird er in dem am häufigsten verwendeten Begriff für eine Form der

Atmung in Verbindung gebracht , die bei bestimmten schweren Erkrankungen eine besondere diagnostische und prognostische Bedeutung hat und als Cheyne-Stokes-Atmung bekannt ist. Noch interessanter als der Arzt Stokes ist jedoch, wie wir sehen werden, der Mann Stokes und alles, wofür er in seiner Generation in Dublin während eines langen Lebens eintrat.

William Stokes stammte aus einer Familie, die in Dublin seit langem für ihre Wissenschaft bekannt war. Während seine Vorfahren ursprünglich aus England stammten, besetzten fünf Generationen mehr oder weniger herausragende Positionen im öffentlichen Leben Irlands und lebten mehr als einhundertfünfzig Jahre in Dublin, bevor Stokes begann, in der irischen Medizin eine herausragende Rolle zu spielen. Sein Vater, Whitley Stokes, war ein Gelehrter und Senior Fellow des Trinity College gewesen und hatte in den wissenschaftlichen, politischen und literarischen Kreisen der irischen Hauptstadt am Ende des 18. und Anfang des 19. Jahrhunderts eine herausragende Stellung. Er war Mitglied der United Irishmen gewesen, aber aus Angst, dass die propagierten revolutionären Prinzipien nur zu einem wirkungslosen Aufstand führen würden, trennte er sich von ihnen, allerdings Jahre später, als die United Irishmen unter den Bann der englischen Regierung gerieten Eine frühere Verbindung mit ihnen kostete ihn die Suspendierung aus der Gemeinschaft. Später jedoch wurde Whitley Stokes Regius-Professor für medizinische Praxis am Trinity College, einen Lehrstuhl, den er innehatte, bis in den frühen vierziger Jahren des 19. Jahrhunderts sein Sohn William, der Gegenstand dieser Skizze, sein Nachfolger wurde. Etwas über den Charakter des Mannes lässt sich anhand der Tatsache beurteilen, dass er zwar ein angesehener Arzt war und sich für alle Wissenschaftszweige interessierte, sich aber aktiv an der Gründung des Trinity College Botanical Gardens beteiligte und einer der Gründer des Zoological Gardens war Er war außerdem Autor eines preisgekrönten Essays als Antwort auf Tom Paines „Age of Reason", das damals große Aufmerksamkeit erregte.

Unser William Stokes war der zweite Sohn von Whitley Stokes und wurde 1804 in Dublin geboren. Wie viele andere angesehene Wissenschaftler galt er als Junge nicht als kluger Schüler und konnte tatsächlich dazu gebracht werden, sich nur für sich selbst zu interessieren sehr geringfügig in dem, was normalerweise als absolut notwendige grundlegende Arbeit in der Bildung angesehen wird. Er hatte eine große Vorliebe für Poesie und Romantik, die er tatsächlich sein ganzes Leben lang in sich trug . Die Scottish Border Ballads waren seine Lieblingslektüre und er verbrachte Tage damit, sie sich einzuprägen. Es erübrigt sich fast zu erwähnen, dass seine offensichtliche Trägheit und seine Abneigung gegenüber einem stabilen, methodischen Studiensystem, wie sein Sohn, der verstorbene Sir William Stokes in seiner

Biographie seines Vaters berichtet, für seine Eltern Anlass zu großer Sorge gaben und besonders seiner Mutter Anlass zur Sorge gaben viel besorgter Gedanke. Als er eines Tages seinen Lieblingsautor, Sir Walter Scott, las, schlief er ein – und wurde kurz darauf von ein paar warmen Tropfen geweckt, die auf sein Gesicht fielen. Als er aufstand, stellte er fest, dass seine Mutter sich über ihn beugte. Es waren ihre Tränen, die ihn geweckt hatten. Voller Reue darüber, der Mutter, die er so sehr liebte, so viel Kummer bereitet zu haben, vollzog sich in seinem Wesen eine sofortige und heilsame Veränderung, und aus dem verträumten, trägen Jungen wurde fortan ein leidenschaftlicher und begeisterter Schüler.

Stokes machte die Vernachlässigung des Studiums, die er in seiner Jugendzeit gehabt haben könnte, mehr als wett, als er das Medizinstudium begann, zu dem er sich berufen fühlte. Hier galt er als einer der eifrigsten und fleißigsten Studenten.

Sein erstes Medizinstudium begann er in Dublin am Meath Hospital. Chemie lernte er im Labor des Trinity College und Anatomie am Royal College of Surgeons. Nachdem er mehrere Jahre damit verbracht hatte, ging er nach Glasgow, wo er zwei weitere Jahre lang hauptsächlich mit Chemie im Labor von Professor Thompson beschäftigt war. Wie die meisten jungen Iren seiner Zeit begab er sich anschließend nach Edinburgh, um seine Ausbildung in klinischer Medizin zu vervollständigen und, wenn möglich, seinen medizinischen Abschluss an dieser berühmten Institution zu erwerben. In Edinburgh begann Stokes unter dem magnetischen Einfluss der großen Lehrerin Allison, die seltenen Fähigkeiten der ursprünglichen Beobachtung zu entwickeln, die ihn schon in jungen Jahren in die vorderste Reihe der besten Mediziner seiner Zeit brachten.

Es ist interessant festzustellen, dass er vor seiner Abreise aus Edinburgh sein erstes medizinisches Werk veröffentlichte, eine Abhandlung über die Verwendung des Stethoskops, das zweifellos das Mittel zur Einführung dieses Instruments war – und damit auch Laennecs fruchtbares System der körperlichen Diagnose mittels Auskultation --zur allgemeinen Bekanntmachung der englischsprachigen Ärzteschaft. Auch nach allem, was zu diesem Thema geschrieben wurde, bleibt es ein sehr wertvolles kleines Buch. Es war dem berühmten Cullen gewidmet, der bereits eine Reihe von Fällen veröffentlicht hatte, die durch die Verwendung des Stethoskops veranschaulicht wurden, und dem Stokes wahrscheinlich die Idee verdankte, dass eine formelle kleine Abhandlung zu diesem Thema erforderlich war. Es ist typisch für die langsame Einführung medizinischer Neuerungen, selbst wenn sie von großer Bedeutung sind, dass mehr als zehn Jahre später alte, wenn auch angesehene Ärzte sich nicht selten über Stokes lustig machten, weil er so viel Zeit mit der Untersuchung von Fällen mit der Medizin verbrachte Stethoskop, da es ihrer Meinung nach kaum mehr als ein

Spielzeug war. Dies geschah nicht in bitterem, nörgelndem Geist, sondern mit der freundlichsten Selbstgefälligkeit und Herablassung. Stokes, der auf seine Art sehr praktisch veranlagt war, erkannte jedoch den Wert des Instruments, und als Ergebnis seiner Lehrtätigkeit begann es bald allgemeiner verwendet zu werden; Damit gelangte in die englischsprachigen medizinischen Kreise jene genaue Kenntnis der Erkrankungen des Brustkorbs, die nur mit Hilfe dieses kleinen Instruments und der damit verbundenen Auskultationsmethoden erlangt werden kann.

Unmittelbar nach seinem Abschluss ließ sich Stokes in seiner Heimatstadt nieder, um dort zu praktizieren . Im Jahr 1826, als Stokes erst 22 Jahre alt war, wurde Dublin von einer jener Typhus-Epidemien heimgesucht, die in der ersten Hälfte des 19 Man nennt es heute Typhus, aber vermischt mit vielen Fällen des echten, gefürchteten Typhus. Die Sterblichkeit bei solchen Epidemien lag, wie wir aus den Statistiken hier in New York wissen, stets über 25 Prozent und erreichte oft weit über 50 Prozent. Die Art der Ansteckung war unbekannt, es war nur sehr gut bekannt, dass diejenigen, die häufig mit den Patienten in Kontakt kamen, wahrscheinlich an der Krankheit erkrankten. In den ärmeren Klassen Dublins wütete das Fieber mit Heftigkeit, aber der junge Stokes widmete sich der Pflege der Patienten in einem Ausmaß, das seine körperliche Ausdauer stark beanspruchte. Er widmete sich besonders den ärmeren Schichten. Während des Höhepunkts der Epidemie im Jahr 1826 erkrankte er nicht an dem Fieber, wohl aber im Jahr 1827, als es erneut auftrat, aber glücklicherweise litt er in einer milden Form.

Nicht lange danach kam es zu einer Epidemie einer anderen Krankheit, der asiatischen Cholera, deren Gefahr durch den Fortschritt der wissenschaftlichen Medizin in der Neuzeit fast vollständig beseitigt wurde. Es zeigte sich in Dublin, als Stokes etwa fünfundzwanzig war. Er war es, der den ersten Fall der Krankheit erkannte und den Warnton erklang, der wahrscheinlich viele Leben rettete, indem er auf die gerade beginnende Gefahr aufmerksam machte. Er widmete sich erneut der Betreuung der Patienten und verfasste, wie auch im Fall des Typhus, einen Erfahrungsbericht, der an sich schon ein wertvolles medizinisches Dokument ist, das die Beobachtungsgabe des jungen Mediziners zeigt.

Stokes widmete sich der Arbeit für die Armen, und sein tiefes Interesse an ihrem Wohlergehen veranlasste ihn, in den traurigen Jahren dieses schrecklichen fünften Jahrzehnts des 19. Jahrhunderts viel Zeit zu opfern, um medizinische Wohltätigkeitsorganisationen für seine unglücklichen Landsleute zu organisieren. Sein Interesse an dieser Organisationsfrage führte ihn auch zu der Erkenntnis, wie viel durch öffentliche Hygiene und effiziente staatliche Hygiene erreicht werden könnte. Er erkannte auch, wie viel in dieser Richtung erreicht werden könnte, wenn Männer eine

angemessene Ausbildung erhalten würden, um sie zu Spezialisten auf diesen
Gebieten zu machen. Fast mehr als jedem anderen Mann ist Stokes die
Entwicklung der öffentlichen Hygiene als Spezialwissenschaft und ihre
Organisation zur ordnungsgemäßen Gewährleistung der öffentlichen
Hygiene zu verdanken.

Seine Bemühungen, insbesondere im Hinblick auf die Ärzte Irlands, die so
edel und nicht selten auf Kosten anderer Praktiken ihre Zeit, Gesundheit und
oft sogar ihr Leben opferten, um ihren notleidenden Landsleuten zu helfen,
gehören zu den besten Denkmäler seiner zärtlichen Anteilnahme und seiner
Herzensgüte als Mensch. Seine Aussage vor dem Parlamentsausschuss war
zu diesem Zeitpunkt von größtem Wert für die gebührende Anerkennung
ihrer Dienste.

Als 1843 das Gesetz über medizinische Wohltätigkeitsorganisationen
vorgelegt wurde, schlossen sich Stokes und Cusack zusammen, um für diese
hingebungsvollen Männer eine Verbesserung der Bedingungen zu erreichen,
unter denen sie arbeiteten. Sie begaben sich nach London, um vor dem
Unterhaus zu diesem Thema auszusagen. Beide Freunde hatten den Verlust
vieler ihrer liebsten und vielversprechendsten Schüler beklagen müssen, die
nach einer kurzen Erfahrung auf dem Lande dem Fieber zum Opfer gefallen
waren, das sie sich bei der Erfüllung ihrer Pflichten zugezogen hatten. Sie
plädierten dafür, dass die Vergütung für die Betreuung von
Fieberkrankenhäusern und -apotheken fairerweise großzügig festgelegt
werden sollte und dass für die Witwen und Kinder von Herren, die im
öffentlichen Dienst ihr Leben verloren hatten, eine gewisse Vorsorge
getroffen werden sollte. Sie sammelten Statistiken, die bewiesen, dass die
Sterblichkeit der Ärzte Irlands in einem Zeitraum von 25 Jahren 24 Prozent
betrug, während die Todesursache in den meisten Fällen Typhus war. Sie
zeigten , dass nach Angaben von Generalinspekteur Marshall die relative
Sterblichkeit der kämpfenden Offiziere in der Armee weniger als halb so
hoch war und nur zehneinhalb Prozent betrug. Es war wenig verwunderlich,
dass William Stokes als Antwort auf die Frage des Vorsitzenden nach dem
Bestehen eines besonderen Risikos für den Amtsarzt in Irland sagte: „Eine
solche Anzahl meiner Schüler ist durch Typhusfieber ausgelöscht worden,
dass … Ich fühle mich sehr unwohl, wenn einer von ihnen eine Apotheke in
Irland übernimmt. Ich betrachte das fast als würde ich in die Schlacht
ziehen." Erneut stellt er fest: „Die Ärzte in Irland befinden sich in einer ganz
anderen und viel ernsteren Lage als ihre Brüder in Großbritannien … Der
irische Arzt ist oft der größten Ansteckungsgefahr ausgesetzt, wenn er
selbst." Unter dem Einfluss von Kälte, Nässe, Müdigkeit und Hunger arbeitet
er unter den Armen und zieht von Hütte zu Hütte in wilden und dünn
besiedelten, aber weitläufigen Gegenden. Er muss oft viele Stunden lang bei
schlechtestem Wetter reiten Nachts erduldet er große Anstrengungen,

während er sowohl seelischen als auch körperlichen Leiden zum Opfer fällt; denn wenn wir zu dieser Arbeit noch den schädlichen Einfluss hinzufügen, den das Wissen um die Gefahr auf den Organismus eines Menschen haben muss, der das Gefühl hat, von der Krankheit niedergeschlagen zu sein unter der er so viele versinken sah und von dem Gedanken gequält wurde, eine junge Familie ohne Versorgung zurückzulassen, können wir verstehen, wie es dazu kommt, dass das Land so oft durch den Tod so vieler seiner am besten ausgebildeten und ergebensten Diener beraubt wird."

Die vielleicht interessanteste Phase von Stokes' rein medizinischer Arbeit im ersten Teil seiner Karriere ist seine Behandlung des Themas Konsum. Als er noch nicht ganz dreiunddreißig war, verfasste er eine Abhandlung über die Diagnose und Behandlung von Erkrankungen der Brust. Seine Vertrautheit mit der Arbeit von Graves und Auenbrugger ermöglichte ihm die Beherrschung aller modernen Methoden der physikalischen Diagnose, so dass er die Tuberkulose bestmöglich und mit der geringstmöglichen Wahrscheinlichkeit eines allzu positiven Urteils hinsichtlich ihrer Heilung untersuchen konnte . Trotz der Genauigkeit seines Wissens beharrte er jedoch darauf, dass die Krankheit heilbar sei und dass es dabei darauf ankomme, sie so früh wie möglich zu erkennen, damit dem Patienten die besten Chancen auf ein Leben gegeben würden.

Damals hielten die meisten Ärzte Tuberkulose für eine Erbkrankheit, ohne zu wissen, dass sie möglicherweise ansteckend sei. Die Akzeptanz der Vererbung schien den Opfern der Krankheit den Stempel des unvermeidlichen Todes einzuprägen. Die Heilbarkeit der Tuberkulose anzukündigen, bedeutete damals einen Widerspruch zu allen medizinischen Traditionen der damaligen Zeit, und Stokes musste dabei viele Beobachtungen von Patienten zur Stützung seiner Lehren herangezogen haben, die geheilt worden waren, obwohl man ihnen zugesichert hatte, dass sie an Tuberkulose erkrankt seien diese angeblich tödliche Krankheit. Wir wissen, dass Stokes mit seinem Urteil in dieser Angelegenheit sicherlich recht hatte, und sind uns auch darüber im Klaren, dass seine Behandlungsmethode, zu der reichliche Fütterung und lange Stunden am Tag an der frischen Luft gehörten, die besten Elemente der modernen Behandlung von Tuberkulose umfasste.

Eine der vielleicht auffälligsten Vorwegnahmen dessen, was in der Medizin als recht modern angesehen werden kann, sind die Beschreibungen von Dr. Stokes über die Methoden, mit denen seiner Ansicht nach bestimmte Formen der Herzschwäche, insbesondere das Vorkommnis einer beginnenden Fettkrankheit, behandelt werden sollten. Seine Anweisungen entsprechen fast genau denen, die den Namen der Gebrüder Schott in den letzten 25 Jahren weltweit bekannt gemacht haben. Dass er unsere modernen Ansichten über Tuberkulose, ihre Heilbarkeit und die besten Behandlungsmethoden vorweggenommen hat, zeigt, wie gründlich Stokes seine Fälle von Schwindsucht studiert hatte. Dass derselbe Mann auch in der Lage war, die Einzelheiten der Behandlung von Herzschwäche auszuarbeiten, ist ein Triumph, der vielleicht besser als alles andere die Genialität des Arztes nicht nur in der Beobachtung von Krankheiten, sondern vor allem in diesem wichtigeren Teil zeigt der Medizin – die richtige Anwendung therapeutischer Prinzipien.

Stokes bemerkt: „Nach dem gegenwärtigen Stand unseres Wissens erscheint die Übernahme der folgenden Grundsätze bei der Behandlung eines Falles einer beginnenden Fettkrankheit gerechtfertigt:

„Wir müssen den Patienten schrittweise, aber stetig dazu erziehen, alle luxuriösen Gewohnheiten aufzugeben. Er muss sich frühe Morgenstunden aneignen und ein System abgestufter Muskelübungen durchführen; und es wird oft passieren, dass der Patient, nachdem er in diesem System beharrt hat, dies auch tut Es ist möglich, eine Menge körperlicher Betätigung mit Vergnügen und Vorteil zu betreiben, was anfangs aufgrund der Atembeschwerden, die auf die Anstrengung folgten, völlig unmöglich war. Die Behandlung durch Muskelübungen ist offensichtlich bei jüngeren Personen angemessener als bei Personen im fortgeschrittenen Leben. Die Symptome der Schwäche des Herzens lassen sich oft durch eine geregelte Gymnastik oder durch Gehübungen entfernen, selbst in Gebirgsländern wie der Schweiz oder den schottischen oder irischen Highlands. Wir können bei solchen Personen häufig das Auftreten dessen beobachten, was allgemein als bekannt ist 'den zweiten Wind bekommen;' Das heißt, der Patient leidet in der ersten Zeit des Tages unter extremer Atemnot und Herzklopfen, aber durch Ausdauer, ohne Überanstrengung oder nach einer kurzen Ruhepause, kann er seine Tagesarbeit beenden und sogar hohe Berge mit Leichtigkeit besteigen . Bei fortgeschrittenen Menschen müssen wir jedoch, wie bereits erwähnt, aufgrund der häufigen Komplikationen mit atheromatösen Erkrankungen der Aorta und Erkrankungen der Leber und der Lunge vorsichtiger sein, wenn wir den jetzt beschriebenen Kurs empfehlen.“

Wenn ein Beweis für Stokes' Fähigkeit als Beobachter und Lehrer benötigt würde, wäre dieser leicht in seiner ursprünglichen Beschreibung der Form der Atemstörung zu finden, die seitdem als Cheyne-Stokes-Atmung bekannt ist. Darüber hinaus ist die Passage ein Beispiel für prägnante Vollständigkeit der Beschreibung, die es durchaus verdient hätte, in das Alltagsbuch schreibender Ärzte aufgenommen zu werden, denn so viele von ihnen müssen seine Prägnanz und Klarheit nachahmen. Es ist in seinem Buch *„Diseases of the Heart and the Aorta“*, S. 336, zu finden .

„Eine Form der Atemnot, die dieser Erkrankung eigen ist (fettige Degeneration des Herzens), bestehend aus einer Periode scheinbar vollkommener Apnoe , gefolgt von schwachen und kurzen Inspirationen, die allmählich an Stärke und Tiefe zunehmen, bis der Atemakt zum Stillstand kommt Die höchste Tonhöhe, zu der es fähig zu sein scheint, ist, wenn die Atmung, einer absteigenden Skala folgend, regelmäßig abnimmt, bis eine weitere Apnoeperiode beginnt . Auf dem Höhepunkt des Paroxysmus wird das Blasengeräusch äußerst kindisch."

Es ist merkwürdig interessant, dass ein beliebtes Diskussionsthema in den irischen medizinischen Gesellschaften vor fast fünfzig Jahren ein Thema war, das bei Treffen medizinischer Gesellschaften immer noch häufig auf dem Tisch liegt. In einer seiner öffentlichen Ansprachen beklagte Dr. Stokes die Tatsache, dass die Medizin in der Wertschätzung der Menschen nicht ihren angemessenen Platz einnehme und nicht in der Lage sei, ihre Würde als Beruf in ihrem eigentlichen Bereich zu behaupten. Er erörterte auch die Abhilfemaßnahmen für diesen Zustand, und da er ein Mann mit äußerst weitreichenden Ansichten, sehr großer Erfahrung und einem vernünftigen, konservativen Urteilsvermögen war, lohnt es sich, zu Beginn des 20. Jahrhunderts aus praktischen Gründen darüber nachzudenken Die von ihm dargelegten Probleme des Berufslebens begleiten uns immer noch. Aus diesem Grund erschien es der Mühe wert, ein ziemlich ausführliches Zitat zu geben, das seine Schlussfolgerungen in dieser Angelegenheit angemessen wiedergeben würde.

„Geht es durch öffentliche Agitation und Vorwürfe an taube oder unwillige Ohren, dass diese medizinischen Missbräuche korrigiert werden sollen? Geschieht es durch die Forderung nach einer Klassengesetzgebung? Oder geschieht es durch die Bemühungen aller und aller, die Medizin in die Hierarchie einzuordnen." der Wissenschaften - an der Spitze des menschlichen Fortschritts stehen; jeden Einfluss eliminieren, der ihn schwächen könnte, das Berufsprinzip jeden Tag mehr und mehr weiterentwickeln, während wir alle Dinge fördern, die mit seinem moralischen, literarischen und wissenschaftlichen Charakter zusammenhängen? Wenn dies der Fall ist? Dann beginnt die wirkliche Reform all der Dinge, über die wir uns ärgern und ärgern. Dann wird die Medizin ihr gebührendes Gewicht in den Räten des Landes haben. Es gibt keinen Königsweg zu dieser Vollendung. Einerseits die Die liberale Bildung der Öffentlichkeit muss voranschreiten, und die Einführung der Naturwissenschaften in die Kunststudiengänge der Universitäten muss dem Empirismus den Todesstoß versetzen; und andererseits muss die Bildung unserer selbst ihre Grundlagen erweitern, und wir sollten weit vertrauen weniger auf das Besondere als auf die allgemeine Schulung des Geistes. Wenn die Medizin in der Lage ist, Respekt zu erlangen, stellen Sie sicher, dass ihre Belohnung proportional erhöht und ihr Status erhöht wird. In der Geschichte des Menschengeschlechts lassen sich drei Objekte identifizieren, denen der Mensch am Herzen liegt: erstens sein zukünftiger Zustand; als nächstes seine weltlichen Interessen; und schließlich seine Gesundheit. Und so wurden die Berufe, die sich mit diesen Überlegungen befassen, relativ zueinander angeordnet: erstens der der Göttlichkeit; als nächstes das des Gesetzes oder der Regierung; und da der Mensch Gold mehr liebt als das Leben, ist das letzte die Medizin. Aber mit dem Fortschritt der Gesellschaft wird sich ein gerechteres Gleichgewicht einstellen, vorausgesetzt, dass wir in die richtige Richtung arbeiten und uns würdig machen, an ihrer Regierung teilzuhaben, und zwar nicht durch Zwangslehrpläne; nicht durch überfrachtete Prüfungen in Spezialkenntnissen, die im Vergleich zu einem großen mentalen Training nahezu wertlos sind; sondern indem man sich um die moralische und religiöse Kultivierung und den allgemeinen intellektuellen Fortschritt des Schülers kümmert."

Daher ist zu befürchten, dass Dr. Stokes kaum Verständnis für den Spezialisierungstrend der modernen medizinischen Ausbildung haben würde. Es ist sicher, dass sich die medizinischen Giganten der alten Zeit nicht so entwickelt haben; aber die Zeiten haben sich geändert; Vielleicht sollten wir uns mit ihnen ändern, nur die Gefahr der Änderung muss immer im Auge behalten werden, um ihre schwerwiegendsten Folgen nach Möglichkeit bei der ersten Warnung abzuwenden.

Während Stokes tiefes Mitgefühl für das irische Volk und die traurigen Bedingungen, unter denen es litt, empfand, hatte er, wie viele andere gebildete Iren, leider nur sehr wenig aktives Mitgefühl für irgendeine der Bewegungen, die sich für ihre Hilfe einsetzten. Er war ein Mann im frühen mittleren Lebensalter, als O'Connells Agitation begann, aber er beteiligte sich nicht an der Bewegung. Später, als sein persönlicher Freund, Isaac Butt, mit seiner großen politischen Arbeit für Irland beschäftigt war, versuchte Stokes, ihn davon abzubringen, da er das Gefühl hatte, dass die Aufrüttelung der Menschen zur Erkenntnis ihrer Rechte nur zu einer stärkeren Durchsetzung ihrer Rechte führen würde Ketten. Es hat sich ein besseres Urteilsvermögen durchgesetzt und mittlerweile sind praktisch alle Klassen in der gälischen Bewegung vereint, was es schwieriger macht, Stokes' Position zu verstehen, doch seine Haltung ist eher ein Grund für Mitgefühl als für Schuldzuweisungen. Sein Herz war berührt, aber sein Kopf konnte sich kein glückliches Ende für seine Landsleute vorstellen, und so zog er es vor, sie geduldig ertragen zu lassen, anstatt durch Zwangsmaßnahmen noch mehr Übel zu erleiden.

Dr. Stokes erkannte jedoch die ganze Ungerechtigkeit der Vereinigung des irischen und des englischen Parlaments und erzählte eine seiner

Lieblingsgeschichten über eines der Mitglieder des irischen Parlaments, das sich an England verkaufte. Dieses Mitglied, das feststellte, dass er bei der Verteilung der Belohnungen nach der Verabschiedung der Union unbemerkt blieb, obwohl achtzehn seiner Kollegen in den Adelsstand erhoben worden waren, bediente den Außenminister und beklagte sich in verletztem Ton darüber, dass er vernachlässigt worden sei. Der Sekretär antwortete in der mildesten Form: „Die Regierung, Sir, ist sehr bestrebt, alles in ihrer Macht Stehende zu tun, um denjenigen zu helfen, die sie unterstützt haben. Was ist das Ziel Ihres Ehrgeizes?"

„Machen Sie mich dem Rest der Schurken ebenbürtig ", war die prompte Antwort dieses gewissenhaften Gesetzgebers.

Stokes fügte hinzu: „Die Geschichte zeigt nicht, ob seinem durchaus berechtigten Antrag stattgegeben wurde."

Inmitten von Stokes' Sympathie für seine Landsleute gab es immer eine Gegenströmung reaktionärer Gefühle, als fürchtete er, dass die keltische Reformbegeisterung das Ziel überschreiten und Übel mit sich bringen würde, noch schlimmer als das Gute, das sie mit sich bringen könnte. Der folgende Brief an einen Freund, der eine Phase dieses Gefühls seitens eines aufrichtigen Iren darstellt, scheint es wert, wiedergegeben zu werden, da er Überlegungen im Hinblick auf die gegenwärtige Bewegung anregt, die vor möglichen Gefahren warnen, die vom kommerziellen Geist ausgehen müssen auf jeden Fall vermieden werden, wenn die Iren den Einfluss behalten wollen, den ihr Idealismus ihnen jemals verliehen hat, egal in welchem Teil der Welt sie sich befinden:

„27. Oktober 1836. – Es wird Ihnen leid tun zu hören, dass ich zwei Tage lang in Connemara war, um den armen Macnamara zu sehen. Er liegt im Sterben. Oh, was für eine Tragödie wird das sein! Wir erwarten ihn in der Stadt Woche. Ich habe den herrlichen Lough Corrib noch nie so schön gesehen. Ich wurde von Miss Blake bewirtet; sie ist ein perfektes Beispiel der alten irischen Aristokratie. Groß, vornehm, elegant gebaut, mit dunklem Haar und äußerst hellem Teint; sie sah aus wie … Sie stand in ihrer mit Wandteppichen geschmückten Halle, eine Dame der Romantik; ihre Jugend, ihr Trauerkleid, ihr klassischer Kopf und die Symbole ihrer geliebten Religion – alles vereint zu einem Bild, das man nicht so schnell vergisst. Das Schloss, grau und abgenutzt, steht da auf einer grünen Plattform über dem klaren und reißenden Fluss, durch den das gesamte Wasser von Lough Mask und Lough Corrib zum Meer strömt. Es kehrt Byrons Gleichnis um: „Ohne ganz grün und wild frisch" usw. usw. Sie werden sagen, ich bin es Wahnsinn; aber in Wahrheit wird ein wenig Zeit diese alten Burgen und ihre hochgeborenen und ehrenhaften Bewohner und die Gefühle, die ihre Gemeinschaft hervorruft, dem Erdboden gleichmachen, und dann wird „Nützlichkeit" die

Herrschaft haben und „gesunder Menschenverstand", der über die Vergangenheit und die Zukunft lacht schön, wird Fabriken mit den Überresten der Geschichte bauen, Geld verdienen und sterben."

Das Interesse von Dr. Stokes an irischen historischen Themen lässt sich am besten daran erkennen, dass er sich gegen Ende seines Lebens, als er mit seiner Praxis und medizinischen Arbeiten aller Art sehr beschäftigt war, die Zeit nahm, ein Leben seines Freundes zu schreiben , George Petrie, der angesehene irische Antiquar. Diejenigen, die sich für irische Altertümer interessieren, werden sich daran erinnern, dass Petries Werk diese Würdigung überaus verdient hat und dass Stokes' Leben Petries Verdienst verdient. Dr. Stokes' Tochter Margaret entwickelte durch die Zusammenarbeit mit Petrie und das Interesse ihres Vaters an irischen Altertümern eine intensive Beschäftigung mit dem gleichen Thema und schrieb einen kleinen Band mit dem Titel „Frühchristliche Kunst in Irland", der zum Standardhandbuch **geworden** ist zu diesem Thema für diejenigen, die sichere und eindeutige Informationen wünschen, aber nicht auf Antiquitäten spezialisiert sind.

Am 17. März 1874 wurde Stokes als Anerkennung seines Interesses an irischen Altertümern zum Präsidenten der Royal Irish Academy ernannt. „Es war ein Neuanfang für die Mitglieder dieser Gesellschaft", sagt Stokes' Biograf, „die hauptsächlich für Literatur und abstrakte Wissenschaften repräsentativ ist, einen Arzt als ihr Oberhaupt zu wählen, aber man hatte das Gefühl, dass jetzt die Zeit gekommen sei, in der die Medizin an der Macht sei." hatte dank der Arbeit von Stokes und anderen eine solche Position in der Wertschätzung literarischer und wissenschaftlicher Männer erlangt, dass die Wahl des Regius-Professors dieser Kunst am Trinity College (zum Präsidenten der Royal Irish Academy) begrüßt werden würde die Mehrheit." Mit Sicherheit hätte kein Mitglied der Ärzteschaft diese Ehrung mehr verdient, weil er sich für die irische Medizin eingesetzt hatte, und abgesehen von seinem breiten, sympathischen und liberalen Interesse an irischen Altertümern war er für diese ehrenvolle Position hervorragend geeignet.

Als Stokes' Tod Anfang Januar 1878 bekannt gegeben wurde, glaubte die medizinische Welt, einen ihrer repräsentativsten Männer verloren zu haben. Einige Jahre vor seinem Tod waren diesem würdigen Protagonisten der irischen Medizin viele ungewollte Ehrungen zuteil geworden. Er wurde zum Mitglied des Preußischen Verdienstordens und zum Ehrenmitglied vieler wissenschaftlicher Gesellschaften auf dem Kontinent ernannt. Er hatte die seltene Auszeichnung des LL.D.-Abschlusses erhalten. aus Cambridge und wurde in ähnlicher Weise von vielen anderen Universitäten geehrt. Die Ehre, die Stokes selbst am meisten geschätzt hätte, kam vielleicht nach seinem Tod, als die Landbevölkerung, die ihn kennen und lieben gelernt hatte, darum bat, seine sterblichen Überreste von Carrig Breac zur Kirche St. Fintan – dem „Grassy" – tragen zu dürfen Friedhofsgrab", wo er neben seiner geliebten

Frau und seinen Kindern beigesetzt werden sollte. Sie legten ihn in dasselbe Grab und unter denselben Stein mit ihr, der geliebten Gefährtin seines Lebens, und in deren Grab er diese Worte eingraviert hatte:

„Als das Ohr sie hörte, segnete es sie;

Als das Auge sie sah , jubelte es;

Als die Armen und Leidenden zu ihr kamen

Sie wurden getröstet.

Sicherlich war eine Gewerkschaft wie die ihre nicht dazu bestimmt, nur vorübergehend zu sein.

Stokes' wunderbare häusliche Zuneigung war nur ein weiterer Hinweis auf einen der schönsten Menschentypen, die je gelebt haben. Die affektive Seite seines Wesens, zutiefst zärtlich, zutiefst mitfühlend, immer zuerst für die anderen da und vor allem den Armen und Hilflosen menschlich ergeben, war typisch für die beste Seite des irischen Charakters. Dafür, noch mehr als für alles, was er für die praktische Medizin getan hat (obwohl das Fehlen seiner Arbeit eine große Lücke im medizinischen Fortschritt des 19. Jahrhunderts bilden würde), könnte die Menschheit durchaus stolz auf ihn sein. Sein Beispiel lebt noch immer und motiviert seine Berufsbrüder, von denen einer (Sir John Moore) über ihn sagte: „Diejenigen, die Dr. Stokes am Bett der Kranken gesehen haben, wissen, wie sanft, wie kultiviert und freundlich er sich ihm gegenüber verhielt." Bei all dem Eifer der klinischen Beobachtung und Forschung vergaß er den Leidenden vor ihm nicht einen Moment lang – kein gedankenloses Wort von seinen Lippen, keine grobe oder unfreundliche Handlung erschütterte jemals das ruhige Vertrauen, das diejenigen in ihn setzten, die seine Fähigkeiten und Fähigkeiten suchten In vielen beredten Vorträgen, die er im Meath Hospital hielt, vermittelte er die christlichen Lehren der Nächstenliebe und Rücksichtnahme; und so bemühte er sich, durch Gebote und Beispiel die Pflichten eines wahren und gottesfürchtigen Arztes zu lehren."

Dominic Corrigan.

Der Dritte im großen Trio der Gründer der Irish School of Medicine ist Sir Dominic John Corrigan, dessen Name für immer mit der Pulsform verbunden sein wird, die bei Herzerkrankungen der Aorta auftritt. Es war sein größtes Verdienst, als erster diese Art von Herzkrankheit in allen Einzelheiten beschrieben zu haben, und der angesehene französische

Kliniker Trousseau erklärte, dass die Aorteninsuffizienz Corrigan-Krankheit genannt werden sollte. Zu Recht galt Trousseau zu dieser Zeit als der führende Geist unter den Klinikern Europas. Er wurde nicht müde, seinen Studenten Corrigans scharfsinnige klinische Beobachtungen zu loben, und bestand darauf, dass es Arbeiten dieser Art seien, die echten Fortschritt in der Medizin sicherten. Trousseaus Vorschlag zur Nomenklatur wurde nicht vollständig übernommen, aber Corrigans Puls ist in der gesamten medizinischen Welt wohlbekannt, und es besteht kein Zweifel daran, dass er noch viele Generationen lang dem Mann, der ihn als erster zu schätzen wusste, die verdiente Ehre erweisen wird Obwohl er nicht der Erste war, der die Bedeutung erkannte – und tatsächlich konnte sie der Beachtung kaum entgehen –, zeigte er doch, welche diagnostischen Schlussfolgerungen daraus gezogen werden könnten.

Corrigans Karriere sollte ein anregendes Beispiel für den jungen Arzt sein, der gerade die echte Postgraduiertenarbeit in der Medizin aufnimmt, die folgt, nachdem er seinen Abschluss gemacht, vielleicht seine Arbeit im Krankenhaus beendet hat und mit der Praxis beginnt. Corrigan war erst siebenundzwanzig, als er mit der Reihe von Beobachtungen begann, auf denen seine Arbeit über Herzerkrankungen der Aorta basierte, die veröffentlicht wurde, als er etwa dreißig war. In dieser Hinsicht ist Corrigan unter seinen angesehenen irischen Zeitgenossen nicht der Einzige, was seine jugendlichen Leistungen betrifft. Man wird sich erinnern, dass Stokes sein kleines Buch über das Stethoskop schrieb, als er erst einundzwanzig war, und bereits vor seinem dreißigsten Lebensjahr einige sehr wichtige Beobachtungen über Erkrankungen der Brust gemacht hatte. Noch vor seinem fünfundzwanzigsten Lebensjahr hatte Graves die solide Qualität seiner Intelligenz deutlich zum Ausdruck gebracht und die Fälle der Nervenkrankheit beschrieben, die seitdem nach seinem Namen, der Basedow-Krankheit, benannt wurde, bevor sein viertes Lebensjahrzehnt vergangen war ein oder zwei Jahre. Tatsächlich haben diese jungen Männer durch ihre sorgfältige Beobachtung und die Abhängigkeit von ihren eigenen Ressourcen so viel erreicht, dass der medizinische Autor der Neuzeit versucht ist, sich zu fragen, ob dies nicht vielleicht die wertvollste Eigenschaft des menschlichen Geistes im jungen Erwachsenen ist, seine Originalität wird durch die Menge an Informationen verdeckt, die es aufnehmen muss, bevor es in Versuchung kommt, selbst nachzudenken.

Ein weiteres bemerkenswertes Merkmal von Corrigans Leistung ist die Erkennung und Beschreibung dieser Form von Herzerkrankungen. Zu dieser Zeit war er Arzt in einem Krankenhaus, das nur Platz für sechs medizinische Patienten hatte. Diese Anstellung im kleinen Jervis Street Hospital in Dublin war erst nach einem Wettbewerb gesichert worden, und Corrigan musste für das Privileg bezahlen, der behandelnde Arzt zu sein. Dies konnte er sich damals nicht leisten, und so beschloss er, wie er einem Freund erzählte, alle seine Möglichkeiten, Patienten zu studieren, so weit wie möglich zu nutzen. Er besuchte sein Krankenhaus nicht nur, um Patienten zu sehen, sondern um die Fälle sorgfältig zu studieren. Sein Erfolg ist nur ein weiteres Beispiel für die Notwendigkeit, viel und nicht viel zu sehen, wenn es wirklichen Fortschritt geben soll. Heutzutage denken Ärzte kaum noch, dass sie über Krankenhauserfahrung verfügen, es sei denn, sie sind behandelnde Ärzte mehrerer Krankenhäuser und behandeln mindestens einhundert Patienten pro Woche. Das Ergebnis ist, dass Patienten nicht die qualifizierte Pflege erhalten, die sie benötigen, und dass der Fortschritt in der Medizin unter der verpassten Gelegenheit für klinische Beobachtungen leidet, während ein vielbeschäftigter behandelnder Arzt durch eine Station hetzt und der niedergelassene Arzt nur Zeit für die Routinearbeiten hat, die ihn ermöglichen er solle gerade so weit über den Fortgang seiner Fälle auf dem Laufenden bleiben, dass er den eiligen Chef zufriedenstellen könne.

Bevor Corrigan seine klassische Arbeit über die **dauerhafte Durchgängigkeit der Aortenklappen veröffentlichte**, auf der sein Ruf als hervorragender klinischer Beobachter in der Medizin beruht, hatte er auf einige Fehler bei der Klassifizierung von Herzgeräuschen aufmerksam gemacht, die Laennec in Paris vorgenommen hatte. Zu dieser Zeit galt Laennec als die beste Autorität in Europa für Erkrankungen des Brustkorbs. Was Lungenkrankheiten angeht, hat er diesen Ruf durchaus verdient. Ihm verdankt die medizinische Welt alles, was sie über Erkrankungen des Brustraums weiß, soweit diese mit dem Ohr erkannt werden können. Sein junger Zeitgenosse in Irland konnte jedoch zeigen, dass einige der in langen Jahren der Lungenforschung erworbenen Ideen bei Herzerkrankungen Laennec zu falschen Schlussfolgerungen hinsichtlich der Bedeutung von Herzgeräuschen führten. Selbst dem Genie gelingt es nicht, mehr als eine Sache gut zu machen, und schon gar nicht, wenn es darum geht, einen zweiten Schritt ins Unbekannte zu wagen. Man hätte zwar meinen können, dass der angesehene Franzose genau der Richtige sei, um die von ihm so gut begonnene Arbeit am Herzen zu Ende zu bringen, und man hätte erwarten können, dass seine Erfahrung mit der Lunge ihm dabei helfen würde, die Bedeutung von Herzgeräuschen zu erkennen, doch das war nicht der Fall beweisen, dass dies der Fall ist. Das Privileg, das Rätsel der Herzkrankheiten zu lösen, sollte seinen irischen Zeitgenossen überlassen werden, von denen einer der erfolgreichsten in dieser Angelegenheit Corrigan war.

Jeder, der sehen möchte, wie wenig spätere Studien unser Wissen über Aortenerkrankungen erweitert haben, sollte Corrigans Originalarbeit zu diesem Thema lesen. Er beschreibt alle Formen der Aortenklappenerkrankung mit ihren unterschiedlichen klinischen Erscheinungsformen. Seine Arbeit wird durch eine Reihe von Tafeln illustriert, die noch heute zu Demonstrationszwecken wertvoll sind und zeigen, wie sorgfältig seine pathologischen Studien waren. Er veranschaulichte experimentell seine Vorstellungen, wie das Rauschen und die Erregung entstehen, mithilfe eines Apparats, der aus Gummischläuchen besteht, durch die Wasser unter Druck und unterschiedlichem Kaliber fließen kann . Einige seiner aus experimentellen Beobachtungen abgeleiteten Schlussfolgerungen werden unserem modernen Wissen nicht standhalten, sind aber sehr aufschlussreich. Die vielleicht beste Vorstellung vom klinischen Wert von Corrigans Beobachtungen kann ein Zitat aus seiner ursprünglichen Arbeit vermitteln, in der er die interessante und schwierige Frage des Zusammenhangs zwischen Aneurysma der Aorta und der Insuffizienz der Aortenklappe erörtert. Er sagte:

„Die beiden Krankheiten, Aneurysma der Aorta und Insuffizienz der Klappen, können jedoch kombiniert sein. Ein Aneurysma der aufsteigenden Aorta kann, indem es sich bis zur Mündung dieses Gefäßes ausdehnt, dieses erweitern, so dass die Klappen nicht in der Lage sind, sich zu treffen, und Es liegt dann eine Kombination beider Krankheiten vor; es liegt ein Aneurysma vor und es besteht eine dauerhafte Durchgängigkeit der Aortenöffnung. Die ersten Fälle, die ich beobachtete und die Anzeichen einer Unzulänglichkeit der Aortenklappen zeigten, waren Fälle, in denen die Klappen unbrauchbar gemacht wurden auf diese Weise, nämlich dadurch, dass die Mündung der Aorta an der Erweiterung des Aneurysmas beteiligt ist. Diese Fälle führten mich zu einem Irrtum, denn als ich die Anzeichen einer dauerhaften Durchgängigkeit der Aortenöffnung in Verbindung mit einem Aneurysma sah, schrieb ich die Anzeichen fälschlicherweise dem Aneurysma zu Das Aneurysma der Aorta selbst erzeugt nicht die Zeichen, die sich aus der dauerhaften Durchgängigkeit der Aortenmündung ergeben. Es kann sie nur auf die bereits beschriebene Weise hervorrufen, indem es die Aortenmündung in die Erweiterung einbezieht ; und wenn daher in Verbindung mit einem aneurysmatischen Tumor der Arteria innominata oder Aorta sichtbares Pulsieren, ***Bruit de Soufflet*** und ***Frémissement in der aufsteigenden Aorta und den daraus entstehenden Stämmen*** festgestellt werden , können wir sicher sein, dass zusätzlich zu Wenn es sich um ein Aneurysma handelt, liegt ein Defekt der Aortenklappen vor oder das Aneurysma hat sich nach unten ausgeweitet und betrifft die Mündung der Aorta. Fehlen diese Anzeichen hingegen, sind die Klappen gesund und die Aortenmündung ist von der Erkrankung nicht betroffen. Die Angemessenheit der Durchführung der Mr. Wardrop- oder auch der gewöhnlichen Operation bei einem Aneurysma am Hals könnte von den so gewonnenen Informationen über den Zustand der Aortenklappen abhängen. Eine Durchführung entweder in einem Fall, in dem die aneurysmatische Erweiterung so groß war, dass sie die Mündung der Aorta betraf, oder in dem die Aortenklappen erkrankt waren, würde die chirurgische Behandlung der Krankheit nur unverdient in Misskredit bringen."

Ein weiterer sehr deutlicher Beitrag von Corrigan zur Medizin seiner Zeit war sein Beharren auf der Unterscheidung zwischen Typhus und Typhusfieber. Dies ist einer der interessantesten Aspekte seines kleinen Buches über die *Natur und Behandlung von Fieber*. Mit unserem heutigen Wissen scheint es schwer zu verstehen, dass diese beiden Fieber so lange miteinander verwechselt wurden, aber tatsächlich wurde der Unterschied zwischen ihnen erst in der Mitte des 19. Jahrhunderts selbst von den scharfsinnigsten Beobachtern erkannt . In dieser Angelegenheit kamen die Franzosen und Amerikaner den meisten anderen Ländern der Welt voraus, obwohl Corrigans Lehren in dieser Angelegenheit viele Jahre lang richtig gewesen waren, bevor andere auf den britischen Inseln die wahre Position erkannten.

Es war vor allem seine Arbeit unter den Armen, die es Corrigan ermöglichte, die Unterschiede zwischen diesen beiden Krankheiten zu erkennen. Er hatte eine der größten Praxen, die jemals ein Praktiker in Dublin oder überhaupt in einer anderen Stadt der Welt genossen hat, wenn man das als Vergnügen bezeichnen kann. Früher war sein Büro mit Patienten überfüllt, die seine ganze Zeit in Anspruch nehmen würden, wenn er es ihnen erlauben würde. Um sich Möglichkeiten für seine andere Arbeit, seine Vorlesungen, seine Krankenhausbesuche und seine pathologischen Untersuchungen zu sichern, hatte er einen Hintereingang zu seinem Haus, durch den er sich hinausschleichen konnte – obwohl viele Patienten auf ihn warteten – als er das Gefühl hatte, dass es für ihn an der Zeit sei, eine weitere Verpflichtung einzugehen.

Spät im Leben, nach seiner Rückkehr aus dem Parlament, als er seine Praxis wieder aufnahm, dauerte es nur sehr kurze Zeit, bis sich die gleiche Situation erneut entwickelte. Es schien fast so, als ob jeder kranke Ire und jede kranke Irin die Meinung von Dr. Corrigan hören wollte. Er hatte auch eine große Facharztpraxis, obwohl er dafür bekannt war, ein ganz anderer Mann zu sein als der gewöhnliche Typus eines medizinischen Fachberaters. Wie einer seiner jüngeren Kollegen sagte: „Er wirkte nie souverän wie ein Berater." Er hatte immer ein einfaches und lockeres Auftreten, war immer sympathisch und bereit, sich anzuhören, was sich in dem Fall entwickelt und herausgefunden hatte, bevor man sich mit ihm in Verbindung setzte, und hatte nichts von der Überheblichkeit, die einen wirklich hochrangigen Berater auszeichnen sollte Arzt auf den Britischen Inseln vor einem halben Jahrhundert.

Wenige Jahre nach seinem Aufsatz über Herzerkrankungen der Aorta veröffentlichte Corrigan einen Artikel über chronische Lungenentzündung oder, wie er es nannte, Lungenzirrhose. Corrigans erfolgreiche Leistungen in der Medizin beruhten hauptsächlich auf der Tatsache, dass er die pathologische Anatomie tödlicher Fälle mit größter Sorgfalt studierte. Er hatte herausgefunden, dass in bestimmten Fällen chronischer Lungenentzündung der Prozess ganz anders zu verlaufen schien als bei Tuberkulose. Postmortal durchgeführte Beobachtungen zeigten, dass seine klinischen Beobachtungen durch die im Organ beobachteten Unterschiede gerechtfertigt waren. Daraufhin formulierte er seine Meinung zu diesem Thema. Er machte besonders darauf aufmerksam, dass das, was er fand, sehr gut mit dem pathologischen Prozess übereinstimmte, den Laennec in der Leber beobachtet hatte und dem der französische medizinische Pathologe den Namen Zirrhose gegeben hatte. Es scheint, als ob die Pathologie der damaligen Zeit so grob war, dass Corrigan bei der Darstellung dessen, was er sah, sicherlich in schwerwiegende Fehler verfallen musste. Zwanzig Jahre später revolutionierte Virchow die Pathologie mit der Veröffentlichung seiner „Zellularpathologie". Ungeachtet der seit seiner Zeit erzielten Fortschritte ist Corrigans Beschreibung des von ihm beobachteten Lungenzustands und des beobachteten pathologischen Prozesses jedoch so wahr, dass dieser Aufsatz auch heute noch von besonderem Wert in der Medizin bleibt und den Beginn einer korrekten Arbeit darstellt Ideen zum Thema.

Nach Corrigans Tod im Jahr 1881 schrieb das London Lancet: „Angesichts der jüngsten Pathologie sind Corrigans Spekulationen über die Lungenzirrhose verdienstvoller denn je und werden weiterhin als die Hauptursache angesehen. Sie haben einen Großteil der gegenwärtigen Pathologie um vierzig Jahre vorweggenommen. "." Es erübrigt sich zu sagen , dass es nur ein Genie von sehr hohem Rang ist, das in der Lage ist, sich über die Grenzen der Umwelt zu erheben und trotz der mangelhaften Kenntnisse seiner Zeit richtig zu beobachten und richtige Schlussfolgerungen zu ziehen, obwohl alle üblichen anerkannten Prinzipien scheinbar gelten um ihn sicher von der Wahrheit wegzuführen. Die Hauptläsionen der chronischen Lungenentzündung waren Gegenstand zahlreicher Diskussionen mit bald unterschiedlichen Schlussfolgerungen in den vergangenen Jahren. Heute wird jedoch davon ausgegangen, dass sie im Wesentlichen auf die pathologischen Prozesse zurückzuführen sind, auf die Corrigan ursprünglich hingewiesen hat.

Der Mann, der sich damit einen festen Platz in der Geschichte der Medizin sicherte, war der Sohn eines armen Ladenbesitzers in einem der Außenbezirke von Dublin. Seine frühe Ausbildung erhielt er am Maynooth College, das zu dieser Zeit über eine Abteilung für die Ausbildung junger Menschen für weltliche Berufe verfügte, die sich jedoch inzwischen zu einer ausschließlich geistlichen Einrichtung entwickelt hat. Es versteht sich von selbst, dass er sich hervorragende Kenntnisse der Klassiker angeeignet hat, von denen er später in seinem Leben reichlich Gebrauch gemacht hat und auf die er immer sehr stolz war. Der seinerzeit in Maynooth tätige Arzt mochte ihn sehr, und es war das Ergebnis seiner Anregung, dass Corrigan den Beruf der Medizin annahm. Eine Zeit lang stand er unter der Anleitung dieses Doktors O'Kelley, der offenbar ein sehr intelligenter Mann und ein ziemlich sorgfältiger klinischer Beobachter war. Den Großteil seines Medizinstudiums absolvierte er in Dublin und er besuchte die Praxis im Sir Patrick Dun's Hospital. Zu dieser Zeit war es jedoch üblich, dass irische Medizinstudenten ihre medizinische Ausbildung wann immer möglich in Edinburgh abschlossen, und Corrigan verbrachte mehrere Jahre dort und erhielt 1825 seinen Doktortitel in Medizin.

Aufgrund seiner ausgeprägten Beobachtungsgabe hatte er in Edinburgh große Aufmerksamkeit erregt und erhielt kurz nach seiner Rückkehr eine Anstellung an der Meath Street Dispensary. Von diesem Dienst an wurde er in das Jervis Street Hospital berufen. Allerdings musste er für das Privileg, hier behandelnder Arzt zu sein, bezahlen, und dies machte ihn, wie er sagte, vorsichtiger bei dem Bemühen, alle möglichen Vorteile aus seinem Dienst zu ziehen.

Nach der Veröffentlichung des Artikels „Die dauerhafte Durchgängigkeit der Aortenmündung" oder „Unzulänglichkeit der Aortenklappen" wurde er sofort als einer der besten Kliniker der Stadt anerkannt. Dieser Artikel erschien im April 1832 im ***Edinburgh Medical and Surgical Journal***, zu einer Zeit, als sein Autor, wie gesagt, noch keine dreißig Jahre alt war. Sobald er seine Arbeit im Jervis Street Hospital aufnahm, hielt er eine Reihe von Vorlesungen, und da er ein ausgezeichneter Redner und ein guter Demonstrator war, zog er sofort eine große Klasse an. Im Jahr 1834 trat er als Dozent für medizinische Praxis an die Hargrave's School in der Digges Street in Dublin ein und hatte diese Position mehr als zehn Jahre lang inne. Sein Erfolg als Dozent zog viele Studenten der anderen medizinischen Fakultäten an. Corrigans Klasse war oft dreimal so groß wie die anderer medizinischer Dozenten in der Stadt. Nicht selten kam es aufgrund seiner Beliebtheit vor, dass die medizinische Klasse zwei- oder sogar dreimal so groß war wie die chirurgischen und anatomischen Klassen an derselben Einrichtung. Dies war sehr ungewöhnlich, da Dublin für seinen anatomischen Unterricht berühmt war und in den Anatomieklassen oft fünfmal so viele Schüler eingeschrieben waren wie in den Medizinklassen.

Es dauerte nicht lange, bis Corrigan mit Ehrungen überschüttet wurde. Als er etwa vierzig war, wurde ihm das Diplom des London College of Surgeons verliehen, und da das Diplom gemäß den Satzungen der Institution nur nach einer Prüfung verliehen werden kann, bestand Corrigans Prüfung aus der Lektüre des Diplomarbeit mit dem Titel „Unzulänglichkeit der Aortenklappen" vor der Fakultät und den anderen Mitgliedern des

Kollegiums. 1849 verlieh ihm die Universität Dublin den Grad eines MD, *honoris causa* .

Es gab nur einen Rückschlag in Corrigans medizinischer Karriere in Dublin. Als er erstmals für die Ehrenmitgliedschaft des Irish College of Physicians vorgeschlagen wurde, wurde er abgelehnt. Der Grund war völlig unabhängig von medizinischen Aspekten. Corrigan war das aktivste Mitglied des Irish Board of Health, das in den schrecklichen Jahren zwischen 1845 und 1850 für die Hungersnot in Irland zuständig war. Dieses Board schlug vor, den Ärzten, die dorthin geschickt würden, etwa fünf Schilling pro Tag zu gewähren Land, um Fälle von Hungersnot zu behandeln. Es ist leicht verständlich, dass diese Vergütung als unzureichend angesehen wurde und die Entscheidung des Vorstands in dieser Angelegenheit einen Sturm des Protests auslöste. Graves schrieb sehr verbittert darüber und machte Corrigan für jeden Anteil verantwortlich, den er daran gespielt haben könnte. Das Ergebnis war, dass Dr. Corrigan eine Zeit lang der am meisten gehasste Arzt in der Ärzteschaft Dublins war.

in dieser Angelegenheit möglicherweise kein Fingerspitzengefühl hatte , und erhielt 1855 die Lizenz des Colleges. Zwei Jahre später wurde er zum Fellow gewählt. Bevor weitere zwei Jahre vergangen waren , wurde er zum Präsidenten des Kollegiums gewählt und hatte die beispiellose Ehre, vier Jahre hintereinander wiedergewählt zu werden. Das College machte sein Vergehen außerdem wett, indem es eine Statue von Dr. Corrigan vom berühmten irischen Bildhauer Foley für seine Halle anfertigen ließ, als er noch lebte.

Sein aufopferungsvolles Wirken während der Hungerjahre war weithin bekannt. Nachdem er fast alle Auszeichnungen erhalten hatte, die ihm seine Ärztebrüder verleihen konnten, wurde er zum Baron ernannt. Es wurde davon ausgegangen, dass diese Auszeichnung hauptsächlich als Belohnung für seine Dienste während der Hungersnot gedacht war, aber auch für die Zeit, die er in seiner Eigenschaft als Bildungskommissar so unermüdlich für die Verbesserung der nationalen Bildung in Irland aufgewendet hatte.

Nicht lange nach seiner Ernennung zum Baron kandidierte Sir Dominic in Dublin für einen Sitz im Parlament im Interesse der Liberalen. Zunächst hatte er keinen Erfolg. 1869 wurde er jedoch als eines der Regierungsmitglieder zurückgebracht und saß fünf Jahre lang im Parlament. Da er ein sehr eloquenter Redner war, ging man davon aus, dass er im Parlament einen sehr deutlichen Eindruck hinterlassen würde. Seine Art von Beredsamkeit erwies sich jedoch als nicht besonders einflussreich im kalten britischen Unterhaus, obwohl Sir Dominic immer als einer der Männer angesehen wurde, auf die man sich verlassen konnte, wenn es um Gesetze ging, die irische Interessen berührten.

Bei der Wiederwahl im Jahr 1874 unterlag er zwar, aber das war mehr als sein Verdienst, denn er war von den Winzern Dublins, die zu dieser Zeit in der Kommunalpolitik allmächtig waren, an ihn herangetreten und hatte ihm die Mitgliedschaft angeboten, sofern er würde zustimmen, den Sunday Closing Bill , der in der nächsten Parlamentssitzung vorgelegt werden sollte, nicht aktiv zu unterstützen. Sir Dominic weigerte sich absolut, eine solche Vereinbarung als mit seiner gesetzgeberischen Ehre vereinbar zu betrachten, und das Ergebnis war das Ende seiner parlamentarischen Laufbahn.

Seine Jahre im Parlament trennten ihn jedoch nicht von seinen Interessen, weder für die Medizin noch für die allgemeine Wissenschaft. Er interessierte sich weiterhin besonders für Zoologie und leistete großzügige Beiträge zum Dublin Zoological Garden. Sein Wohnsitz in Dalkey , dessen Gelände bis zu einer felsigen Küste reichte, ermöglichte es ihm, viele Exemplare für sein Aquarium zu sammeln, und diese wurden oft in die Dublin Zoological Gardens überführt, für die er einer der aktivsten Sammler war. Während seiner parlamentarischen Laufbahn war es seine Gewohnheit, London am Freitagabend zu verlassen und am Samstagmorgen gegen acht Uhr in Dublin anzukommen, obwohl er schon über siebzig war. Vom Bahnhof ging er direkt zum Zoologischen Garten und nahm an dem gemütlichen Frühstück teil, das der Vorstand der Zoologischen Gesellschaft mit einigen geladenen Gästen jeden Samstagmorgen dort einnahm. Er war für seinen Humor bekannt und seine Anwesenheit bei diesen Frühstücken wurde immer geschätzt, denn trotz seines fortgeschrittenen Alters trug er mit Sicherheit zur Freude des Anlasses bei.

Seine Freunde befürchteten, dass sich seine parlamentarische Laufbahn in seinem Alter als ernsthafter Gesundheitsschaden erweisen könnte, und ihre Befürchtungen waren nicht unbegründet. Er litt schwer an Gicht, die Spuren an seinen Füßen hinterließ, ihm eine Zeit lang das Gehen sehr schwer machte und ihn sein ganzes Leben lang verstümmelte. Obwohl Sir Dominic sein ganzes Leben lang sehr hart gearbeitet hatte und im Alter von siebzig Jahren praktisch eine andere Karriere einschlug, nämlich die des Politikers, wurde er fast achtzig Jahre alt; Dies verdeutlicht den alten Aphorismus, dass „nicht Arbeit, sondern Sorge tötet" und liefert ein weiteres Beispiel dafür, dass große Männer auch in ihrer überbordenden Vitalität groß sind und in der Lage sind, ihr Leben mit der bisher härtesten Art von Arbeit zu verbringen , sofern es keinen Unfall gibt, ein Alter erreichen, das sogar über die durchschnittliche Lebensspanne eines Menschen hinausgeht.

Nur wenige Männer hatten ein glücklicheres Leben als Corrigan, wenn die hohe Wertschätzung seiner Zeitgenossen jemals Glück verleihen kann. Die Schenkung seiner Berufskollegen in Dublin oder der wissenschaftlichen Einrichtungen, an denen er interessiert war, enthielt keine Ehre, die ihm nicht zuteil wurde. Er war Präsident der Royal Zoological Society, Präsident der

Dublin Pathological Society, deren Gründer er war, und erster Präsident der Dublin Pharmaceutical Society. Als er noch nicht einmal fünfzig Jahre alt war, wurde er zum ordentlichen Arzt der Königin in Irland ernannt und hatte die bisher unerreichte Erfolgsbilanz von fünf Wahlen zum Präsidenten des King and Queen's College of Physicians in Dublin – mehr als genug, um dies auszugleichen Ein schwerer Rückschlag in seiner medizinischen Laufbahn war, dass er nur wenige Jahre zuvor vom College verdrängt wurde. Ausländische medizinische Gesellschaften luden ihn zur Ehrenmitgliedschaft ein und ausländische Universitäten verliehen ihm zahlreiche Titel.

Es ist daher leicht zu verstehen, dass auf seinen Tod höchste Würdigung seiner beruflichen Arbeit, seines Ansehens als einflussreiches Mitglied der Gemeinschaft und als Mann von höchster Intelligenz und durch und durch konservativem Patriotismus folgte. Das London *Lancet* sagte in seinem Nachruf: „Durch den Tod von Sir Dominic Corrigan verliert die Ärzteschaft eines ihrer herausragendsten Mitglieder, die Universität von Edinburgh einen ihrer berühmtesten Absolventen und die irische Rasse eines ihrer besten Exemplare." Als perfekter Ire fühlte sich Sir Dominic in London ebenso zu Hause, und obwohl er ein aufrichtiger Katholik in der Religion war, hatte er zu viel Humor und zu viel Menschlichkeit in seiner Verfassung, um ein Fanatiker zu sein. Es wäre gut für Irland, wenn alle seine Staatsmänner sich zeigen würden so viel Mäßigung, Sinn und gute Laune, wie Sir Dominic es gewohnt ist, schwierige und heikle Fragen zu beantworten."

Ungefähr zur gleichen Zeit schrieb das *British Medical Journal*, nachdem es die Aufmerksamkeit auf die angesehenen Zeitgenossen gelenkt hatte, mit denen Corrigan in Verbindung gebracht worden war, dass er „ *verrückt* " *sei minimus inter magnos* – nicht der Geringste unter den Großen." „In der Tat", fügte sein Biograph hinzu, „in der Originalität der Konzeption, die, bestätigt durch spätere und unabhängige Beobachtung, der wahre Test des Genies ist, in einer korrekten Einschätzung der Operation." Er beherrschte die Naturgesetze, erzeugte und veränderte Krankheitsphänomene und besaß die seltene Fähigkeit, seine Hypothesen anhand tatsächlicher Erfahrungen zu überprüfen und sie gewaltsam darzulegen. Unter seinen Zeitgenossen war er wahrscheinlich seinesgleichen."

Trotz all seiner Ehrungen und seines politischen Einflusses, einschließlich der Zusammenarbeit mit den höchsten englischen Beamten in Irland, war Sir Dominic Corrigan ein konsequenter und gläubiger Katholik geblieben. Als Junge wurde er in Maynooth ausgebildet und war stolz darauf, in vielen der arbeitsreichsten Jahre seines Lebens der Arzt des Colleges zu bleiben, in denen es ihm oft sehr schwer gefallen sein muss, die Zeit zu erübrigen, um die mit dieser Position verbundenen Pflichten zu erfüllen. Er war bis zu seinem Lebensende der beratende Arzt. Er ist nach einem Vierteljahrhundert noch nicht einmal von den Armen Dublins vergessen, die sich an seine freundliche Hilfe in der Not und seine großzügige Hilfe erinnern, die er oft auf eine Weise gewährte, die mit wohlüberlegter Sorgfalt arrangiert wurde, um die empfindlichen irischen Empfindlichkeiten nicht zu verletzen .

Die irische Schule für Medizin verfügt in Graves, Stokes und Corrigan über eine größere Gruppe von Zeitgenossen als jede andere Nation zu ihrer Zeit. Wenn wir aus der Medizin des 19. Jahrhunderts alle Inspirationen aus ihrer Arbeit eliminieren würden, würde in der Geschichte des medizinischen Fortschritts viel Wertvolles fehlen. Diese Männer waren von der professionellen Seite ihrer Arbeit als Ärzte tief geprägt und waren im wahrsten Sinne des Wortes keine Geldverdiener. Eine weitere sehr interessante Phase in all ihren Karrieren ist, dass sich keiner von ihnen ausschließlich mit dem Medizinstudium beschäftigt hat. Sie alle hatten neben der Medizin auch Hobbys, denen sie treu und erfolgreich nachgingen, und sie alle waren stark an der Weiterentwicklung des Ärztestandes interessiert, insbesondere an der Sicherung der Rechte seiner Mitglieder und der Rettung armer, kranker Menschen vor der Ausbeutung durch Quacksalber und Scharlatane. Sie alle gaben ihre Zeit, ihr wertvollstes Gut, für die politischen und sozialen Interessen ihrer Mitmenschen ein und hatten das Gefühl, dass sie damit nur ihre Pflicht erfüllten, indem sie ihrer Generation bei der Lösung des unmittelbar vor ihr liegenden Problems halfen .

JOHANN MÜLLER, VATER DER DEUTSCHEN MEDIZIN

Ich sage also, dass der persönliche Einfluss des Lehrers in gewisser Weise in der Lage ist, auf ein akademisches System zu verzichten, aber dieses System kann auf keinen Fall auf persönlichen Einfluss verzichten. Mit Einfluss gibt es Leben, ohne ihn gibt es keins; Wenn der Einfluss seiner ihm gebührenden Stellung beraubt wird, wird er dadurch nicht beseitigt, sondern er wird nur unregelmäßig und gefährlich ausbrechen. Ein akademisches System ohne den persönlichen Einfluss der Lehrer auf die Schüler ist ein arktischer Winter; es wird eine eisbedeckte, versteinerte, gusseiserne Universität schaffen und sonst nichts.

— Newman, *Idee einer Universität*.

JOHANN MÜLLER, VATER DER DEUTSCHEN MEDIZIN

Deutschland hat im letzten halben Jahrhundert einen so großen Platz in der fortschrittlichen Medizin eingenommen, dass man sich kaum eine Zeit vorstellen kann, in der die germanische Rasse nicht an der Spitze des modernen medizinischen Fortschritts stand. Die seit über fünf Jahrhunderten in Italien bestehende Führung ging erst zu Beginn des 19. Jahrhunderts an Deutschland über. Der erste große Führer des deutschen medizinischen Denkens war Johann Müller, und der wunderbaren Gruppe von Studenten, die sich um ihn versammelten, verdankt die deutsche Medizin die Initiative, die ihr nach und nach den herausragenden Platz einbrachte, den sie in der Welt der Medizin immer noch einnimmt. Die großen Bildungsinstitutionen, die seitdem in Deutschland entstanden sind, existierten in ihrer modernen Systematik noch nicht, als Müller seine Arbeit begann. Es war der wunderbare Einfluss des Mannes als Lehrer und nicht die wissenschaftlichen Hilfsmittel institutioneller Methoden, der die große Lehrergeneration hervorbrachte, die unmittelbar in Müllers Fußstapfen trat. Nirgendwo mehr als im Leben Müllers lässt sich mit absoluter Sicherheit erkennen, dass das System und die Institution im Vergleich zum Menschen und seinen Methoden in der Bildung wenig zählen.

Der Grundgedanke von Müllers Karriere, noch mehr als das, was er für die Biologie und alle mit der Medizin verbundenen biologischen Wissenschaften getan hat, ist der wunderbare Konservatismus des Denkens, der seine wissenschaftlichen Schlussfolgerungen kennzeichnet, während er gleichzeitig mit der Anwendung experimenteller Methoden begann in die Medizin, wie sie noch nie zuvor angewendet wurden. Zu einer Zeit, als Physiologen aufgrund von Woehlers jüngsten Entdeckungen über die Möglichkeit der künstlichen Herstellung von Harnstoff leicht zu der Annahme verleitet werden konnten, dass das Leben im Gesamtsystem des Universums wenig zählte, lehrte Müller weiterhin konsequent, dass die Lebensenergie dies tun könne direkte chemische oder physikalische Kräfte, dürfen aber nicht mit ihnen verwechselt werden. Es sah so aus, als ob bei der Entwicklung der Chemie der Kohlenstoffverbindungen, die allesamt das Ergebnis von Lebenshandlungen sind, damit zu rechnen sei, dass sich materialistische Ansichten durchsetzen würden. Müller bestand jedoch darauf, dass das Leben stets das Leitprinzip bleibt, das alle in lebenden Organismen wirkenden physikalischen und chemischen Kräfte regiert und koordiniert; und dass das Lebensprinzip völlig unabhängig von diesen Kräften ist, die so eng mit der Materie verbunden sind.

Alle Schüler Müllers, und sie waren die repräsentativsten Biologen in Deutschland im 19. Jahrhundert, folgten in dieser Angelegenheit eng seinen

Fußstapfen, und das Ergebnis war ein Konservatismus im Denken in der Biologie in Deutschland, der umso überraschender ist, wenn man bedenkt, wie viel Deutsche Philosophen betonten in ihren Systemen die Notwendigkeit absoluter Unabhängigkeit von allen früheren Systemen philosophischer Spekulation. Es ist also viel interessanter herauszufinden, welche Erziehungsmethode Johann Müller zu einem so konservativen Denker machte, ohne sein Talent für experimentelle Beobachtungen zu beeinträchtigen. Die Einflüsse, die in seinen früheren Jahren am Werk waren, waren offenbar diejenigen, die ihn später zum Bollwerk gegen materialistische Tendenzen in der Biologie machten, ohne jedoch seine Originalität zu beeinträchtigen. Seine frühe Bildung verdankte er Einflüssen, die gewöhnlich als ausgesprochen schädlich für die Unabhängigkeit des Denkens angesehen werden, und dennoch schienen sie ihm bei der Erfüllung seiner Bestimmung als großer Denker und Forscher geholfen zu haben. Müller ist zweifellos einer der ganz großen Männer der modernen Wissenschaft und der anerkannte Begründer des Forschungssystems und der Forschungsmethoden, die der deutschen Medizin ihre heutige Bedeutung und ihr Ansehen verliehen haben.

In den letzten Jahren gab es viele Ehrungen für Müller, da man der Ansicht war, dass sich ein Teil des Lobes für die Arbeit Virchows als Virchows Lehrer natürlich auf den Mann beziehen musste, dem der große deutsche Pathologe zugab, dass er so viel von seiner Inspiration zu verdanken hatte und seine Ausbildung in Untersuchungsmethoden. Auch Virchows Tod führte ganz natürlich zu einer Erinnerung an die Errungenschaften der deutschen Medizin im 19. Jahrhundert, und für vieles davon muss Johann Müller zumindest indirekt verantwortlich gemacht werden, da ihm so viele der großen deutschen Medizinwissenschaftler etwas verdankten ihre frühe Ausbildung. Sie alle scheuten sich nicht, den Fortschritt der deutschen Medizin den von Müller eingeführten Methoden zuzuschreiben. Etwas von der Wertschätzung, die er zu Beginn des 20. Jahrhunderts in einem weit vom deutschen Vaterland entfernten Land genoss, lässt sich aus der folgenden Würdigung entnehmen, die ihm kürzlich auf einer Tagung der Medical Society of the State of New York gezollt wurde Dr. CAL Read aus Cincinnati, ehemaliger Präsident der American Medical Association. Inmitten seiner Lobrede auf Virchow beschrieb Dr. Read ausführlich die medizinische Fakultät Berlins zu der Zeit, als Virchow seine Arbeit als Student an dieser Universität begann. Er sagte:

„An der Fakultät gab es Dieffenbach, den führenden Chirurgen seiner Zeit; Schönlein, den großen Arzt, der im selben Jahr aus Zürich gekommen war, um nicht nur der Lehrkörperschaft beizutreten, sondern auch als Berichterstatter für das Ministerium zu fungieren und zu dienen als Oberarzt des Königs; Froriep , der das Pathologische Institut leitete; Caspar, der auch medizinischer Berater war und einen Sitz in der Sonderdeputation für medizinische Angelegenheiten im Ministerium hatte; aber über ihnen allen thronte der intellektuelle Figur von Johann Müller, dem Professor der Physiologie. Er war ein originelles Genie mit Wagemut, das sich tatsächlich damit beschäftigte, den Weizen der nachgewiesenen Wahrheit aus der vorherrschenden Spreu der egoistischen Meinung zu trennen, die die physikalische Wissenschaft von der spekulativen Philosophie trennte. Angeregt durch die Inspiration, die er hatte Der Professor für Physiologie, der wiederum von Bichat und der französischen Schule abgeleitet war, war damit beschäftigt, im Labor die Wahrheiten erneut zu testen, die zuvor von Haller, Whytt, Spalanzani , Cullen, Prochaska, John Hunter, den Bells, Magendie, Berzelius und Bichat selbst ausgearbeitet worden waren.

Dies ist die Hommage an Johann Müller, fast fünfzig Jahre nach seinem Tod. Noch enthusiastischer ist die von Virchow bei seiner Trauerfeier in Berlin. Virchow, damals im Alter von siebenunddreißig Jahren, auf dem Höhepunkt seiner Kräfte, galt bereits als der größte lebende Pathologe und wurde gerade nach Berlin zurückgerufen, um Professor für Pathologie an der Universität zu werden, die er wegen seiner mehr oder weniger in Ungnade gefallenen Universität verlassen hatte Obwohl er politische Ansichten vertrat, konnte er nicht viel über den Lehrer sagen, den er so sehr schätzte und ehrte und dessen Inspiration seiner Meinung nach für seine eigene Karriere so wichtig war.

Er sagte:

„Meine schwachen Kräfte wurden eingesetzt, um diesen großartigen Mann zu ehren, den wir alle, Vertreter der großen Ärztefamilie, Lehrer und Gelehrte, Praktiker und Forscher, gegenseitig beklagen und dessen Erinnerung immer noch so lebendig bei uns ist. Weder kümmert er sich um den Tag, noch arbeitet er um ihn herum." Die Nacht kann die Trauer, die wir über seinen Verlust empfinden, aus unserem Geist verbannen. Wenn das Testament die Tat vollbringen würde, wie gern würde ich mich dann an die hoffnungslose Aufgabe der angemessenen Wertschätzung versuchen. Nur wenige hatten wie ich das Privileg, diesen großen Meister an ihrer Seite zu haben Jede Stufe meiner Entwicklung. Es war seine Hand, die meine ersten Schritte als Medizinstudent leitete. Seine Worte verkündeten meinen Doktortitel, und von dort, wo jetzt sein kaltes Bild auf uns herabblickt, strahlten seine freundlichen Augen warm auf mich, als ich redete meine erste öffentliche Vorlesung als Privatdozent unter seinem Dekanat. Und in den folgenden Jahren war ich aus der großen Zahl seiner Schüler derjenige, der nach eigener Wahl ausgewählt wurde, im engen Kreis der Fakultät neben ihm zu   sitzen   .

„Aber wie kann eine Zunge einen Mann angemessen loben, der den gesamten Bereich der Wissenschaft des natürlichen Lebens leitete? Oder wie kann man mit einer einzigen Sprache den Herrschergeist darstellen, der die Grenzen seines großen Königreichs ausdehnte, bis es für seine eigene ungeteilte Regierung zu groß wurde? Ist es möglich, in wenigen Minuten die Geschichte eines Eroberers zu skizzieren, der in rastlosen Feldzügen über mehr als eine Generation hinweg jeden neuen Sieg nur als Ausgangspunkt nutzte, um seinen Fuß aufzusetzen und mutig nach neuen Triumphen Ausschau zu halten?   ?

„Aber das ist die Aufgabe, vor der wir berufen sind. Wir müssen uns fragen, was es war, das Müller in der Wertschätzung seiner Zeitgenossen so hoch erhoben hat; durch welchen Zauber es war, dass der Neid vor ihm verstummte, und durch welches Geheimnis Bedeutet das, dass er es geschafft hat, die Herzen der Anfänger an sich zu fesseln und sie viele Jahre lang gefangen zu halten? Manche haben – und das nicht ohne Grund – gesagt, dass Müller etwas Übernatürliches an sich hatte, dass sein ganzes Erscheinungsbild den Stempel des Ungewöhnlichen trug . Dass dieser überragende Einfluss nicht ausschließlich von seinen außergewöhnlichen ursprünglichen Begabungen abhing, ist aus dem, was wir über die Geschichte seiner geistigen Größe wissen, sicher.“

Virchows Hommage könnte nicht enthusiastischer und umfassender sein. Seine Wertschätzung war der Maßstab für alle anderen medizinischen Meinungen des Mannes. Wie sehr Müller derzeit in Deutschland geehrt wird, lässt sich am besten daran erkennen , wie oft sein Name in den Beiträgen deutscher medizinischer Fachgesellschaften mit Respekt und oft auch mit Lob erwähnt wird. Es vergeht kaum eine Tagung, in der Johann Müller nicht mehr als einmal als Begründer der wissenschaftlichen Methode in der Medizin bezeichnet wird, die Deutschland seine heutige Position an der Spitze des medizinischen wissenschaftlichen Fortschritts verschafft hat. Es ist ein allgemeiner Ausdruck, der zwar halb im Scherz, aber sicherlich mehr als halb im Ernst gesagt wird, dass die Arbeit einer medizinischen Gesellschaft innerhalb der Grenzen des deutschen Vaterlandes wirklich erfolgreich sein würde, wenn sie nicht durch eine Anrufung des Großen geheiligt würde Name von Johann Müller, dem verehrten Förderer der modernen deutschen Medizin. Dies ist kein übertriebener Witz nach amerikanischer Art, sondern ein aufrichtiger teutonischer Gefühlsausdruck, der die deutschen Mediziner im Hinblick auf den Mann beschäftigt, der die fortschrittlichste Schule der modernen Medizin begründete und damit seinem Heimatland Ehre verschaffte.

Johann Müller wurde am 14. Juli 1801 in Coblentz geboren. Etwa sechs Monate zuvor trat der Kaiser von Österreich durch den am 9. Februar 1801 unterzeichneten Vertrag von Lunéville alle österreichischen Besitztümer auf dem linken Rheinufer an die Französische Republik ab . Die Kurfürsten von

Trier, Erzbischöfe und regierende Fürsten, die jahrhundertelang in Koblentz residierten, verschwanden durch diesen Vertrag für immer aus der Liste der deutschen Herrscher. Als Johann Müller geboren wurde, ließen sich französische Präfekten der Departements Rhein und Mosel in der Altstadt nieder, die seit Beginn der Französischen Revolution ein beliebter Aufenthaltsort des aus Angst aus ihren Häusern vertriebenen französischen Adels war der Verfolgung.

Müllers Vater war Schuhmacher und lebte in einem kleinen Haus in der Jesuitenstraße, die so genannt wurde, weil die Väter dort seit vielen Jahren eine Schule hatten. Johann war jedoch nicht dazu bestimmt, seine Ausbildung bei den Jesuiten zu erhalten, da der Orden fast dreißig Jahre vor seiner Geburt aufgelöst worden war und sich viele Jahre später nicht wieder im Rheinland etablierte. Die Umstände der Familie Müller ließen keine Hoffnungen auf eine umfassende Ausbildung zu, obwohl sein Vater offenbar alle erdenklichen Mittel ergriffen hatte, um seinem Sohn eine möglichst umfassende Schulausbildung zu ermöglichen. Der frühe Tod seines Vaters versprach, Müller aller Vorteile zu berauben, die sich aus familiären Opfern ergeben hätten, aber seine Mutter war eine dieser wunderbaren Frauen, denen es irgendwie gelingt, ihre Familien gut zu erziehen und ihren Kindern trotz widriger Umstände eine Ausbildung zu ermöglichen.

Johann war das älteste von fünf Kindern und hatte zwei Schwestern. Er war selbst sehr stolz darauf, dass er, obwohl er von seinem Vater einen großen, kräftigen, gesunden Körperbau und eine würdevolle Haltung übernommen hatte, die Fähigkeit seiner Mutter besaß, Dinge in Ordnung zu bringen, ihre Beständigkeit im Unternehmungsgeist und ihre unermüdliche Fähigkeit zu harter Arbeit . Nach dem Tod des Vaters konnte die Mutter dank ihrer Tatkraft und ihres gesunden Menschenverstandes das vom älteren Müller gegründete Unternehmen mit Hilfe von Gehilfen weiterführen, und da Koblentz das Zentrum eines Bezirks war, der während der Napoleonischen Kriege ständig von Soldaten überschwemmt wurde, der Schuhmacherei Der Handel war profitabel.

Johann scheint das Handwerk erlernt zu haben, doch seiner Mutter gelang es, ihm im Alter von elf oder zwölf Jahren einen ernsthaften Beginn seiner Ausbildung zu ermöglichen. Ungefähr zu dieser Zeit war Joseph Görres , der später der große Führer des katholischen Denkens in Deutschland war und nach dem die berühmte Görres- Gesellschaft benannt ist, die für so viel im katholischen Leben und Fortschritt in Deutschland steht, Professor an der Zweiten Schule oder Sekundarstufe Schule in Coblentz und hatte kürzlich Abhandlungen über Naturphilosophie mit besonderem Bezug zur Physiologie veröffentlicht. Müller trat 1810 in diese Schule ein und Görres legte seine Professur erst 1814 nieder, als er aufgrund der Veröffentlichung eines politischen Werkes aus dem Land fliehen musste. Es ist nicht bekannt, wie viel Einfluss Görres auf den jungen Müller ausübte, aber zumindest ein Teil seiner kostbaren Liebe zu den Naturwissenschaften, die schon während seiner Studienzeit zur Anfertigung von Natursammlungen verschiedener Art führte, scheint von ihm übernommen worden zu sein Einfluss des Philosophen Physiologen. Die Berührung der Lebensbahnen der beiden Männer, die mehr als alle anderen Mitbürger von Coblentz dazu bestimmt waren, die Zukunft Deutschlands zu beeinflussen, muss im Leben beider immer eine interessante Überlegung bleiben.

Johanns Eltern waren, wie zu erwarten war, treue Mitglieder der römisch-katholischen Kirche unten im alten katholischen Rheinland, in der Hauptstadt des geistlichen Fürstentums Trier. Schon früh hegte Johann den Wunsch, Priester zu werden. Seine Mutter freute sich über die Idee ihres Sohnes und war bereit, alle möglichen Opfer zu bringen, um seine Ausbildung zu sichern. Mit der Absicht, sich für das Priestertum auszubilden, trat Johann also in die Sekunden- Schule ein, ein altes Jesuitenkolleg, in dem jesuitische Tradition und Erziehungsmethoden noch überlebt haben und in dem einige der alten jesuitischen Schüler noch zu leben scheinen hatten schon während Müllers Studienzeit (1810 bis 1817) Ämter inne.

Es scheint wahrscheinlich, dass Müller die alten Sprachen aufgrund der Traditionen der jesuitischen Lehren, die an der Schule in Koblentz erhalten blieben, und vielleicht auch aufgrund der Anwesenheit einiger der alten Meister und von ihnen ausgebildeten Lehrer, die alten Sprachen so gut beherrschte. Er fertigte seine eigenen Übersetzungen von Platon und Aristoteles an und konsultierte letzteren insbesondere immer im Original und hegte lebenslange Ehrfurcht vor dem Werk des großen griechischen philosophischen Naturforschers, dessen Latein er so gut beherrschte, dass er es leicht sprechen und sich in den Disputationen des Aristoteles üben konnte Die Universität in Bonn machte ihn mit der Sprache noch vertrauter. Es hieß, er könne Latein besser schreiben als Deutsch. Nach dem Sturz Napoleons begann die preußische Regierung mit der Neuordnung der Schulen in diesem Teil des Rheinlandes, und Müller interessierte sich mehr für naturwissenschaftliche Studien. Zu dieser Zeit widmete er sich der Mathematik, die er bei dem alten Pestalozzi-Schüler Professor Leutzinger studierte, dem Müller in der Skizze seines Lebens, die seiner Dissertation an der Universität vorangestellt war, das Gefühl zum Ausdruck brachte, dass er ihm zu besonderem Dank verpflichtet sei Dankbarkeit.

Während seiner Schulzeit wurde Müller, wie gesagt, zum Sammler von Naturgegenständen. Eine Zeit lang interessierte er sich besonders für Schmetterlinge und sammelte alle Arten im umliegenden Land. Er hatte eine merkwürdige Abneigung gegen Spinnen, die ihn sein ganzes Leben lang begleitete. Er konnte dies jedoch überwinden und führte wichtige Studien über die Augen dieses Insekts und über seine sich verändernden

Gesichtsausdrücke unter dem Einfluss von Angst oder wenn er im Begriff war, auf seine Beute zu stürzen, durch.

Seine Gefühle gegenüber dem Insekt sind ein Hinweis auf eine bestimmte weibliche Geisteshaltung, die sich im späteren Leben in seiner Abneigung gegen die Vivisektion charakteristisch ausdrückte. Er konnte sich nicht zu dem Schluss durchringen, dass Tiere unter schrecklichen Schmerzen geopfert werden müssten, es sei denn, es gäbe einen ganz eindeutigen wissenschaftlichen Punkt, der geklärt werden müsste, und es sei denn, es wurden alle Vorsichtsmaßnahmen getroffen, um unnötiges Leid zu vermeiden. Schon damals zog er es vor, dass andere diese Arbeit machen sollten, und nutzte mehr als einmal die Gelegenheit, auf den Trugschluss physiologischer Beobachtungen hinzuweisen, die auf Tierversuchen unter solch anomalen Umständen beruhten, und bestand darauf, dass die Ergebnisse sehr häufig nur Schlussfolgerungen aufgrund von Analogien und nicht streng zulassen Logik der Tierähnlichkeit oder absoluter physiologischer Zusammenhang.

In einer Skizze von Müllers Leben, von Professor Brücke aus Wien, selbst einer der bedeutendsten Physiologen des 19. Jahrhunderts, dem die Universität Wien mit einer Marmorbüste und -tafel in ihrem Innenhof Tribut gezollt hat, dem großen österreichischen Physiologen fasst die Gründe für Müllers Ruhm sehr gut zusammen. Die Hommage von Professor Brücke findet sich in der ***Medical Times and Gazette***, London, 17. Juli 1858. „Wenn wir uns erkundigen", sagt er, „welche Umstände waren, unter denen Müller, unabhängig von seiner hohen intellektuellen Begabung, seine gigantische Kraft verdankte." Seiner Arbeit, der Energie und Massivität seines Charakters und seiner aktiven und kräftigen Körperkonstitution verdankten er die unbestreitbare herausragende Stellung, die er unter den Männern der Wissenschaft unserer Zeit innehatte. Wir müssen zugeben, dass dies vor allem auf die Breite und Tiefe des Wissens zurückzuführen ist Grundlagen, auf denen seine intellektuelle Entwicklung aufgebaut war. Anschließend geht Professor Brücke auf die Vielfalt der wissenschaftlichen Interessen ein, die Müller in seinen früheren Jahren beschäftigten, und auf die Gründlichkeit, mit der er alles erreichte, was er sich vorgenommen hatte.

Eine sehr merkwürdige Reflexion über unsere modernen Bildungsmethoden und insbesondere die Tendenz zur Spezialisierung und die Ausbildung von Spezialisten schon in jungen Jahren findet sich in Brückes Bericht über den Umfang und die Vielfalt von Müllers Studien in allen Bereichen. Weit davon entfernt, zu glauben, dass diese vielfältigen intellektuellen Interessen die Entwicklung seines Genies behinderten, scheint er der Ansicht zu sein, dass sie vielmehr zur Entwicklung der für das große Genie charakteristischen geistigen Größe beitrugen. Er sagt:

„Während seiner Schulzeit richtete sich Müllers Aufmerksamkeit auf Studienfächer, die weit über den bloßen medizinischen Lehrplan hinausgingen, denn wir finden ihn in den Vorlesungen berühmter Professoren über Poesie und Rhetorik, über die deutsche Sprache und Literatur, über Shakespeare und Dante." Tatsächlich scheint Brücke verstanden zu haben, dass niemand so wenig Chancen hat, wissenschaftliche Entdeckungen zu machen wie jemand, dessen Geist sich ohne Ablenkung auf die engen Grenzen eines wissenschaftlichen Spezialgebiets konzentriert hat . Ständig darauf trainiert, nur das zu sehen, was im Bereich dieses kurzsichtigen Interesses liegt, erhebt sich der Geist nie zu einem Blick über den Horizont des bereits Bekannten hinaus.

Die alte klassische Ausbildung, die in diesem sachlichen, praktischen Zeitalter als so nutzlos galt, schulte den Geist der Männer, die uns alle großen Entdeckungen der Wissenschaft beschert haben. Die Entwicklung der intellektuellen Leistungsfähigkeit als Folge des ernsthaften Studiums vieler Dinge erwies sich eher als Hilfe denn als Hindernis für zukünftige Originalarbeiten. Keiner dieser großen wissenschaftlichen Forscher hatte zu Beginn eine Ahnung von der Arbeit, die er leisten sollte. Es scheint fast ein Zufall zu sein, dass ihre Forschungen in bestimmte Richtungen geführt wurden, die zu wichtigen Entdeckungen führten. Was sie brauchten, war keine besondere Ausbildung, sondern jene geistige Entwicklung, die sie auf eine höhere Denkebene über das bereits Bekannte bringt, um nach Fortschritten in der Wissenschaft zu streben.

Müller hegte noch viele Jahre lang den Gedanken, irgendwann einmal Priester zu werden. Etwa im Alter von etwa sechzehn Jahren begann er jedoch, sich intensiv für Goethes Werk zu interessieren und fühlte sich besonders von den wissenschaftlichen Studien des großen Dichters angezogen. Ungefähr zu dieser Zeit interessierte er sich für das Sammeln von Pflanzen und Tieren und begann ernsthaft mit dem Studium der Physiologie. Lavaters Werk war zu dieser Zeit noch so aktuell, dass zumindest für junge Studenten kaum etwas von der Neuheit verloren gegangen war. Mit achtzehn Jahren ging Müller nach Bonn und zögerte zu Beginn seiner Universitätslaufbahn, ob er Theologie studieren sollte oder nicht. Seine natürliche Vorliebe für Naturstudien veranlasste ihn jedoch schließlich, sich für eine wissenschaftliche Laufbahn zu entscheiden und ein Medizinstudium zu beginnen.

Mit größtem Enthusiasmus nahm er sein Medizinstudium auf. Unter der besonderen Anleitung von Mayer, der nicht nur sein Lehrer, sondern auch sein persönlicher Freund war, widmete er sich eifrig dem Studium der Anatomie. Eine seiner oft wiederholten Äußerungen aus seiner frühen Studienzeit, die Müller im späteren Leben jedoch mit größter Sorgfalt korrigierte und als bleibenden Eindruck verleugnete, war das berühmte „Was sich nicht mit dem Skalpell beweisen lässt, das gibt es nicht." " Der damalige Bonner Physiologieprofessor war der berühmte Friedrich Nasse, der vor allem für die wunderbare Anziehungskraft seines Unterrichts und seine Fähigkeit bekannt war, bei anderen Begeisterung zu wecken, und es ist nicht verwunderlich, dass Müller, der von Natur aus so begeistert von wissenschaftlichen Studien war, dies getan haben sollte Er entwickelte eine Vorliebe für das Studium, die er später nie wieder verlor.

Während Müllers zweitem Jahr seines Medizinstudiums schrieb die Universität Bonn ihren ersten Preis aus, der für eine Untersuchung zum Thema Atmung beim Fötus verliehen werden sollte . Obwohl sich Müller zu diesem Zeitpunkt erst im ersten Jahr seines Medizinstudiums befand, setzte er sich mit dem schwierigen Thema auseinander und widmete seine gesamte Freizeit der Organisation von Experimenten zur Demonstration und Untersuchung zweifelhafter Punkte. Er erhielt den Preis, und Virchow, sicherlich ein guter Richter in dieser Angelegenheit, sagt, dass sich dieses Werk seiner Studienzeit gleichermaßen durch den Umfang seiner Gelehrsamkeit wie auch durch die Anzahl und Kühnheit der detaillierten Experimente auszeichnet. Zum Zeitpunkt seines Abschlusses war der junge Arzt im einundzwanzigsten Lebensjahr bereits ein markierter Mann. Von diesem Zeitpunkt an erregte alles, was er tat, Aufmerksamkeit und fand ein bereitwilliges Publikum.

Müllers Geist war nach dieser Zeit ständig mit der Organisation von Experimenten zur Demonstration natürlicher Prinzipien beschäftigt. Wie weit er diese Experimentiergewohnheit trieb, lässt sich anhand einiger Gewohnheiten der Kontrolle über seine Muskeln verstehen, die er sich durch kontinuierliches Üben und intensive Aufmerksamkeit angeeignet hatte. Er beherrschte die Muskeln seiner Ohren gründlich und amüsierte seine Mitschüler oft durch ihre Bewegungen. Die vorderen und hinteren Muskelanteile dieses Musculus occipito frontalis waren in der Lage, seine Kopfhaut leicht zu bewegen und merkwürdige Störungen in seinem Haar hervorzurufen. Diese Gewohnheiten der Muskelkontrolle haben sich viele Menschen angeeignet. Andere Erwerbungen Müllers sind allerdings weitaus seltener. Er konnte seine Pupillen nach Belieben zusammenziehen oder erweitern, nachdem er durch Übung vor einem Spiegel die Kontrolle über seine Iris erlangt hatte, und er konnte die kleinen Muskeln, die die Knochen im Ohr verbinden, den Hammer, den Amboss und den Steigbügel, nutzen, um etwas zu machen Sie erzeugen nach Belieben ein hörbares Klicken.

Seine Experimentiergewohnheiten brachten ihn zumindest einmal in eine ziemlich lächerliche Lage. Während seines Militärdienstes geschah es eines Tages, dass Müller sich beim Befehl „Waffen befehlen" damit amüsierte, einen Finger nach dem anderen in die Mündung seines Feuerschlosses zu stecken. Schließlich klemmte sein Mittelfinger ziemlich in der Waffe . Als der Befehl erteilt wurde, konnte Müller seinen Finger nicht zurückziehen. Seine missliche Lage erregte sofort Aufmerksamkeit, und er wurde an die Front beordert, um vom Major gerügt zu werden, was seine Kameraden nicht wenig amüsierte, die herzlich über seine lächerliche missliche Lage lachten. Er wurde in Ungnade in sein Quartier geschickt und der Regimentsarzt hatte keine geringe Mühe, den stark geschwollenen Finger zu befreien.

Obwohl alles auf ein Leben voller Experimente hindeutete, hatte Müllers Vorstellungskraft einen starken Einfluss auf ihn und er gab sich eine Zeit lang bestimmten mystischen theoretischen Fragen und Problemen der Selbstbeobachtung hin, die ihn eine Zeit lang von seinem Leben abzubringen drohten echte Berufung eines experimentellen Physiologen. Zum Glück für Müller, wie wir sehen werden, obwohl er es im Moment zweifellos für ein schweres Unglück hielt, folgten auf diese Ausflüge in eine zu introspektive Psychologie nervöse Beschwerden, die wir heute Neurasthenie nennen könnten, und er wurde daraufhin ins Arbeitszimmer zurückgeführt äußerer Natur.

Unmittelbar nach Müllers Promotion zum Doktor der Medizin gerieten die rheinischen Universitäten erneut unter die Autorität der preußischen Regierung, und Berlin wurde zum Mekka für Studenten, die es gewissermaßen als Mutteruniversität betrachteten. Nach seinem Abschluss in Bonn zog es Müller dann nach Berlin und geriet besonders unter den Einfluss von Rudolphi, der seine Talente erkannte und ihm besondere Möglichkeiten für originelle Forschungen gab. Rudolphis Privatbibliothek und seine Sammlung wurden diesem jungen, originellen Arbeiter zur Verfügung gestellt, der bereits seine Forschungskraft und seine Fähigkeit unter Beweis gestellt hatte, ein Thema bis zu seinen endgültigen Schlussfolgerungen zu verfolgen, auch wenn diese noch nicht äußerlich bekannt waren. Auch in Berlin geriet Müller unter den Einfluss des jüngeren Meckel, den er sehr zu respektieren lernte. Nach Meckels Tod fiel das zuvor von Meckel herausgegebene ***Archiv für Physiologie*** in Müllers Hände, der es viele Jahre lang erfolgreich weiterführte.

Als Müller Berlin verließ , überreichte ihm Rudolphi ein englisches Mikroskop als Beweis für die Wertschätzung des alten Professors für die Arbeit des jungen Mannes während seiner Beobachtung. Da Müllers finanzielle Mittel sehr begrenzt waren, muss dies ein besonders willkommenes Geschenk gewesen sein, denn es ermöglichte ihm, seine embryologischen Forschungen fortzusetzen, und es dauerte nicht lange, bis diese Früchte trugen. In Bonn, wohin Müller zurückkehrte, ließ er sich als Privatdozent an der Universität nieder und verdiente sich mehrere Jahre lang seinen Lebensunterhalt mit der Lehrtätigkeit, die ihm seine Mutter gewähren konnte, und sogar mit der Ausübung der Medizin.

Bonn hatte zu dieser Zeit eine Bevölkerung von etwa 30.000 Einwohnern und etwa achtzehn regelmäßig praktizierende Ärzte. Es ist daher leicht zu verstehen, dass Müllers Praxis seine finanziellen Ressourcen nicht wesentlich vergrößerte. Es dauerte nicht lange, bis er die Tätigkeit als Arzt ganz aufgab, was durch den traurigen Tod eines Freundes, der während seiner Obhut an einer Darmperforation und anschließender Bauchfellentzündung litt, zu diesem Schritt geführt hatte. Ungeachtet seiner eher prekären finanziellen Lage heiratete Müller im Alter von 26 Jahren Anna Zeiler, die Tochter eines Gutsbesitzers im Rheinland unweit von Bonn. Er hatte ihr zuvor ein Gedicht gewidmet, in dem er ihr anstelle weiterer materieller Vorteile wie einer Eheschließung einen unsterblichen Namen versprach. Der junge Mann schien etwas von dem Genie gespürt zu haben, das in ihm steckte, doch das galt auch für andere, und deren Vorahnungen wurden durch die Angelegenheit nicht immer bestätigt. Kurz vor und nach seiner Heirat beschäftigte er sich so sehr mit seinen Untersuchungen aller Art, dass er innerhalb weniger Monate zusammenbrach. Die Regierung gewährte ihm einen Urlaub, und mehrere Monate lang wanderte er mit seiner Braut den Rhein entlang, was ein Biograph als „Ein-Pferd-Streit" bezeichnete, und kehrte geistig und körperlich erneuert zu seiner Arbeit zurück.

Tatsächlich handelte es sich bei Müllers Zusammenbruch um das, was man heutzutage einen neurasthenischen Anfall nennen würde, der durch Überarbeitung und zu große Selbstbeobachtung hervorgerufen wurde. Er hatte auf viele scheinbar harmlose Arten an sich selbst experimentiert, jedoch mit Methoden, die oft ernsthafte Probleme verursachen. Es war für ihn nichts Ungewöhnliches, zu fasten, um die physiologischen Auswirkungen des Mangels an richtiger Ernährung auf seinen Geist und seine Sinne zu bemerken. Oft lag er nachts stundenlang wach in der Dunkelheit, experimentierte an sich selbst und bemerkte die Phänomene, die vor allem in seinen Augen durch die völlige Abwesenheit von Licht hervorgerufen wurden. Er widmete sich auch der Erforschung der Kuriositäten des zweiten Gesichts; diese interessanten Erinnerungen an Dinge, die vor langer Zeit gesehen wurden, ohne jedoch großen Eindruck zu hinterlassen und die in unerwarteten Momenten wiederkehren, um uns glauben zu lassen, dass wir es wieder sehen, obwohl wir uns eigentlich nur unbewusst erinnern. Er pflegte viel von der Fähigkeit Gebrauch zu machen, Objekte mit allen physikalischen Besonderheiten des tatsächlichen Sehens in sein Blickfeld zu bringen. Sein Meister war darin Goethe, der ausführlich über dieses Thema geschrieben hatte und die Phänomene des Sehens behandelte, und der selbst in der Lage war, sich mit großer Lebendigkeit die vielen Farbschattierungen von Objekten mit der sinnlichen Befriedigung des tatsächlichen Sehens in seine Vorstellungskraft zu rufen. Diese Vorstellungskraft hatte Müller nur für die Roten.

Es ist nicht verwunderlich, dass ein junger Mann, der sich zu ausschließlich mit dieser Art von Untersuchung beschäftigte, sein nervöses Gleichgewicht in gewissem Maße beeinträchtigte und ihm ansonsten unwichtige Symptome als Anzeichen einer schweren Krankheit erscheinen ließ. Eine Zeit lang verzweifelte Müller daran, jemals wieder er selbst zu sein. Als er jedoch wieder gesund wurde, erkannte er, was die wesentliche Ursache für seinen nervösen Zustand gewesen war; und so kehrte er nie zu seinen introspektiven Beobachtungen zurück und betrachtete deren Ergebnisse eher als eine Reihe von Illusionen.

Danach widmete sich Müller zehn Jahre lang ausschließlich seinen physiologischen Untersuchungen. Das beste Wissen darüber, was Müller in diesen frühen Jahren für die wissenschaftliche Medizin geleistet hat, kann aus Virchows Zusammenfassung der Entdeckungen dieser Zeit gewonnen werden, die er kurz nach dem Tod seines großen Lehrers machte.

Virchow sagt:

„Es war Müller, der die Lehre von den Reflexhandlungen, die bereits von Prochaska angedeutet und gleichzeitig von Marshall Hall und ihm selbst entdeckt worden war, in das Wissen von Physiologen und Ärzten einführte. Kurz zuvor gelang es Müller, eine einfache Art der Durchführung von Experimenten aufzuzeigen Die vorderen und hinteren Wurzeln des Spinalnervs bestätigten Bells Lehren über ihre vielfältigen Funktionen. Somit hatte er das Privileg, für alle Zeiten zwei der größten praktischen Entdeckungen der Physiologie des Nervensystems zu begründen.

„Neben den Nerven wurde das Blut zum Gegenstand seiner Forschungen und er verbürgerlichte in der deutschen Medizin nicht nur die genaue Kenntnis der Fibrin- und Blutkörperchen, die Hewson in der englischen Literatur mit solcher Fruchtbarkeit gepflegt hatte, sondern gelang ihm auch durch einfache Experimente.“ um die besondere Zusammensetzung der Lebensflüssigkeit zu demonstrieren. Das Erkennen der richtigen Untersuchungsmethoden lag stets in der Hand seines klaren und gebildeten Intellekts, und er wusste genau, dass es Fälle gab, in denen das Skalpell und Experimente eine Frage nicht klären konnten, und wo die Die Wahrheit konnte nur durch chemische Mittel und physikalische Instrumente ermittelt werden. So entdeckte er die eigentümliche gallertartige Substanz, die im Knorpel vorkommt und Chondrin genannt wird; so bewies er die Existenz von Lymphherzen bei den Amphibien und stellte damit nicht nur fest die

Organe, sondern alle Gesetze, die bei der Erzeugung der menschlichen Stimme eine Rolle spielen.

„Die besonderen Forschungen der Bonner Epoche befassen sich mit der genauen Struktur und Anatomie der Drüsen. Sie beendeten die Kontroverse, die so lange zwischen Anhängern von Malpighi und Ruysch über die ausgesackten Enden der Drüsenfollikel bestanden hatte, und erlangten für uns eine korrekte Kenntnis dieser wichtigen Organe im gesamten Tierreich. Sein vielleicht wichtigstes Werk ist das der Müller-Gänge, der nach ihm benannten Strukturen, die einen so wichtigen Teil des Urogenitalsystems im Embryo bilden ."

Praktisch alles war bereits erreicht, bevor er gerade einmal zweiunddreißig Jahre alt war . Im Herbst 1832 starb Rudolphi, Professor für Physiologie in Berlin. Wie Virchow sagt, gab es von allen Seiten Kandidaten, und einige, die am wenigsten qualifiziert waren, hielten sich für die Position am besten geeignet. Müller unternahm einen ungewöhnlichen Schritt, der seine Entscheidung charakterlich verdeutlichte, obwohl er in jedem anderen Fall wie ein Beweis für Überheblichkeit gewirkt hätte . In einem offenen Brief, der dem preußischen Minister vorgelegt wurde, erklärte er, dass seine Behauptungen denen jedes anderen lebenden Physiologen außer John Frederick Meckel überlegen seien. Der Eindruck , den dieser Brief auf den Minister machte, war so stark, dass er Müller sofort auf den vakanten Stuhl berief.

Nicht lange nach seiner Berufung auf den Lehrstuhl für Physiologie an der Universität Berlin vollendete Müller das bekannte „Handbuch der Physiologie", das seinen Ruf begründete. Das Buch wird manchmal als experimentelle Physiologie bezeichnet, aber das ist nicht korrekt. Müller war ebenso wenig ein bloßer Experimentator wie Haller, und er selbst verabscheute zutiefst die Tendenz, die die experimentelle Physiologie in Frankreich angenommen hatte, insbesondere unter dem Einfluss von Magendie. Ein Teil von Müllers Abneigung gegen die experimentelle Physiologie war ästhetischer Natur. Er konnte den Gedanken nicht ertragen, so viel Schmerz zuzufügen, wie ihn viele seiner Kollegen gedankenlos verursachten. In seiner Lobrede auf Rudolphi sagt Müller: „Rudolphi betrachtete physiologische Experimente als etwas, das nichts mit anatomischer Genauigkeit zu tun hatte, und es ist kein Wunder, dass dieser bewundernswerte Mann, der bei jeder Gelegenheit seine Abneigung gegen die Vivisektion zum Ausdruck gebracht hatte, eine feindselige Haltung dagegen einnahm." Alle Hypothesen und Schlussfolgerungen beruhen nur unzureichend auf physiologischen Experimenten. Müller fügt hinzu: „Wir hätten seine gerechte Empörung nicht teilen können, wenn wir gesehen hätten, wie viele Physiologen alle Anstrengungen unternahmen, um die Physiologie auf eine experimentelle Wissenschaft zu reduzieren, indem sie lebende Sektionen und Qualen unzähliger Tiere durchführten, ohne einen bestimmten Plan und nachgiebig . " oft nur unbedeutende und unvollkommene Ergebnisse."

Müller teilte diese Ansichten von Rudolphi in Bezug auf die Vivisektion. Die Ungewissheit der Schlussfolgerungen, das Ausmaß des zugefügten Leidens und die Unbestimmtheit der Versuchsbedingungen, so dass die Schlussfolgerungen kein besonders großes Gewicht oder eine besondere Genauigkeit der Informationen haben konnten, veranlassten ihn, solche Experimente in Betracht zu ziehen, sofern sie nicht sehr sorgfältig durchgeführt wurden von geschulten Forschern als weitgehende Zeitverschwendung und die Zufügung unnötiger Schmerzen angesehen und führt aufgrund der damit verbundenen Unsicherheit zu einer Fehleinschätzung des physiologischen Fortschritts.

Die Qualitäten von Müllers „Handbuch der Physiologie", die ihm seinen größten Wert verliehen, sind die gründliche Durchsicht der gesamten physiologischen Literatur der Welt, die es enthält, und die größte Anzahl von Originalbeobachtungen, die es als Grundlage für das Buch anführt Grundsätze ausgesprochen. Müller selbst sagte im Vorwort zu seinem „Handbuch": „Ich brauche kaum zu bemerken, dass es die Pflicht eines Gelehrten ist, sich mit dem Fortschritt der Wissenschaft bei allen Nationen vertraut zu machen; und dies ist jetzt möglich und darüber hinaus in diesen Tagen des Fortschritts durchaus unverzichtbar. Eine rein deutsche, französische oder englische Schule der medizinischen Wissenschaft ist Barbarei; und in Deutschland würden wir die Idee eines isolierten englischen oder französischen Systems der Naturgeschichte, Physiologie oder Medizin als ebenso barbarisch betrachten wie die Vorstellung von preußischer, bayerischer oder österreichischer Medizin oder Physiologie.

Wie wertvoll das Buch als Grundstein der modernen deutschen Medizin war, lässt sich am besten anhand der Meinung Virchows darüber beurteilen. In seiner Lobrede auf Müller sagt er:

„Es gibt zwei Qualitäten in seinem ‚Handbuch der Physiologie', die meine Einschätzung seines Wertes besonders gestärkt haben – seine streng philosophische Methode und seine Vollständigkeit in Fakten. Seit der Zeit von Haller hat niemand die gesamte Literatur von so gründlich gemeistert Naturgeschichte oder sammelte in allen Richtungen so viele originelle Erfahrungen, und niemand war gleichzeitig mit der medizinischen Praxis sowie mit den entlegensten Gebieten der Zoologie vertraut. Es wurde gut gesagt, dass Haller oft in zweifelhaften Fragen Als Verfechter einer Seite, die schließlich zum Unterliegen gezwungen werden musste, hatte Müller immer das Glück (wenn wir das Glück nennen dürfen, dem so viel intelligente Aktivität vorausging), früher oder später die Meinung zu erkennen, die schließlich den Sieg sicher war Er war durch sein umfassendes Wissen hervorragend für das Amt des Kritikers geeignet. Er verstand es, das Gesunde vom Ungesunden, das Wesentliche oder Wirkliche vom Zufälligen oder Zufälligen zu unterscheiden. Und er überblickte die ganze Reihe von Formen – oft sehr unterschiedlich – unter denen ein wohlbestimmter Plan der Natur verwirklicht zu sein schien, kannte er die Veränderungen, die nicht selten die Anordnung und Zusammensetzung der Substanzen innerhalb dieser Formen erheblich veränderten. An Müller als Physiologe bewundern wir nicht das Genie des Entdeckers oder die bahnbrechende Natur seiner Beobachtungen, sondern die methodische Genauigkeit der Untersuchung im berechnenden Urteil, die souveräne Ruhe und die vollkommene Vollendung seines Wissens. "

Kurz gesagt, Müller verdankte den Erfolg seiner Karriere der perfekten Haltung seines Intellekts und der bewundernswerten kritischen Fähigkeit, die ihn auf den dornigen Weg des Wissens führte, zu einer Zeit, als es so wenige Meilensteine von wirklicher wissenschaftlicher Bedeutung gab, die dem Forscher zeigen konnten, was Der wahrscheinliche Verlauf und Fortschritt der echten Wissenschaft muss sein. Aus diesem Grund wurde, wie Virchow sagte, die Reform neuerer Ansichten in ihm verkörpert, und trotz der fast klösterlichen Zurückgezogenheit des Gelehrten beschränkte sich der Einfluss der von Müller eingeführten Methode nicht auf die Physiologie, sondern dauert an über diese Wissenschaft hinaus in immer größeren Kreisen in den Bereich aller biologischen Wissenschaften vorzudringen .

Virchow schlussfolgert: „Müller besiegte die Mystik und die Phantasmen im organischen Reich und er war der entschiedenste Gegner jeder gefährlichen Tendenz, sei sie nun unter dem Vorwand der Physiologie oder des Glaubens oder nur in Übereinstimmung mit Vermutungen. Müller hat es nicht entdeckt, aber er." Er legte die genaue Methode zur Erforschung der Naturwissenschaften fest: Er gründete also keine Schule im Sinne von Dogmen – denn er lehrte keine, sondern nur im Sinne von Methoden. Die Schule der Naturwissenschaften, die Müller gründete, kannte keine Gemeinschaft von Lehre, aber nur von Fakten und noch mehr von Methoden.

Er beschränkte sich in seinen Studien jedoch nicht auf die Physiologie und Pathologie, noch nicht einmal auf die Anatomie und Embryologie des Menschen. Nach 1840 widmete er sich der Erforschung der Wirbellosen und erforschte die Seesterne und die Pentakriniten. Während seiner Arbeit an den Wirbellosen stellte er fest, dass die fossilen Überreste von Tieren nicht sorgfältig erforscht worden waren, und widmete sich daher eine Zeit lang der Paläontologie. Während sein Gehalt als Professor für seinen Lebensunterhalt ausreichte, war es heutzutage nicht gerade großzügig, doch Müller widmete sich so sehr seiner Wissenschaft, dass er einige der Arbeiter dafür bezahlte, für ihn nach Fossilienresten Ausschau zu halten in den Steinbrüchen der Eifel. Er interessierte sich auch intensiv für das Leben im Meer und verbrachte seine Ferien mit besonders harter Arbeit, indem er die Lebensbedingungen unter Meeresorganismen untersuchte. Er wechselte von einer Lebensschicht in die andere. Von Seeigeln und Seesternen bis hin zu Infusorien und Polycystina , deren Arten er selbst als Erster erkannte und beschrieb.

Müller war einer der ersten, der darauf hinwies, dass bestimmte niedere Tiere ähnliche und unähnliche Generationen fortpflanzen , sich also durch wechselnde Generationen fortpflanzen können. Er untersuchte und demonstrierte insbesondere die Metamorphosen in den Stachelhäutern , und sein umfassender Blick und seine sorgfältige Beobachtung in diesem neuen und überraschenden wissenschaftlichen Bereich klärten viele Dinge auf, die zuvor Rätsel gewesen waren.

In der Paläontologie arbeitete Müller mit unserem eigenen Agassiz zusammen, der damals ein junger Mann war, oder vielleicht sollte man besser sagen, dass Agassiz mit Müller zusammenarbeitete. Im Jahr 1834 erschien in Neufchatel ein Aufsatz, für dessen Zusammenstellung sie gemeinsam eine Reihe von Beobachtungen machten. Es handelte sich um eine Notiz über die Wirbel lebender und fossiler Hundsfische. Zu dieser Zeit interessierte sich Müller für viele Arten fossiler Fische und verfasste in späteren Jahren mehrere Artikel zu diesem Thema. Gegen Ende von Müllers Leben untersuchte er insbesondere die Polycystina , bestimmte Radiolarien und einige der vielen Kammerexemplare, Fossilien und Lebendige, die zu dieser Zeit große Aufmerksamkeit erregten. Tatsächlich ging er am Tag vor seinem Tod zum Zoologischen Museum von Professor Peters in Berlin, um einige Polythalamaceen zu besorgen .

Wie aufgeschlossen Müller für Fortschritte in der Wissenschaft war und wie bereit er war, die Arbeit anderer zu fördern, lässt sich an seiner Haltung gegenüber Parasiten als Ursache von Krankheiten ablesen, als diese entdeckt wurden. Nachdem Professor Schoenlien den Parasiten Favus entdeckt hatte, interessierte sich Müller dafür, bestätigte Schoenleins Beobachtungen und erweiterte unser Wissen darüber. Ungefähr zu dieser Zeit entdeckte er auch das Psorosperm als Parasit von Tieren und möglicherweise auch vom Menschen und widmete ihm große Aufmerksamkeit. Seine Arbeit wurde später durch einen seiner Schüler, Lieberkühn, erheblich erweitert, dessen Forschungen zu diesen winzigen Organismen die Aufmerksamkeit der medizinischen Welt auf sich zogen.

Es ist nicht wenig verwunderlich, wie viele der Untersuchungen, die Virchow später berühmt machen sollten, von seinem großen Lehrer Müller initiiert wurden. Es war Müller, dessen Tumorforschung Virchow dazu veranlasste, sich diesem Thema zu widmen und uns das beste pathologische Werk zu liefern, das jemals geschrieben wurde. Virchow selbst stellt mit Bedauern fest, dass Müller sich von der Pathologie abwandte und das versprochene Werk, das seine Theorie über die Entstehung von Tumoren enthalten sollte, nie vollendete. Eine weitere Arbeit, bei der Virchow in die Fußstapfen Müllers trat, war die Entwicklung der Kraniometrie und allgemein der wissenschaftlichen Untersuchungen von Schädeln. Müller hatte sich besonders für mikrozephale Schädel interessiert und Virchow unterstützte ihn bei deren Erforschung. Viele Jahre später etablierte Virchow die Wissenschaft der Kraniologie in der Abteilung für Anthropologie und es gelang ihm, durch seine Entdeckungen auf diesem Gebiet nicht wenig Licht auf die Ursprünge der Rassen zu werfen.

Nach Schoenliens Entdeckung des Favusparasiten interessierte sich Müller für die Parasitologie des Menschen und untersuchte zusammen mit Retzius , dem berühmten schwedischen Anatom, bestimmte Schimmelpilze, die in den Atemwegen von Vögeln vorkommen. Es gelang ihnen zu zeigen, dass es sich bei diesen pflanzlichen Parasiten um eine Form von Aspergillus handelte. Ihre Studien an der Schneekauz machten insbesondere allgemein auf die Möglichkeit aufmerksam, dass solche Schimmelpilze als Parasiten bei Tieren vorkommen könnten. Später zeigte Virchow, dass dieselben Schimmelpilze gelegentlich in den Atemwegen von Männern vorkommen. Virchow fand sie bei der Autopsie in drei Leichen, allesamt heruntergekommene Individuen, zwei davon alte Untertanen und allesamt an chronischer Bronchitis erkrankt. Wenn die Parasiten gefunden wurden, bestand in der Regel eine deutliche Tendenz zu einer sehr geringen Widerstandsvitalität im Gewebe, die manchmal sogar bis zum Beginn einer Lungengangrän reichte. Bei der Betrachtung des Themas sagte Virchow [Fußnote 7], dass das Licht, das durch die Untersuchungen von Müller und Retzius darauf geworfen wurde, für ihn von größter Hilfe war, um den Parasiten zu identifizieren, als er ihn bei menschlichen Probanden fand.

[Fußnote 7: Virchows Archiv , Bd. ix.]

Die Zahl der positiven Fakten, die Müller in den unterschiedlichsten Bereichen der Wissenschaft ans Licht gebracht hat, ist nahezu unberechenbar, und doch ist es erstaunlich, wie selten in seinem Werk auch nur der kleinste Fehler oder gar eine unvollständige Beobachtung zu finden ist. Andererseits ist es immer wieder vorgekommen, dass die Richtigkeit seiner Beobachtungen, die anderen Forschern zunächst als zweifelhaft erschien, schließlich als wahr anerkannt wurde. In der Regel ging er jede Beobachtungsreihe dreimal durch. Während der zweiten Staffel schrieb er über sie. Die Experimente, auf denen seine Beobachtungen basierten, wiederholte er stets, während sein Material in Druck ging. Seine Manuskripte waren eine Fülle von Korrekturen; Dessen ungeachtet waren seine Korrekturbögen die Verzweiflung der Drucker.

Dies alles gelang Müller nur durch den sorgfältigsten Umgang seiner Zeit. Er verstand es, auch die Stundenenden und kurzen Pausen zu nutzen, die andere verschwenden, ohne darüber nachzudenken. Er nannte diese kurzen Zeiträume zwischen den Pflichten „den Goldstaub der Zeit" und sagte, er wolle kein bisschen davon verlieren. In der Viertelstunde zwischen zwei Vorlesungen war es nichts Ungewöhnliches, dass er mit einer Sektion, an der er gerade beschäftigt war, begann oder seine Arbeit fortsetzte und dabei die Beobachtungen skizzierte, die er am Vortag gemacht hatte.

Wie gründlich Müller in allen Bereichen arbeitete, denen er sich widmete, lässt sich an einigen Exkursionen in die Pathologie ablesen, die in seinem Schaffen schließlich nur ein Nebenthema war und der er kaum ernsthafte Beachtung schenkte. Müllers Assistent im Berliner Museum und einer seiner Lieblingsschüler , Schwann, führte eine Reihe von, wie Virchow es nennt, umfassenden und großartigen Untersuchungen über die Zellstrukturen der tierischen Gewebe durch, von denen der Fortschritt in der Pathologie so wesentlich abhängt. Müller ging diesen Entdeckungen nach und war, um noch einmal Virchow zu zitieren, in dieser Angelegenheit die Autorität der Autoritäten; denn die medizinische Welt verdankt ihm praktisch ihr gesamtes Wissen über Tumore. Müller zeigte erstmals die Harmonie zwischen der pathologischen und der embryonalen Entwicklung von Tumoren auf.

Diese physiologische Beobachtung ist von höchster Bedeutung. Es kam zu einer Zeit, als man davon ausging, dass Tumoren nichts Physiologisches an sich hätten, sondern völlige Manifestationen krankhafter Prozesse seien, die allen natürlichen Funktionen des Körpers fremd seien. Müllers Beobachtung der Identität der pathologischen und embryonalen Entwicklung von Tumoren ist eigentlich der Schlüssel zur gesamten Lehre von den krankhaften Entstehungen. Virchow versichert uns, dass Müllers Arbeiten den stärksten Impuls für den Einsatz des Mikroskops bei pathologischen Untersuchungen gegeben hätten. Zweifellos war dies sein wichtigster Beitrag zur wissenschaftlichen Medizin. Damit legte er den Grundstein für die Aufklärung von Tumoren – ein Werk, das sein großer Schüler weiterführen sollte. Virchow gibt zu , dass einige von Müllers Arbeiten in dieser Richtung, zum Beispiel sein Studium der Enchondromata , Teil der Inspiration waren, die zu seinem eigenen späteren Werk führte. Müller war jedoch mit zu vielen Dingen beschäftigt, um sich dem Studium der Pathologie in der Weise zu widmen, die für große Entdeckungen in der Wissenschaft nötig gewesen wäre. Er versprach, dass er sich irgendwann mit der Klassifizierung von Tumoren befassen würde und dass das Prinzip einer solchen Klassifizierung weder auf der Feinheit ihrer Struktur noch auf ihrer chemischen Zusammensetzung beruhen würde, sondern dass ihre physiologische Natur und Wachstumsneigung entscheidend sein müssten berücksichtigt. Als er starb, hinterließ er jedoch nichts Unvollendetes außer dem lang erwarteten Abschluss seines Buches über Tumore.

Müllers bedeutendstes Werk in der Physiologie und sein weitreichendster Einfluss auf die biologischen Wissenschaften, die damals gerade ihre moderne Entwicklung begannen, beruhten auf seiner Behauptung, die Lebenskraft sei etwas, das sich von den physikalischen oder chemischen Kräften völlig unterscheidet und von ihnen völlig unabhängig ist die es lenkt und nutzt. Die Lebenskraft war für Müller die letzte Ursache und der oberste Beherrscher lebenswichtiger Phänomene, so dass alle Energien eines Organismus einem bestimmten Plan folgen. Für ihn war es die vollständige Erklärung aller physischen Erscheinungsformen des Lebens. Es verschwindet im Tod, ohne eine entsprechende Wirkung hervorzurufen. Ohne etwas von sich selbst zu verlieren, übergibt es in der Vervielfältigung oder Reproduktion eine ihm selbst gleiche Kraft an das neue Wesen, das aus ihm geboren wird. Diese so übertragene Lebenskraft muss sich nicht unbedingt sofort manifestieren, sondern kann lange Zeit ruhen, um durch das Zusammentreffen geeigneter Bedingungen in ihrer Umgebung zu Manifestationen des Lebens erweckt zu werden.

Mit einem Wort: Müller erkannte das Mysterium des Lebens voll und ganz, stellte sich direkt dem Problem, formulierte es in unmissverständlichen Worten und bewahrte dadurch die aufstrebende Wissenschaft der Biologie davor, in Spekulationen abzudriften, die zu dieser Zeit verführerisch genug waren, aber die hätte sich als eitel und Zeit- und Rechercheenergieverschwendung erwiesen. Müllers Einfluss auf seine Schüler reichte in dieser Angelegenheit aus, um den meisten biologischen Arbeiten in Deutschland um die Mitte des Jahrhunderts den Stempel des sogenannten Vitalismus aufzudrücken, und es war eine Wiederholung seiner Beobachtungen und seiner Methoden leitete die Reaktion auf vitalistische Theorien, die die letzten Jahre des 19. Jahrhunderts prägten.

In Bezug auf die Bedeutung von Müllers Werk sagt Professor Du Bois-Reymond, selbst ein Schüler von Müller, in seiner Gedenkrede vor der Königlichen Akademie der Wissenschaften zu Berlin im Jahr 1859 [Fußnote 8]: „Es wurde von denen beanstandet." die auf der Größe von Müllers Ruf bestehen, dass er selbst keine Entdeckung gemacht hat, die man als erstklassig bezeichnen kann. Müllers Ruhm ist groß genug für uns, um zuzulassen, dass an diesem Einwand etwas Wahres dran ist. Er hat bei der Entwicklung der Ideen mehr erreicht Dass er keine großen Entdeckungen machte, ist jedoch eher darauf zurückzuführen, dass er zu einer Zeit kam, als große Entdeckungen nicht mehr wie im vorigen Jahrhundert auf freiem Fuß lagen , die sozusagen darauf warteten, gemacht zu werden; und was er erreichte, war von größerem Wert als eine oder zwei einzelne Entdeckungen von vorrangiger Bedeutung. Er machte die ursprünglichen Ideen anderer Männer so deutlich, dass sie sofort von allen medizinischen und wissenschaftlichen Fachleuten akzeptiert wurden Welt. Auf diese Weise förderte er den Fortschritt der Medizin besser, als es jede noch so erfolgreiche Hingabe an ein einzelnes Merkmal jemals hätte erreichen können.

[Fußnote 8: Gedächtnissrede auf Johannes Müller, von Emil Du Bois-Reymond, Berlin, Buckdruckerei der Königlichen Akademie der Wissenschaften (Dummler), 1860.]

„Müller hat Fehler gemacht, aber wer macht angesichts der Natur schon Fehler? In der Regel hat er aber den Nagel auf den Kopf getroffen. Es gibt viele suggestive Gedanken von ihm, die sich die Forscher späterer Zeiten als solche erwiesen haben." stimmt. Er schlug zum Beispiel vor, dass es notwendigerweise eine Verbindung zwischen den Ganglienkörpern und den Nervenstämmen geben muss. Er schlug auch vor, dass es ein spezielles Nervensystem für den Darmtrakt geben muss. Spätere Entdeckungen in der Physiologie haben beides nachgewiesen Diese Gedanken und haben gezeigt, dass Müller so sehr in den Geist der Natur und ihrer Prozesse eingedrungen war, dass er in der Lage war, ihre Gedanken zu denken. Es besteht kein Zweifel, dass es in seinen Schriften, insbesondere denen aus den späteren Jahren seines Lebens, Hinweise darauf gibt wird eine Reihe triumphaler Begründungen der gleichen Art liefern."

Das abschließende Urteil von Du Bois-Reymond ist von besonderem Interesse, da es versucht, den vergleichenden Platz aufzuzeigen, den drei große Männer in den biologischen Wissenschaften vor einem Jahrhundert einnehmen werden:

„Haller und Müller müssen als Giganten früherer Tage betrachtet werden, obwohl sie, wenn zukünftige Generationen sie mit Cuvier vergleichen , etwa die Position einnehmen werden, die Galileo und Newton im Vergleich zu La Place und Gauss oder Lavoisier im Vergleich zu Berzelius einnehmen. Der erste „Einer dieser Männer hatte die Gelegenheit, Großes zu leisten, solange es noch möglich war, und überließ seinen Nachfolgern nur die Möglichkeit, ihre Gedanken zu entwickeln." [Fußnote 9]

[Fußnote 9: Eine Vorstellung von der Wertschätzung, die Müller bei seinen deutschen und ausländischen Zeitgenossen genoss, lässt sich aus der Zahl der wissenschaftlichen Gremien gewinnen, denen er angehörte. Er war Mitglied praktisch aller seriösen wissenschaftlichen Gremien in Deutschland. Außerdem war er ausländisches Mitglied der wissenschaftlichen Akademien in Stockholm, München, Brüssel, Amsterdam; die wissenschaftlichen Gesellschaften Göttingen, London, Edinburgh, Kopenhagen; ausländisches

Ehrenmitglied der Akademie der Wissenschaften Wien; korrespondierendes Mitglied der Akademien von St. Petersburg, Turin, Bologna, Paris und Messina; der Gesellschaft für Wissenschaft in Upsala, der Mecklenburgischen Naturforschergesellschaft in Rostock, des Senkenberg- Instituts in Frankfurt am Main, der Akademie der Naturwissenschaften in Philadelphia, der Gesellschaft des Naturhistorischen Museums in Straßburg, der Naturforscherverband Niederländisch-Ostindien; Mitglied der Holland Society of Sciences, Haarlem; der Naturalistischen Gesellschaft Freiburg im Breisgau, Halle, Danzig und Mainz; der American Philosophical Society of Philadelphia, der Society of Biology of Paris; Ehrenmitglied der Cambridge Philosophical Society, des Naturwissenschaftlichen Vereins Hamburg, des Naturwissenschaftlichen Vereins Preußisch Rheinland und Westfalens, der American Academy of Arts and Sciences in Boston, der Ethnological Society of London, der Microscopic Association von Giessan , Mitglied der Gesellschaft für Wissenschaft und Medizin zu Heidelberg, der Naturforscher-Gesellschaft zu Dresden; korrespondierendes Mitglied der Wissenschaftlich-Ärztlichen Gesellschaft Erlangen und Moskau; Mitglied der Akademie der Medizin von Paris; Ehrenmitglied der Medizinischen Akademie von Prag und Dorpat, der Medizinisch-Chirurgischen Akademien von Wilna und St. Petersburg, der Medizinischen Gesellschaft des Guy's Hospital in London, der Medizinischen Gesellschaft von Edinburgh und der Hunterian Society of the derselben Stadt und der Medizinisch-Chirurgischen Gesellschaften von London und Zürich, der Medizinischen Gesellschaften von Budapest, Lissabon, Algier und Konstantinopel; korrespondierendes Mitglied der Medizinisch-Chirurgischen Akademie Turin und der Medizinischen Gesellschaft Wien.

Auch diese lange Liste umfasst nicht alle seine verschiedenen Ehren- und Aktivmitgliedschaften in wissenschaftlichen und medizinischen Fachgesellschaften. Darüber hinaus war er Preisträger, also Preisträger der Medizinischen Fakultät der Universität Bonn, des Sömmering- Preises der Senkenberg - Institution, der Copley-Medaille der Royal Society of London und des Culver-Preises Monthyon derselben Institution sowie Preisträger der Akademie der Wissenschaften Wien für Experimentelle Physiologie. Er wurde vom König von Preußen durch die Verleihung des Ritterordens mit dem Roten Adlerorden, vom König von Schweden mit dem Königlich

Schwedischen Nordsternorden, vom König von Bayern mit
dem Königlich Bayerischen Maximiliansorden geehrt. und
vom König von Sardinien durch einen Ritterstand im SS-
Orden. Mauritius und Lazarus.]

Als Lehrer leistete Müller seine beste Arbeit. Er war von Natur aus kein guter
Redner und sagte nie viel, aber er war sehr direkt; und da er mit
größtmöglichem und fortschrittlichstem Fachwissen sprach, waren seine
Vorlesungen für ernsthafte Studenten immer interessant. Es scheint mehr
oder weniger allgemeine Übereinstimmung darüber zu geben, dass er für die
Masse seiner Schüler uninteressant war, weil er wahrscheinlich über ihren
Köpfen stand. Für die talentierten Mitglieder seiner Klasse war er jedoch ein
idealer Lehrer – immer anregend, immer auf den Punkt gebracht und überaus
umfassend. Du Bois-Reymond sagt, dass er nie verwirrt war, sich nie
wiederholte und sich nie selbst widersprach.

Er konnte seine Vorlesungen durch Skizzen an der Tafel so
veranschaulichen, dass die Studierenden jeden Schritt selbst eines
komplexen, embryologischen Entwicklungsprozesses verfolgen konnten. Er
konnte Schritt für Schritt mit der Kreide jede Entwicklungsstufe des
Organismus nachzeichnen und sie seinen Schülern deutlich vor Augen
führen. Für einen engen Kreis der besten Männer seiner Klasse wurde er ein
persönlicher Freund, dessen Inspiration sie zu tiefgreifenden
Originalforschungen führte. Zu seinen Schülern gehörten einige der Männer,
die in den letzten fünfzig Jahren die deutsche Medizin und die deutsche
Wissenschaft in der ganzen Welt bekannt gemacht haben. Unter ihnen seien
vor allem Virchow, Helmholtz, Du Bois-Reymond, Schwann, Lieberkuhn ,
der Entdecker der Follikel im Darm, genannt; Max Schultze, dessen Arbeiten
in Histologie und Physiologie bekannt sind; Claparede , Remak, Guido,
Wagener, Lachmann und Reichert.

Von seinen Schülern verlangte er vor allem, dass sie lernen sollten, sich selbst
zu helfen. Er stellte ihnen Aufgaben, gab ihnen Vorschläge, leitete ihre
Arbeit, korrigierte ihre Fehler, aber er wollte, dass sie die Arbeit selbst
erledigten. Seine bloße Anwesenheit war eine Inspiration. Sowohl Virchow
als auch Du Bois-Reymond sprechen von der Kraft seines Auges. Du Bois-
Reymond sagt, dass in ihm eine fast dämonische Magie lag und dass die
Studenten ihn ansahen wie die Soldaten des ersten Napoleon, als die Worte
des großen Kaisers in ihren Ohren waren: „Soldaten, der Kaiser hat ein Auge
auf euch geworfen." ." Du Bois-Reymond fügt hinzu, dass jeder Schüler
bewusst oder unbewusst den siegreichen Einfluss seiner großartigen
Persönlichkeit spürte. Bei alledem wusste er gerade bei Lieblingsschülern
locker zu bleiben und so mancher Witz von ihm kursierte auch während der

Arbeitszeit im Labor. Er war nicht der Typ, der auf seiner Würde stand, und Virchow erzählt von ihm, dass er selbst mit fast fünfzig dafür bekannt sei, mit einem Schüler den Flur entlang von einer Klassenzimmertür zur anderen zu rennen. Im Alter von fünfundvierzig Jahren begann er mit dem Eislaufen, und obwohl er nicht viele Freunde hatte und sich zu sehr seiner Arbeit widmete, um viele Bekanntschaften zu machen, war es für junge Männer immer eine Quelle der Freude, mit ihm verkehren zu dürfen. und viele suchten eifrig dieses Privileg.

Welche beeindruckende Figur Müller in seiner Rolle als Lehrer abgab, lässt sich vielleicht am besten aus einer Notiz entnehmen, die Virchows Lobrede während des Drucks beigefügt wurde und in der der Schüler seine Eindrücke vom Meister schildert:

„Ich muss gestehen, dass Müller mich in seinen Vorlesungen und in seinem Auftreten an einen katholischen Priester erinnerte, was möglicherweise auf die Eindrücke seiner frühen Kindheit zurückzuführen ist. Als er als Dekan der Fakultät bekleidet die Cathedra *superior* bestieg Er trug seine Amtsgewänder und sprach die lateinische Formel der Proklamation der Ärzte der Medizin mit kurzen, gebrochenen und zusammengezogenen Worten aus; wenn er seine gewöhnlichen Vorlesungen in fast gemurmelten Silben begann; oder wenn er mit religiösem Ernst irgendetwas Abstruses besprach Fragen der Physiologie, seines Tons und Verhaltens, seiner Gesten und seines Aussehens verrieten alle die traditionelle Ausbildung des katholischen Priesters.

Virchow fügt hinzu: „Müller selbst war das, was er als einen seiner größten Vorgänger bezeichnete – immer ein Priester der Natur. Die Religion, der er diente, verband seine Schüler sozusagen durch ein heiliges Band mit ihm; und die ernsthafte, priesterliche Art von.“ Seine Rede und seine Gesten vervollständigten das Gefühl der Verehrung, mit dem ihn alle betrachteten.

Im kürzlich erschienenen Leben des großen deutschen Physikers von Helmholtz macht sein Biograph sehr deutlich, wie viel Helmholtz von Müller, einem der ersten Lehrer, hielt. [Fußnote 10] Helmholtz, Brücke und Du Bois-Reymond waren herzliche persönliche Freunde (College-Freunde würden wir sie in Amerika nennen) und allesamt glühende Bewunderer ihres größten Meisters, der ihnen, wie Helmholtz sagt, zeigte, „wie Gedanken entstehen “ . das Gehirn unabhängiger Denker.“ Ein halbes Jahrhundert später sagte er in seinen damaligen Erinnerungen: „Wer mit einem oder mehreren Männern ersten Ranges in Kontakt gekommen ist, hat sein geistiges und intellektuelles Niveau für alle Zeiten erweitert, und ein solcher Kontakt ist das Interessanteste.“ dass das Leben halten kann. Seltsamerweise ist eines der interessantesten Dinge in Helmholtz' Erinnerungen, dass Müller ihn überredete, vorher noch ein Jahr Medizin zu studieren, obwohl die Armut seiner Eltern es für ihn ratsam erscheinen ließ, sein Medizinstudium so schnell wie möglich abzuschließen geht zu seinem Abschluss. Dies diente hauptsächlich dazu, dass sein Schüler einen Aufsatz in Physiologie fertigstellte, an dem er beschäftigt war. Müller bot ihm zu diesem Zweck die Nutzung seines eigenen Labors und aller seiner Instrumente an. Sein Urteil wurde durch Helmholtz' wunderbare Arbeit über die Energieeinsparung gerechtfertigt, die er wenige Jahre nach seinem Abschluss verfasste.

[Fußnote 10: Herman von Helmholtz, von Leo Koenigsberger
. Bd. 2, Braunschweig, Friedrich Viewig und Sohn, 1902-3]

Müllers Tod kam plötzlich, wenn auch nicht ganz unerwartet. Er war seit vielen Monaten kränklich und hatte beschlossen, seinen Lehrauftrag aufzugeben. Er hatte die meisten Vorbereitungen getroffen, um seine Angelegenheiten zu regeln, und hatte sogar seinen Sohn, der in Köln als Arzt praktizierte , zu sich kommen lassen. Er vereinbarte einen besonderen Termin für eine Konsultation mit seinem Arzt für einen bestimmten Morgen, und nachdem er halbwegs gut gelaunt zu Bett gegangen war, fühlte er sich sogar besser als seit langem, und wurde am Morgen tot aufgefunden. Einige Zeit zuvor hatte er in seinem Testament eine Autopsie verboten, weshalb die genaue Todesursache nie bekannt werden wird, obwohl man leicht vermuten kann, dass es sich um einen Schlaganfall handelte, da Arteriosklerose – also eine Degeneration der Arterien – war bei Müller schon seit einigen Jahren auffällig, insbesondere seine Schläfenarterie war hart und gewunden geworden.

Müller wurde mit allen Riten der Kirche bestattet, und da die kirchlichen Autoritäten in Deutschland in dieser Angelegenheit sehr streng sind, besteht kein Zweifel daran, dass der große Physiologe ein gläubiger Katholik gewesen war. Er war bekannt für seinen erbaulichen Gottesdienstbesuch an allen Sonntagen des Jahres. Viele Jahre später, mitten im Kulturkampf Anfang der siebziger Jahre, wurde ihm in seiner Geburtsstadt Koblentz ein Denkmal errichtet, dessen Enthüllung die katholischen Rheinlande zum Anlass einer Feier zu Ehren ihres großen Wissenschaftlers nahmen.

Eine Zeit lang, in seinen jungen Jahren, schien Müller von den materialistischen Tendenzen, die in der damaligen Wissenschaft so weit verbreitet waren, nicht ganz unberührt geblieben zu sein. Seine frühen anatomischen Untersuchungen scheinen seinen Glauben an spirituelle Dinge etwas getrübt zu haben. Einer der Ausdrücke, die ihm vor seinem fünfundzwanzigsten Lebensjahr zugeschrieben wurden, ist, dass es im Menschen nichts gibt, was nicht mit dem Skalpell entdeckt werden kann. Es dauerte jedoch nicht lange, bis Müller diesen Ausdruck verwarf und sich wieder der Bedeutung des Immateriellen bewusst wurde. Ein anderer ihm zugeschriebener Ausdruck, „Nemo psychologus , nisi physiologus ",

„Niemand kann Psychologe sein, es sei denn, er ist Physiologe", wurde oft wiederholt, als ob Müller es in einem völlig materialistischen Sinne meinte. Tatsächlich soll damit jedoch nur die Idee vermittelt werden, dass niemand die Wissenschaft der Psychologie wirklich erschöpfen kann, wenn er nicht die Physiologie des Gehirns kennt, des Organs, das der Geist in diesem Leben für seine Funktionen nutzt. Der Ausdruck ist eigentlich die Grundlage der modernen physiologischen Psychologie, die in ihrer Tendenz keineswegs unbedingt materialistisch ist, und ist selbst bei denen, die die Bedeutung der immateriellen Seite der Psychologie durchaus zu schätzen wissen, zu einem beliebten Studienfach geworden.

Materialismus überfluten ließ, die für einen engagierten Wissenschaftler unwiderstehlich zu sein schien in physiologischen Forschungen. Aber auch Claude Bernard kehrte vor dem Ende zur Kirche zurück und gelangte unter der Führung des großen Dominikaners Père Didon zu der Erkenntnis, dass der einzige Frieden inmitten des mysteriösen Problems des Lebens und der Frage nach einem Jenseits darin besteht in einem unterwürfigen Glauben an die Lehren des Christentums zu finden.

Vor vielen Jahren, als Virchow es auf sich nahm, in der Öffentlichkeit harte Worte über die katholische Wissenschaft zu äußern und den hemmenden Einfluss der Kirche auf die geistige Entwicklung als Grund dafür anzuführen, dass Katholiken in Bildungsfragen kein Gewicht haben sollten, war das Organ der Katholiken Deutschlands, ***Germania*** , erinnerte ihn daran, dass sein eigener Lehrer, der große Johann Müller, der anerkannte Vater der modernen deutschen Medizin und Begründer der fruchtbaren wissenschaftlichen Methode, auf die so viele Entdeckungen in den biologischen und medizinischen Wissenschaften zurückzuführen sind, war katholisch erzogen und erzogen worden, hatte all die Jahre seiner produktiven Gelehrsamkeit und fruchtbaren Forschung in ihrer Brust verbracht und war als anerkannter Sohn der großen Mutter Kirche gestorben.

Müller ist sicherlich einer der großen Namen der Wissenschaft des 19. Jahrhunderts. Auch wenn viele andere, die heute ebenso oder vielleicht sogar bekannter zu sein scheinen, verloren gegangen sein werden, wird er bestehen bleiben, denn seine ursprünglichen Forschungen stellen den ersten Schritt in der großen Bewegung dar, die die Fortschritte in der Medizin des 19. Jahrhunderts ermöglicht hat. Er wurde von seinen Zeitgenossen geehrt und von den Männern der Wissenschaft, die ihm nachfolgten, verehrt; Er wurde von der Nachwelt in einer Nische für sich verankert, und sein Name wird als der eines der großen Genies bleiben, dessen Erfindungsgabe die Welt einige dieser Schritte über das Grenzland in das bisher Unbekannte verdankt, die, wenn sie einmal gemacht wurden, so offensichtlich erscheinen. Dennoch bedarf es eines meisterhaften Geistes, um so viel für den menschlichen Fortschritt zu bewirken und zu bedeuten.

THEODORE SCHWANN, Vater der Zelllehre

Meine Botschaft richtet sich hauptsächlich an Sie, Medizinstudenten, denn mit den Idealen, die Sie jetzt verfolgen, ist Ihre Zukunft unauflöslich verbunden. Die Wahl liegt offen, die Wege liegen vor Ihnen. Streben Sie immer nach Ihren eigenen Interessen, machen Sie aus einem hohen und heiligen Beruf ein schmutziges Geschäft, betrachten Sie Ihre Mitgeschöpfe als bloße Handelsinstrumente, und wenn Ihr Herzenswunsch nach Reichtum geht, können sie Ihnen gehören; Aber Sie werden das Erstgeburtsrecht eines edlen Erbes verschachern, den wohlverdienten Titel des Arztes als „Freund des Menschen" missbraucht und die besten Traditionen einer alten und ehrenwerten Gilde verfälscht haben. Andererseits habe ich versucht, einige der Ideale aufzuzeigen, die Sie vernünftigerweise schätzen könnten. Auch wenn sie im Vergleich zu den gewöhnlichen Bedingungen, unter denen Sie arbeiten, paradox sind, werden sie, wenn Sie gefördert werden, einen erhebenden Einfluss haben, selbst wenn Sie nur mit Rabbi Ben Ezra sagen müssten: „Was ich sein wollte und was ich war." nicht, tröstet mich." Und obwohl dieser Weg nicht unbedingt zu Ansehen oder Ansehen führt, wird die konsequente Befolgung Ihrer Jugend Ihrer Jugend auf jeden Fall einen begeisternden Eifer und eine Fröhlichkeit verleihen, die Sie in die Lage versetzen wird, alle Hindernisse zu überwinden – bis zur Reife ein gelassenes Urteil über Menschen und Dinge, und diese umfassende Nächstenliebe, ohne die alles andere nichts ist – bis ins hohe Alter der größte Segen, Seelenfrieden, vielleicht eine Verwirklichung des Gebets von Sokrates für die Schönheit in der inneren Seele und für die Einheit des Äußeren und des Äußeren innerer Mensch; vielleicht an das Versprechen des heiligen Bernhard: „Pax sine crimine , pax sine turbo, pax sine rixa ."

--Osler, *Lehrer und Schüler, Aequanimitas* .

THEODORE SCHWANN, Vater der Zelllehre.

Es ist eines der merkwürdigen Merkmale der Geschichte, dass der wahre Wert menschlicher Leistung fast im umgekehrten Verhältnis zu der Popularität steht, die sie in der Generation erlangt, in der sie hervorgebracht wurde. Überaus großartige Werke werden von Zeitgenossen selten auch nur annähernd in ihrem angemessenen Wert geschätzt. Dieses Prinzip gilt offenbar für alle Bereiche menschlichen Handelns. In der Literatur und in der Kunst ist es alltäglich. Aber auch, so überraschend es sein mag, nimmt die Regel in der Wissenschaft und bei der sozialen Verbesserung einen herausragenden Platz ein. Es ist fast immer ein Zeichen für nur vorübergehende Verdienste, wenn ein Werk von der eigenen Generation gelobt wird. Brillante Theorien werden oft sofort mit allgemeinem Beifall gefeiert, während bahnbrechende Beobachtungen, die wirklich großartige Entdeckungen darstellen, leicht vernachlässigt werden. Die wirklich neue Entdeckung ist so neuartig, dass Menschen sie nicht sofort würdigen können. Es unterscheidet sich so sehr von ihrer gewöhnlichen Denkweise, dass sie es nicht richtig einordnen können. Seine volle Bedeutung entgeht ihnen.

Dies gilt für unsere Biologie des 19. Jahrhunderts fast deutlicher als für jedes andere Wissensgebiet. Unsere vielen Wege der Öffentlichkeitsarbeit waren nur allzu ständig mit neuen Meinungen, neuartigen Theorien und Erkenntnissen überfüllt, anstatt die großen Beobachtungen sofort nach ihrer Entstehung zu verkünden, um anderen die Fortsetzung der Arbeit zu ermöglichen, die der Meistergeist begonnen hat Hypothesen, die alle Aufmerksamkeit erregten, die sie nicht verdienten. Männer wie Theodore Schwann, der Vater der Zelllehre, sind als Verfechter einer bemerkenswerten Theorie wahrscheinlich nicht so bekannt. Sogar die großen Biologen wie Darwin selbst sind eher für ihre substanzlosen Theorien bekannt als dafür, dass sie das biologische Wissen durch geduldige Beobachtung und geniales Eindringen in die Geheimnisse der Natur substanziell erweitert haben. Für den modernen Arzt, der sich dieser Sachlage bewusst ist, ist es vielleicht eine Warnung, die populären Theorien selbst in seinem eigenen Zweig der Biologie nicht als aktuelle Münze der Wahrheit zu betrachten. Theorien gelten, aber Beobachtungen bleiben bestehen. Auenbruggers neue Methode, auf die Brust zu klopfen, um deren unterschiedliche Geräusche hervorzurufen, sah noch kindischer aus als Galvanis Akzeptanz der Position des Tanzmeisters eines Frosches, aber ihre so gemachten Beobachtungen setzten den Keim der unsterblichen Wahrheit fort.

Während der Name und das Leben von Theodore Schwann in der breiten Öffentlichkeit nur wenig bekannt sind, wird sein Werk von denjenigen, die

Spezialstudien in der Biologie betrieben haben, sehr geschätzt, und nur wenige Männer in der Entwicklung dieser Wissenschaft gelten als so hoch angesehen den ihm zugewiesenen Platz einnehmen. Eine Untersuchung des Lebens von Schwann wird nicht nur zeigen, dass er diese Ehre, die ihm zuteil wurde, außerordentlich verdient, sondern auch die Tatsache deutlich machen, dass seine Karriere es verdient, in der Bevölkerung bekannter zu werden, weil sie das Typische sehr gut veranschaulicht Lebensweise, in der große Wissenschaftler gefördert werden, und die Untersuchungsmethoden, mit denen große Entdeckungen gemacht werden.

Unter den Männern, die die Biologie des 19. Jahrhunderts geprägt haben, ragen drei Namen besonders hervor. Sie sind nicht für ihre kontroversen Schriften zu umstrittenen Punkten bekannt, sondern für ihre bahnbrechenden, originellen Arbeiten von höchster wissenschaftlicher Bedeutung. Ihre Entdeckungen werden ihre Erinnerungen für die Nachwelt bewahren, lange nachdem die Namen vieler von denen, denen der Glanz der kontroversen Öffentlichkeit für ihre eigene Generation einen vergänglichen Glanz verlieh , schon längst vergessen sind. Es sind: Theodore Schwann, der Anatom, dem die moderne Biologie durch die Etablierung der Zelltheorie ihre Grundlage verdankt; Claude Bernard, der Physiologe, dem wir die großen biologischen Ideen der Nervenhemmung und der inneren Drüsensekretion zu verdanken haben; schließlich Louis Pasteur, der Chemiker und Bakteriologe, dem die Widerlegung der vernichtenden abiologischen Doktrin der spontanen Zeugung und die Entdeckungen zu verdanken sind, die die moderne Medizin revolutioniert haben und eine ebenso große Revolution in modernen Manufakturen und Industrien zu bewirken versprechen.

Es wurde oft gesagt, dass die katholische Kirche den wissenschaftlichen Fortschritt ablehnt. Es wurde insbesondere darauf hingewiesen, dass die Haltung der Kirche in Bezug auf die biologische Wissenschaft ausgesprochen entmutigend sei. Kürzlich wurde die eindeutige Behauptung aufgestellt, dass kein origineller Denker in der Wissenschaft sein Glaubensbekenntnis fortsetzen könne. Nun ist es so, dass alle drei dieser Männer im Schoß der katholischen Kirche geboren wurden und von ihren frühesten Jahren bis zur Reife unter ihrer wachsamen Obhut erzogen wurden. Schwann und Pasteur blieben inmitten ihrer großen wissenschaftlichen Erfolge ihre treuen Söhne. Bernard zog sich jahrelang von all seinen alten religiösen Bindungen zurück und wurde gleichgültig gegenüber der spirituellen Seite des Lebens, doch vor seinem Ende fiel er wieder auf die Knie der Mutter , deren Fürsorge ihm in jungen Jahren so viel bedeutete.

Theodore Schwann, der als erster die Zelllehre formulierte und die Lehre verkündete, dass alle lebenden Gewebe, ob Pflanzen oder Tiere, aus einer Reihe winziger Elemente bestehen, die unter allen Umständen biologisch gleichwertig sind, ist der Vater der modernen Biologie. Zellen hatte man schon früher als solche gesehen und erkannt, aber ihre Bedeutung wurde zuerst von ihm hervorgehoben. Seine Zelltheorie ist mittlerweile zur Zelllehre geworden , zur Lehre aller Schulen der Biologie. Die Verallgemeinerung, die die Grundlage der Lehre bildet, war das Ergebnis einiger der genauesten und sorgfältigsten Beobachtungen, die jemals gemacht wurden. Die Arbeiten wurden durchgeführt, als die mechanischen Hilfsmittel zur Analyse von Geweben noch in einem primitivsten Zustand waren. Das Mikroskop war gerade in die allgemeine Laborarbeit eingeführt worden. An das Mikrotom, das Instrument, mit dem Gewebe in dünne, für die mikroskopische Untersuchung geeignete Schnitte geschnitten wird, und dem wir unser detailliertes Wissen über den inneren Aufbau von Geweben fast mehr als dem Mikroskop selbst verdanken, war noch nicht zu denken. Trotz dieser Nachteile wurde Schwanns Arbeit mit einer Vollständigkeit ausgeführt, die kaum Wünsche offen lässt. Als er noch keine dreißig Jahre alt war, veröffentlichte er die Geschichte seiner vergleichenden Untersuchung der Zellkonstitution von Pflanzen und Tieren, und selbst in unserer Zeit kann nur sehr wenig hinzugefügt werden, um die wissenschaftliche Demonstration klarer zu machen als sie war. Es war typisch für den Mann, dass er, ungeachtet strittiger Kontroversen über Details seines Werks, es ruhig fertigstellte und es dann in seiner ganzen überzeugenden Fülle der Welt präsentierte. Dasselbe Merkmal zeigt sich auch bei anderen Themen. Er war einer der großen wissenschaftlichen Köpfe des Jahrhunderts, der stets in einer philosophischen Ruhe versunken war, die den wichtigen Problemen, vor denen er stand, angemessen war. Sein Leben ist ideal in seiner völligen Hingabe an die Wissenschaft und die Lehre der Wissenschaft, während keine Pflicht, die es abrunden und für ihn oder andere menschlich vervollständigen könnte, verachtet oder vernachlässigt wurde.

Theodore Schwann wurde als viertes einer Familie mit dreizehn Kindern in der kleinen deutschen Stadt Reuß unweit von Köln geboren. Seine Hochschulausbildung erhielt er am Jesuitengymnasium in Köln und ging von dort an die Universität Bonn. Das untere Rheinland ist größtenteils katholisch , und obwohl Bonn bis heute zur modischen exklusiven deutschen Universität geworden ist, an der der Kaiser und viele Nachkommen großer deutscher Familien ihre Hochschulausbildung absolvieren, bleibt die theologische Fakultät der Universität katholisch . Schwann widmete sich hier einige Zeit dem Studium der Theologie, geriet jedoch unter den Einfluss von Johann Müller, durfte bei einigen seiner Experimente über die Funktionen der Spinalnerven von Fröschen mitwirken, und dies scheint ihn zu einem Arzt bewogen zu haben Karriere.

Nach zwei Jahren Medizinstudium in Würzburg, einer weiteren großen katholischen Universität Süddeutschlands, finden wir Schwann an der

Universität Berlin, wo er erneut mit Johann Müller zusammenarbeitet, der aus Bonn eingeladen worden war, den Platz des angesehenen Rudolphi auf dem Lehrstuhl für Anatomie einzunehmen an der aufstrebenden preußischen Universität. Müller war einer dieser wunderbaren Männer – die tauchen leider viel zu selten auf –, die, obwohl sie selbst keine großen Entdecker sind, die unschätzbare Fähigkeit besitzen, Studenten mit Begeisterung für originelle Beobachtungen zu begeistern, die zu den brillantesten erfolgreichen Forschungen führen. Ein großer Lehrer im eigentlichen Sinne des Wortes war er nicht. In seinen öffentlichen Vorträgen und seinen gewöhnlichen Unterrichtsstunden war er oft dürr und uninteressant und bestand zu sehr auf ungelösten Details, „den trockenen Knochen der Wissenschaft". Es scheint ihm fast völlig gescheitert zu sein, die üblichen wissenschaftlichen Informationen seines Kurses mit der Neuartigkeit zu vermitteln, die den Durchschnittsstudenten anzieht. Die wahren Lehrfähigkeiten werden vielen nicht gegeben. Müller verfügte über eine ganz besondere Qualität, die sich für die Wissenschaft als viel wertvoller erwiesen hat als die aufgeklärteste Pädagogik.

Für die wenigen Auserwählten unter seinen Schülern, die eine enge Vertrautheit mit ihm hatten und die Gelegenheit hatten, an seinen persönlichen wissenschaftlichen Arbeiten teilzuhaben, erwies sich Müller als Quelle äußerst wertvoller Anreize – als suggestiver Meister, dessen Forschergeist die ganze Zeit über bei ihnen war Leben. Niemandem, außer vielleicht Sokrates von damals, war es vergönnt, so viele Männer als Schüler zu seinen Füßen sitzen zu lassen, die den sich entwickelnden Gedanken einer großen Ära im menschlichen Fortschritt ihre Spuren hinterlassen sollten. Neben Schwann studierten in diesen Jahren in Berlin bei Müller Henle, der Anatom, Brücke, der Physiologe, Virchow, der Pathologe, Helmholtz, der Physiker, Du Bois-Reymond, der Physiologe, Claparède, Reichert, Lachmann, Troschel, Lieberkühn und Remak . Alle diese Namen sind in der Wissenschaftsgeschichte des Jahrhunderts fest verankert. Es handelt sich um eine bemerkenswerte Gruppe von Männern, und von ihnen wird Schwann, vielleicht mit Ausnahme von Helmholtz, der Nachwelt am besten in Erinnerung bleiben; Sicherlich hätte keiner von ihnen seine Hoffnungen auf wissenschaftlichen Ruhm für irgendein eigenes Werk freudig aufgegeben, um die Entdeckung zu machen, die, wie ein begeisterter Biograph sagte, die Krone der Unsterblichkeit auf eine junge, faltenfreie Stirn setzte.

Schwanns Dissertation für seine Doktorarbeit in Berlin zeigte das Kaliber des Mannes und zeigte seine uneingeschränkte Eignung für den Erfolg als experimenteller Wissenschaftler. Die Frage, ob der heranwachsende Embryo im gewöhnlichen Hühnerei Sauerstoff verbraucht oder nicht, war schon seit längerem umstritten. Es war allgemein bekannt, dass bereits in den frühesten Stadien des Embryonallebens eine Luftkammer im Ei vorhanden war. Es wurde davon ausgegangen, dass das ausgewachsene Küken unmittelbar vor dem Austritt aus dem Ei Luft haben muss und die Porosität der Eierschale ausreicht, um den Eintritt zu ermöglichen. Ob jedoch zu Beginn des embryonalen Lebens im Ei Sauerstoff notwendig war, blieb einigermaßen zweifelhaft. Es wurde nachgewiesen, dass sich die Zusammensetzung des in der Luftkammer eines Eies vorhandenen Gases im Laufe der Entwicklung verändert. Während sie zu Beginn des Embryonalwachstums etwas sauerstoffreicher war als die normale Atmosphärenluft und 24 bis 25 Teile Sauerstoff pro 100 enthielt , veränderte sie sich während der vergleichsweise frühen Entwicklung so, dass sie nicht mehr als 17 Teile Sauerstoff pro 100 und etwa 7 Teile enthielt Teile Kohlendioxid. Diese Änderung der Zusammensetzung war zumindest ein Hinweis auf die Veränderung, die während der Atmung stattfinden würde. Es wurde jedoch darauf hingewiesen, dass das auf diesen Beobachtungen beruhende Argument nur auf einer Analogie beruhte und keineswegs ein wissenschaftlicher Beweis dafür war, dass der Embryo während seines Wachstums nicht nur Luft verbrauchte, sondern tatsächlich Sauerstoff für den Fortbestand benötigte seine lebenswichtigen Prozesse.

Es wurde vermutet, dass die Veränderung der Zusammensetzung der Luft im Ei möglicherweise nicht auf lebenswichtige Funktionen zurückzuführen ist, sondern auf zufällige Veränderungen, die durch die Zersetzung des instabilen organischen Materials hervorgerufen werden, das in der Eisubstanz so reichlich vorhanden ist. Schwann hat die Frage durch eine Reihe genialer Experimente endgültig geklärt. Er setzte Eier über verschiedene Zeiträume der Einwirkung anderer Gase außer Luft aus und platzierte sie auch in der Vakuumkammer einer Luftpumpe. Wenn die Eier keinen Kontakt mit der Luft hatten, entwickelten sie sich einige Stunden lang, wenn die Temperatur günstig war, und dann hörte die Entwicklung auf. Wenn man den Eiern nach 24 Stunden, in denen sie einer Atmosphäre aus Wasserstoff ausgesetzt waren, freien Kontakt mit der Luft ließ, begann die Entwicklung erneut an dem Punkt, an dem sie aufgehört hatte. Nach 30 Stunden Einwirkung von Wasserstoff oder Vakuum war jedoch alles Leben im Ei zerstört, und es konnte sich nicht entwickeln, ganz gleich, wie günstige Bedingungen danach auch gegeben waren. Die Vollständigkeit, mit der die umstrittenen Punkte dieses Problems dargelegt wurden, ist typisch für alle Arbeiten Schwanns. Seine Schlussfolgerungen gingen immer über die Lösung des Problems hinaus, das er lösen wollte, und wurden immer durch einfache, aber effektive Experimente gestützt, die oft genial geplant waren und immer mit einer mechanischen Vollständigkeit durchgeführt wurden, die sie auffallend anschaulich machte.

Einer von Schwanns Brüdern war Metallarbeiter gewesen, und Schwann selbst hatte schon immer großes Interesse an mechanischen Geräten gezeigt.

Dieses Hobby kam ihm in jenen Tagen zugute, als die Laboratorien nicht über all die komplizierten wissenschaftlichen Geräte und Experimentiermöglichkeiten verfügten, die heute so üblich sind, mit einer Werkstatt und erfahrenen Mechanikern für die Ausführung von Entwürfen. Viele andere Arbeiter der damaligen Biowissenschaften verdankten ihren Ruf einer ähnlichen mechanischen Fertigkeit. Experimente waren unmöglich, es sei denn, der Forscher verfügte über den technischen Einfallsreichtum zur Planung und die persönliche Geschicklichkeit, die Einzelheiten der Geräte auszuarbeiten, die für Experimente erforderlich sein könnten. Von Schwann wird erzählt, dass Daguerres Interesse an der neuen Erfindung, als Daguerres Entdeckungen in der Fotografie bekannt gegeben wurden, so groß war, dass er eine Reise nach Paris unternahm, um die Einzelheiten der Methode kennenzulernen. Einige von ihm nach den Originalanweisungen des Erfinders selbst angefertigte Daguerreotypien werden noch heute von seiner Familie aufbewahrt.

Schwanns Untersuchung der Atmung des Embryos in Hühnereiern führte zu weiteren Untersuchungen des Embryos selbst und zu der Entdeckung, dass er aus Zellen besteht. Später erfolgte die Auflösung anderer Gewebe in Zellen. Als nach seinem Abschluss als Doktor der Medizin die Stelle eines Assistenten für Anatomie in Berlin frei wurde , wurde sie von Johann Müller Schwann angeboten. Die Position brachte keine große Vergütung mit sich. Das Gehalt betrug zehn deutsche Taler , *also* etwa 7,50 Dollar pro Monat, was selbst damals, als die Kaufkraft des Geldes noch viel größer war als heute, ein Hungerlohn war. Seine Aufgaben nahmen den größten Teil seiner Zeit in Anspruch. Die Arbeit war jedoch sympathisch und Schwann blieb fünf Jahre hier. Wie Henle in seiner Schwann- Biographie im ***Archiv f. mikroskopisch Anatomie*** , kurz nach seinem Tod im Jahr 1882: „Das waren großartige Tage. Das Mikroskop war gerade so perfektioniert worden, dass es für genaue wissenschaftliche Beobachtungen zur Verfügung stand. Die Mechanik seiner Herstellung war außerdem gerade so stark vereinfacht worden. “ dass seine Kosten nicht über die Möglichkeiten des begeisterten Studenten hinausgingen, selbst wenn er über begrenzte Mittel verfügte. Jeden Tag könnte ein Stück tierisches Gewebe, mit einem Skalpell abgeschnitten oder mit einem Paar Nadeln oder den Fingernägeln in Stücke gerissen, zu wichtigen Erkenntnissen führen - Bahnbrechende Entdeckungen. Denn zu dieser Zeit war fast alles über die innere Zusammensetzung der Gewebe unbekannt. Entdeckungen lagen sozusagen lose herum und warteten darauf, gemacht zu werden. Schwann war nicht untätig. In den kostbaren Jahren in Berlin wurde entdeckt, dass viele andere Gewebe aus Zellen bestehen. Die Kerne der gestreiften und nicht gestreiften Muskeln wurden gefunden, und obwohl der zelluläre Charakter dieser Gewebe nicht nachgewiesen werden konnte, war ihr Geheimnis mehr als vermutet und lieferte Hinweise für andere Forscher, die sehr bald zur Entdeckung der Muskelzellen durch Kölliker und Henle führten .

Neben seinem Interesse an der Histologie, dem Zweig der Anatomie, der sich mit der intimen Konstitution von Geweben befasst, beschäftigte sich Schwann auch mit bestimmten allgemeinen biologischen Fragen und einigen kniffligen Problemen der Physiologie. Nicht lange nach seiner Anstellung als Assistent in Berlin kam er aufgrund von Beobachtungen über die Gärung und Zersetzung organischer Flüssigkeiten zu einem Schluss, der der Wissenschaft seiner Zeit weit voraus war. Er kündigte definitiv *Infusoria non oriuntur an Generation aequivoca* – die Infusorien entstehen nicht durch spontane Zeugung. Unter dem Begriff Infusorien wurden damals alle kleinsten Organismen zusammengefasst; so dass Schwanns Ankündigung eine klare Ablehnung der Doktrin der spontanen Zeugung war, und zwar mehr als dreißig Jahre, bevor Pasteurs Demonstrationen die Frage endgültig klärten. Schwann war nie ein Kontroversist . Er beteiligte sich nicht an den manchmal erbitterten Diskussionen zu diesem Thema, forderte jedoch nicht die sofortige Annahme seiner Schlussfolgerungen, nachdem er seine Ansichten und die Beobachtungen dargelegt hatte, die dazu geführt hatten. Er setzte seine Arbeit an anderen Themen fort, überzeugt davon, dass sich am Ende die Wahrheit durchsetzen würde. Als Pasteur mit Glückwünschen überschüttet wurde, weil er die Lehre von der spontanen Zeugung völlig unterwandert hatte, verwies der große französische Wissenschaftler großzügig die Pionierarbeit zu diesem Thema an Schwann und sandte entsprechende Glückwünsche, als Schwann das Jubiläum seiner Professur feierte.

Während er Fermente und Gärungen untersuchte, interessierte sich Schwann für bestimmte Funktionen des menschlichen Körpers, die viele Hinweise auf die biologischen Prozesse mit sich bringen, die bei der Herstellung der verschiedenen Alkohole und Säuren der Gärung ablaufen. Die Veränderungen im Inhalt des menschlichen Magens bei der Zubereitung der Nahrung für die Resorption waren schon lange ein Thema von größtem Interesse für Physiologen. Es war jedoch zu intensiv von der rein chemischen Seite her untersucht worden. Die Notwendigkeit des Vorhandenseins einer Säure im Mageninhalt, damit die Verdauung stattfinden kann, führte zu der Schlussfolgerung, dass die Säure der wichtigste Bestandteil des Magensafts sei. Durch die Abschabungen der Mägen verschiedener Tiere gelang es Schwann, einen künstlichen Magensaft herzustellen und zu zeigen, wie die Wirkung der Magensekrete zur Auflösung des Mageninhalts führte. Er isolierte Pepsin und zeigte, dass es in seiner Wirkung den als Fermente bekannten Substanzen sehr ähnlich war. Er deutete sogar an, dass es sich bei der Verdauung nicht um einen chemischen Prozess, sondern um einen biologischen Prozess handele. Eine solche Erklärung wurde von den damaligen Chemikern unter der Leitung von Liebig erkundet. Die meisten physiologischen Funktionen im menschlichen Körper wurden damals triumphierend als Beispiele für das Wirken chemischer Gesetze beansprucht.

Von der Widersprüchlichkeit seiner Schlussfolgerungen nahm Schwann praktisch keine Notiz, sondern setzte seine Arbeit gewissenhaft fort. Er ließ sich nicht zu Kontroversen verleiten. Fast fünf Jahre lang setzte er seine Arbeit an der Universität Berlin fort und erhielt nur den erwähnten Hungerlohn, weniger als zehn Dollar pro Monat. Nur die reinste Liebe zur Wissenschaft um ihrer selbst willen und die Befriedigung seines eigenen enthusiastischen Forschergeistes hielten ihn bei der Arbeit. An der Universität Berlin selbst gab es kaum Aufstiegschancen. Schwann war einer der rangniedrigsten Assistenten; der Professor hatte gerade erst die Blüte seines Lebens überschritten; und vor Schwann stand auf der Beförderungsliste mindestens ein Mann, Henle, der bereits hervorragende Arbeit geleistet hatte. Deutschland hatte das Glück, im 19. Jahrhundert alle jungen Männer zu haben, die sich ohne Rücksicht auf die gegenwärtige Besoldung mit dem dürftigsten Lohn für ihren Lebensunterhalt zufrieden gaben, vorausgesetzt, die von ihnen besetzten Positionen boten ihnen Möglichkeiten für eine originelle Arbeit. Auch heute noch nehmen junge Mediziner gerne die ihrer Meinung nach ehrenvolle Position als Assistent des Professors und Direktors der Klinik an und bleiben trotz des Gehalts fünf bis zehn Jahre, manchmal sogar länger, in dieser Position Die damit verbundene Gebühr beträgt nur 250 bis 400 US-Dollar pro Jahr. Sie wissen genau, dass ein Aufstieg im Universitätsrang gesichert ist, wenn ihre ursprünglichen Untersuchungen zu verschiedenen medizinischen Fragestellungen erfolgreich sind. Ihre Beförderung erfolgt selten von der Institution, an der sie ihre Arbeit geleistet haben, es sei denn, es handelt sich um eine der kleineren Universitäten; Aber die Einladung auf einen Lehrstuhl an einer Universität wird früher oder später wegen verdienstvoller Forschung kommen.

Schwanns Einladung kam aus Löwen. Seine Arbeiten über Zellen hatten große Aufmerksamkeit erregt. Inmitten des damals unter Wissenschaftlern so verbreiteten Rationalismus und der Untreue galt Schwann als treuer, aufrichtiger Katholik. Als sich die große katholische Universität Löwen dann nach einem Professor für Anatomie umsah, schien er die am besten geeignete Person zu sein. Henle, der kaum Verständnis für Schwanns religiöse Ansichten hatte, spricht äußerst freundlich von ihm als einem Mann und Kameraden. Schwann scheint sich bei den „schwierigen" Preußen beliebt gemacht zu haben, wie er es sein ganzes Leben lang bei seinen Mitmenschen getan hat. Denn der vorherrschende Ton in den Skizzen derjenigen, die ihn persönlich kannten, ist die herzlichste Freundschaft, verbunden mit enthusiastischer Bewunderung für seine schlichte Aufrichtigkeit und selbstlose Hingabe an seine Freunde und die Wissenschaft.

Ein kleiner Vorfall, den Henle uns überliefert hat, zeigt, wie sehr seine jungen Zeitgenossen bereits zu diesem frühen Zeitpunkt, lange bevor die volle Bedeutung der Zelltheorie erkannt werden konnte, den Aspekt von Schwanns Werk schätzten, der ihn unsterblich machen sollte. Bei einem kleinen Abschiedsessen, das ihm seine Mitarbeiter in verschiedenen Laboratorien der Universität Berlin gaben, war der Höhepunkt des Anlasses ein witziges Gedicht des Toastmeisters über die Worte Löwen und Zellen.

Auf Deutsch heißt Louvain Löwe , was auch Löwe bedeutet; das heißt, es ist der Dativ des Namens des Löwen. Es wird auf die Tatsache verwiesen, dass, wie Simson im Löwen Bienenwaben (auf Deutsch: Bienenzellen) fand, nun Löwen – also *auf*Deutsch: Löwen , der Löwe – im Mann der Zellen einen Vorkämpfer findet. So wie Samsons Rätsel durch die Entdeckung der Bienenzellen angedeutet wurde, so wird der neue Professor in Löwen die Rätsel der Wissenschaft durch die Demonstration von Zellen lösen. Der jugendliche, scherzhafte Seher prophezeite besser, als er wusste. Schwanns erste abgeschlossene Arbeit in Löwen waren die ***mikroskopischen Untersuchungen zur Übereinstimmung von Struktur und Wachstum von Pflanzen und Tieren.*** [Fußnote 11] Die darin aufgestellte Theorie bestand darin, das wirksamste Element zu beweisen, das bisher in die biologische Wissenschaft eingeführt wurde, um bei der Lösung der schwierigen Probleme zu helfen, die bei der Erforschung der verschiedenen Lebensformen ständig auftreten.

[Fußnote 11: Mikroskopische Untersuchung über die Uebereinstimmung in der Struktur und dem Wachsthum der Thiere und Pflanzen , 1839.]

In Löwen blieb Schwann etwa zehn Jahre. Diese Zeit ist geprägt von der Fortsetzung seiner fruchtbaren Forschungen zum Zellleben, zur physiologischen Biologie von Fermenten und Fermentationen sowie zum damit verbundenen Thema der Verdauung bei Tieren. Seine Forschungen in Berlin zu diesem interessanten und wichtigen Thema, das damals praktisch völlig rätselhaft war, befassten sich hauptsächlich mit dem Magensaft. Er begann nun mit der Untersuchung verschiedener Sekrete, die die Darmverdauung unterstützen. Er bewies, dass Galle, die früher als Ausscheidung galt, tatsächlich ein wichtiges Verdauungssekret war. Er konnte die Funktion der Galle nicht so vollständig nachweisen wie für den Magensaft. Das Problem der Darmverdauung ist viel komplizierter als das der Magenverdauung und umfasst eine Reihe von Faktoren, die berücksichtigt werden müssen, wenn der Wert eines dieser Faktoren genau bestimmt werden soll. Auch heute noch sind nicht alle physiologischen

Probleme der Gallensekretion gelöst. Der größte Schritt war die Demonstration, dass Galle etwas ist, dessen Anwesenheit im Darm gefördert werden sollte, nicht weil, wie Horace sagte, psychische Probleme unmittelbar bevorstanden, wenn man sich nicht im Frühling von der schwarzen Galle befreite, sondern weil ihre Anwesenheit dafür sorgt, dass sie richtig ist Es dient der Zubereitung von Nahrungsmitteln und neutralisiert im Darmtrakt bestimmte giftige Substanzen, die bei Aufnahme Reizungen aller höheren Gewebe hervorrufen würden.

Seine Arbeit über die Galle beendet praktisch Schwanns Karriere als Ermittler. Die sieben Jahre zwischen zwanzig und siebenundzwanzig waren so voller Entdeckungen, dass es für seine reifen Jahre große Hoffnungen zu geben schien. Wäre Schwann mit dreißig gestorben, hätten seine Biografien sicherlich ausführliche Kommentare zu den großen Entdeckungen enthalten, die seine Bemühungen in der Blüte seiner Kräfte zweifellos belohnt hätten. Schwanns scheinbare Untätigkeit war ein fruchtbarer Anlass für Vermutungen. Tatsache ist jedoch, dass originelle Arbeiten von hoher Qualität hauptsächlich in der Zeit geschaffen werden, in der die Aktivität der Fantasie ihren Höhepunkt erreicht. Es gibt nur sehr wenige Fälle, in denen dieser Höhepunkt der erfinderischen Anstrengung länger als zehn Jahre anhielt.

Darüber hinaus gab es bestimmte materiellere Faktoren, die die ursprüngliche Arbeit behinderten. Schwann war Deutscher, musste seine Vorlesungen in Löwen jedoch auf Französisch halten. Mehrere Jahre lang konzentrierte er sich hauptsächlich darauf, sich die Sprache seines Wahllandes anzueignen. Damals war Schwann nicht so ein Lehrer wie Müller, sondern der wahre Pädagoge, der es ernst nahm, alle seine Schüler zu unterrichten. Dies zu erreichen, bedeutete in der damals rasch voranschreitenden Wissenschaft eine unaufhörliche Mühe eines gewissenhaften Professors. Denn es war eine Zeit großer Entdeckungen, die mit fast unglaublicher Geschwindigkeit aufeinander folgten. Schwann widmete sich zehn Jahre lang treu seiner Lehrtätigkeit im Anatomiekurs in Löwen. Anschließend nahm er den Lehrstuhl für vergleichende Anatomie und Physiologie in Lüttich an, wo er dreißig Jahre lang weiterhin Vorlesungen hielt. Aufgrund seines Aufenthalts in Löwen wurde den biologischen Studien an dieser Universität stets besondere Aufmerksamkeit gewidmet. Gegenwärtig erscheint dort eine sehr bekannte und wohlbekannte biologische Zeitschrift, *La Cellule*, durch die viele wichtige Beiträge von Professoren und Studenten der Universität der Öffentlichkeit zugänglich gemacht werden.

Während seines Aufenthalts in Lüttich wurde Schwann dreimal offiziell eingeladen, in sein deutsches Vaterland zurückzukehren, um an einigen seiner großen Universitäten Professor zu werden. Zwischen 1850 und 1860 wurden ihm Lehrstühle für Anatomie oder Physiologie in Würzburg, Gießen und

Breslau angeboten. Er lehnte es jedoch ab, seine Arbeit in Belgien fortzusetzen. Er empfand seine adoptierten Landsleute als überaus sympathisch. Es scheint klar, dass er sich inmitten der zutiefst katholischen Stimmung, die die belgischen Universitäten durchdrang und die in deutlichem Kontrast zum rationalistischen Geist der damaligen deutschen Universitäten stand, wohler fühlte. Schwann war von einem lebendigen Sinn für tiefstes religiöses Gefühl durchdrungen, das sein ganzes Leben lang spürbar ist. Seine Haltung in dieser Angelegenheit beeindruckte seine wissenschaftlichen Zeitgenossen sehr. Sein Pflichtbewusstsein in spirituellen Angelegenheiten wurde nur durch seine liebevolle Rücksichtnahme auf seine Verwandten übertroffen . Seine Ferien verbrachte er zu Lebzeiten stets bei seinen Eltern und später bei seinen Geschwistern in der Nähe von Köln. Während eines Weihnachtsbesuchs bei ihnen erlitt er den tödlichen Schlaganfall, der ihn davontrug.

Gegen Ende seiner Karriere wurde Schwann eingeladen, Mitglied einer Kommission zur Untersuchung des Falles Louise Lateau zu werden . Man wird sich daran erinnern, dass der Bericht über wiederkehrende Blutungen aus Stigmata in diesem Fall große Aufmerksamkeit erregte, nicht nur bei Katholiken, sondern bei allen Schichten auf der ganzen Welt. Nach sorgfältiger Beobachtung weigerte sich Schwann, dem Bericht zuzustimmen, dass die Blutungen offensichtlich wundersam gewesen seien. Zunächst hieß es, er habe erklärt, sie lägen offensichtlich außerhalb des Bereichs natürlicher Ursachen, aber er nutzte die Gelegenheit, diese Meldung sofort zu korrigieren. Der Umstand führte zur Veröffentlichung einiger harscher Worte in der religiösen Presse, aber mit seiner gewohnten Mäßigung weigerte sich Schwann, sich auf eine Diskussion einzulassen, und so endete die Affäre. Seine durch und durch konservative Haltung in dieser Angelegenheit und die Anwendung strengster wissenschaftlicher Kriterien in diesem Fall verhinderten eine formelle Zustimmung seitens der Verantwortlichen. Während eine solche Meinung nur persönliches Gewicht gehabt hätte, hätte sie leicht zum Anlass für unglückliche Verunglimpfungen der Kirche werden können.

Das markanteste Merkmal von Schwanns Karriere sind die ungebrochenen Freundschaften, die ihn mit denen verbanden, mit denen er verbunden war. In Löwen und später in Lüttich war er der persönliche Freund der meisten seiner Studenten, während er in Berlin Freundschaften mit einigen der großen Männer der deutschen Medizin schloss, die bis zu seinem Lebensende Bestand hatten. Als die Feierlichkeiten zu seinem vierzigsten Geburtstag bevorstanden, zeigten die herzlichen Ehrungen aus ganz Europa, welch hohe Verehrung dem freundlichen alten Mann entgegengebracht wurde, der einige seiner Chancen auf größeren wissenschaftlichen Ruhm geopfert hatte, um ein Lehrer anderer zu sein, und ein lebender Vertreter der Tatsache, dass die

Geisteshaltung, die zu großen wissenschaftlichen Entdeckungen führt, und die, die sich demütig der religiösen Wahrheit beugt, keineswegs hoffnungslos und im Wesentlichen gegensätzlich sind, sondern in derselben Person in ihrem höchsten Ausdruck friedlich vereint sein können.

CLAUDE BERNARD, PHYSIOLOGE

Das erfahrene Auge, die Fähigkeit, winzige Unterschiede und feine Analogien wahrzunehmen, die die Objekte der Wissenschaft unterscheiden oder vereinen, und die Bereitschaft, neue Phänomene mit anderen zu vergleichen, die bereits im Kopf verborgen sind — das sind Errungenschaften, die keine Regeln und keine Vorschriften lehren können uns in den Besitz bringen. Dies ist ein Teil des Wissens, den sich jeder Mensch aneignen muss; Niemand kann seinem Nachfolger ein Erbe hinterlassen. Es scheint in der Tat, als hätte die Natur in diesem Fall eine Ausnahme von dem Willen zugelassen, durch den sie die fortwährende Anhäufung von Wissen unter zivilisierten Menschen angeordnet hat, und als hätte sie dazu bestimmt, dass ein beträchtlicher Teil der Wissenschaft ständig mit den einzelnen Menschen heranwächst und zugrunde geht .

--DR. John Brown, *Edward Forbes, Spare Hours* .

CLAUDE BERNARD, DER PHYSIOLOGE.

Mit der jüngsten Entwicklung der postgradualen Ausbildung ist das Collège de France zu einem beliebten Wallfahrtsort für Pädagogen geworden, die Paris besuchen. Es handelt sich um die älteste Bildungseinrichtung, die bewusst mit der Idee gegründet wurde, Lehre und Forschung zu verbinden. Die Professoren waren nicht verpflichtet, bestimmte literarische oder wissenschaftliche Lehren zu lehren, sondern vielmehr die Ergebnisse neuerer Untersuchungen und persönlicher Betrachtungen über große wissenschaftliche und philosophische Probleme zu vermitteln. Kurz gesagt, das College war nicht so sehr für Studenten als vielmehr für Spezialisten gedacht. Ziel war es nicht, einen bestimmten Wissensbestand zu einem bestimmten Thema zu vermitteln, sondern das im regulären Studium an der Universität Paris erworbene Wissen abzurunden und insbesondere auf aktuelle Fortschritte in speziellen Themengebieten einzugehen, um dies zu ermöglichen Förderung einer originellen Untersuchung.

Mit einem Wort: Das Collège de France war die erste moderne Postgraduiertenschule. Wir haben in den letzten Jahren gelernt, wie wichtig Postgraduiertenabteilungen für ihren Einfluss auf die reguläre Arbeit einer Universität sind. Wenn an einer Universität nicht ständig neue Untersuchungen auf hohem Niveau durchgeführt werden, ist es unvermeidlich, dass der reguläre Studiengang nicht mehr auf dem neuesten Stand ist. Moderne Pädagogen werden sich dieser Qualität einer erfolgreichen Lehreinrichtung zunehmend bewusst. Daher wird das Interesse am Collège de France, seiner Gründung, seiner Geschichte, seinen Lehrern und seinen Methoden sicherlich weiter zunehmen.

Für die große Mehrheit derjenigen, die diesem Schrein der Originalforschung ihre Aufwartung machen, wird es eine deutliche Überraschung sein, in der Mitte des Hofes des Collège de France eine Statue von Claude Bernard zu finden . Bernard ist wenig bekannt und wird in wissenschaftlichen Kreisen noch weniger geschätzt. Viele vergessen, dass die ursprüngliche freie Schule, das ***Collège de trois langues*** , an der Hebräisch, Griechisch und Latein die einzigen Lehrstühle waren, ihren Umfang erweitert hat und dass in unserer Zeit die Naturwissenschaften ihr fruchtbarstes Fachgebiet darstellen Erfolge. Die ursprünglich den Professoren garantierte absolute Meinungsfreiheit, die den Hauptgrund für eine Bildungseinrichtung neben der Universität Paris und ihren Einrichtungen darstellte, hat sich für spätere Generationen als wertvolles Erbe erwiesen. Die Wissenschaft blühte kräftig auf, und das Denkmal für seinen repräsentativen Förderer am College in diesem Jahrhundert hat verdientermaßen den Ehrenplatz an seinem Hof erhalten.

Für den Eingeweihten jedoch, für den seine Arbeit in Medizin, Physiologie und allgemeiner Biologie immer noch eine Inspiration ist, werden viele Sehenswürdigkeiten rund um das College ihren ganzen Reiz aus der Verbindung mit Claude Bernards Karriere ziehen. Seine Vernachlässigung durch die öffentliche Meinung wird durch die glühende Bewunderung all jener, die sich mit Untersuchungen in der von ihm verfolgten Richtung beschäftigen, mehr als ausgeglichen . Denn in ihm erkennen sie einen Meistergeist, wie er einem Zweig der Wissenschaft nur einmal im Jahrhundert zuteil wird; der wahre Besitzer eines Zauberstabs, der es versteht, die verborgenen Adern kostbaren Erzes zu enthüllen, dessen Ausbeutung für so viele treue Anhänger eine Quelle des Reichtums sein wird. Für sie wird das dunkle kleine Labor des Colleges, in dem Bernard so viele seiner bahnbrechenden Entdeckungen machte, die Art eines Schreins haben, zu dem man mit dankbaren Erinnerungen an den damaligen Genius Loci kommt . Die Wohnung auf der anderen Straßenseite in der Rue des Ecoles Nr. 40 , in der Bernard jahrelang lebte, wird das Ziel vieler Pilgerreisen sein. Wissenschaftler aus der ganzen Welt werden von hier aus zum Labor im Jardin des Plantes wandern, wo Bernards Arbeit in seinen späteren Jahren durchgeführt wurde und wo die grundlegenden Probleme des Lebens — Pflanze und Tier — die Aufmerksamkeit, die er hatte, auf sich zogen widmete sich zunächst ausschließlich der menschlichen Physiologie und den damit verbundenen Wissenschaften.

Claude Bernard ist ein weiteres und eindrucksvolles Beispiel für die historische Tradition, dass große Männer normalerweise vom Land kommen und nicht selten von armen Eltern. Er wurde 1813 in St. Julien, nicht weit von Lyon, fast im Zentrum Frankreichs, geboren. Sein Vater besaß einen kleinen Bauernhof im Weinviertel Beaujolais. Das kleine Anwesen gelangte später in Bernards Hände, und als er es sich leisten konnte, verbrachte er dort seine Sommer. Bei klarer Luft sind die weißen Gipfel der Alpen zu sehen und bilden einen angenehmen Kontrast zu den Ebenen entlang der Saône und den mit Weinbergen bedeckten Hügeln der unmittelbaren Umgebung. Der naturverbundene Physiologe spricht begeistert von seinem „kleinen grünen Sommernest".

Er wurde an der Jesuitenschule von Villefranche ausgebildet . Es sei daran erinnert, dass Theodore Schwann auch ein Schüler der Jesuiten war. In diesen Tagen, in denen die pädagogische Ausbildung der Jesuiten in Frage gestellt wird, sind die Fakten erwähnenswert. Es wird insbesondere behauptet, dass die altmodische Ausbildung anhand der Klassiker einengen wird. Die alte Methode eines fest vorgeschriebenen Studiengangs für jeden Studierenden soll entwicklungshemmend sein. Die sklavische Hingabe an alte pädagogische Methoden, so wird dringend empfohlen, kann nur die Initiative fesseln und zerstören. Die untergeordnete Stellung der Wissenschaften in diesem Bildungssystem soll den wissenschaftlichen Fortschritt im späteren Leben behindern, die Beobachtungsgabe erst zu spät unentwickelt lassen und den Geist des Schülers zu sehr von der praktischen Seite des Lebens ablenken . Hier sind zwei Männer, deren Leben einen offenen Widerspruch zu allen Behauptungen der Gegner des alten jesuitischen Ausbildungssystems darstellt. Unnötig zu erwähnen , dass dies nur zwei von vielen sind.

Bernard verfolgte den Kurs bei den Jesuiten am Collège de Villefranche bis zum Ende. Danach finden wir ihn in Lyon, wo er zunächst Philosophiestudien zur Vorbereitung auf sein Abitur absolvierte, offenbar mit der Absicht, irgendwann an die Universität zu gehen. Familiäre, vor allem finanzielle Gründe zwangen ihn, sein Studium abzubrechen, und fast zwei Jahre lang war er Assistent in einer Apotheke in Lyon. Hier entwickelte er eine Skepsis gegenüber der Wirkung der von ihm hergestellten Medikamente, die später zu wichtigen Studien über die physiologische Wirkung von Heilmitteln führte.

Die Wissenschaft der Therapeutik befand sich zu dieser Zeit in einem äußerst frühen Stadium. Über die genaue Wirkung von Medikamenten war nur sehr wenig bekannt. Für viele wurden übertriebene Behauptungen aufgestellt, die jedoch hauptsächlich auf unsicheren klinischen Erfahrungen beruhten. Die moderne Patentmedizin war noch unbekannt, aber etwas, das ihr nicht unähnlich war, hatte sich bei den Kunden der Lyoner Apotheke großer Beliebtheit erfreut. Ein Heilmittel war bei Stadtmännern und Landbewohnern, die eigens von weit her anreisten, um es zu beschaffen, ständig gefragt. Es war als *la thériaque – „die Heilung"* – bekannt , vermutlich aufgrund einer eingebildeten Verbindung mit der Wurzel des Wortes „Therapeutics".

Dieses Heilmittel war nach Ansicht der alten Frauen der Nachbarschaft und des Landes ein Allheilmittel für jedes Übel, das dem Fleisch zugefügt wird, und noch einige andere darüber hinaus (*pro morbis omnibus cognitis et quibusdam) . aliis*). Noch interessanter als seine universelle Heilwirkung war die Zusammensetzung dieses Wundermittels. Wann immer ein Medikament durch zu lange Lagerung verdorben war, oder ein Fehler bei der Herstellung dazu führte, dass es für den ursprünglich vorgesehenen Zweck nicht mehr verfügbar war, oder wenn ein unfreiwilliger Fehler bei der Zusammenstellung auftrat, wurden die Assistenten in der Apotheke angewiesen, die Medikamente nicht wegzuwerfen , sondern sie für „la thériaque " zu reservieren . „ Mettez vous „Cela de côté pour la thériaque " (legen Sie das beiseite für „la thériaque ") war ein Dauerauftrag im Laden. Von einem Mittel mit solch vielfältigen Inhaltsstoffen konnte man die wunderbarsten Wirkungen erwarten und sicherte sich diese. Eine unerwartete Wirkung des Mittels, Was jedoch in Bernards Geist hervorgerufen wurde. Dieser Einfluss sollte später zur Heilung unzähliger Krankheiten im System der Therapeutik führen und die Etablierung der Wissenschaften der experimentellen Pharmakologie und Physiologie herbeiführen.

Während seiner Arbeit in der Apotheke entwickelte Bernard literarische Ambitionen. Er verbrachte viele seiner freien Abende im Theater und schrieb eine Musikkomödie, „Die Rose von der Rhone", die mit einigem Erfolg aufgeführt wurde. Er arbeitete an einem Prosa-Drama und beschloss, nach Paris zu gehen, da ihm die Möglichkeiten des Lebens in Lyon zu eng waren. Mit seinem Theaterstück in der Tasche und einem Empfehlungsschreiben an den angesehenen Kritiker St. Marc Girardin erreichte er die Hauptstadt. Bernards Drama „Arthur de Bretagne" wurde nach seinem Tod veröffentlicht und zeigt, dass sein Autor über ein literarisches Talent von hohem Niveau verfügte. Dies muss Girardin klar gewesen sein, dem es vorgelesen wurde; aber er riet seinem Autor sehr klug, zumindest eine Zeit lang auf Literatur zu verzichten, bis er seinen Lebensunterhalt mit anderen Mitteln bestreiten könne. Girardin riet Bernard, ein Medizinstudium aufzunehmen, auf das ihn seine Arbeit in der Pharmazie bereits einigermaßen vorbereitet hatte.

Bernard, der sich einmal dazu entschlossen hatte, Medizin zu studieren, stürzte sich, wie es seine Gewohnheit war, mit Begeisterung in das Studium der Medizin. Äußerste Genügsamkeit war nötig, um von dem geringen Einkommen, das man ihm von zu Hause aus gewähren konnte, leben zu können. Er lebte mit einem Kommilitonen in einer Mansarde im Quartier Latin. Ihr einziger Raum war Arbeits- und Schlafzimmer und gelegentlich sogar die Küche. Wenn von zu Hause eine „Box" kam, wurden aus dem Labor Utensilien für alles Notwendige zum Kochen ausgeliehen.

Bernard interessierte sich besonders für die Anatomie und machte sich bald durch die Perfektion seiner Präparationen einen Namen. Die Physiologie faszinierte ihn nicht wegen dem, was in der Wissenschaft bekannt war, sondern wegen der vielen Probleme, die noch ungelöst waren. Er war vor allem ein Geist, der nicht dazu neigte, wissenschaftliche Lehren auf der **Grundlage** eines Professors zu akzeptieren . Außer im Seziersaal erregte seine Arbeit keine Aufmerksamkeit. Er galt nicht als brillanter Schüler und bereitete sich dennoch unbewusst gründlich auf sein Lebenswerk vor. Später erwies sich seine Sezierfähigkeit als äußerst hilfreich. Bernards erste vielversprechende Eröffnung kam unerwartet. Die Gewandtheit, mit der er bestimmte sezierende Arbeiten zur Vorbereitung auf eine von Magendies Lektionen durchführte, erregte die Aufmerksamkeit des Professors, des damals größten lebenden experimentellen Physiologen. Magendie rief eines Tages in seiner unverblümten, charakteristischen Art, ohne weiter nach ihm zu fragen: „Ich sage, Sie da, ich nehme Sie als meinen **Präparator** am Collège de France."

Diese Position wurde von Bernard gerne angenommen, da sie ihm ein Einkommen verschaffte, das ausreichte, um seinen Lebensunterhalt zu bestreiten. Die Arbeit war sympathisch. Seine Aufgabe bestand darin, die Proben vorzubereiten und die Demonstrationen für Magendies Vorlesungen vorzubereiten. Seine Karriere als Physiologe begann mit dieser Ernennung. Er musste einige Privatstunden geben und etwas tun, was man „Coaching" oder „Nachhilfe" nennt, um sein mageres Einkommen aufzubessern, aber die meiste Zeit danach war ausschließlich der Forschung und dem Experimentieren gewidmet.

Seine erste Untersuchung betraf die Magenverdauung. Es war vor allem deshalb wichtig, weil es seinen Geist auf Verdauungsfragen lenkte. In diesen sollte er seine großen Entdeckungen machen. Seine erste unabhängige Untersuchung befasste sich mit den Unterschieden in den Verdauungsapparaten und -funktionen der Fleisch- und Pflanzenfresser , also der fleisch- und pflanzenfressenden Tiere. Die Unterschiede in den natürlichen Gewohnheiten dieser beiden Tierklassen waren schon lange bekannt. Während die Fleischfresser ihre Nahrung ausnahmslos schlingen, kauen die Pflanzenfresser ihre Nahrung sehr sorgfältig. Viele dieser Tiere sind, wie die Kühe, Wiederkäuer, das heißt, sie bringen ihre Nahrung herauf, um sie in aller Ruhe noch einmal zu kauen. Der Instinkt, der sie dazu bringt, dies zu tun, ist am wertvollsten. Ihre Nahrung besteht hauptsächlich aus Stärke, an deren Verdauung der Speichel einen großen Anteil hat. Die gründliche Vermischung der Nahrung mit dem Speichel ist daher äußerst wichtig. Menschen, die sowohl Pflanzenfresser als auch Fleischfresser sind, müssen lernen, zumindest die stärkehaltigen Teile der Nahrung gründlich zu kauen. Bernards erste Forschungen betrafen die Nerven, die die Speicheldrüsen versorgen und somit den Speichelfluss beeinflussen. Merkwürdigerweise waren die Schlussfolgerungen seiner ersten Experimente falsch. Das Thema führte ihn jedoch zum allgemeinen Thema des Einflusses von Nerven auf die Drüsensekretion, ein Problem, das er auf vielfältige Weise veranschaulichen sollte.

Nach den Speicheldrüsen ist die Bauchspeicheldrüse die wichtigste Struktur für die Stärkeverdauung in der Tierwirtschaft. Es war jedoch schon früh klar, dass die Pankreassekretion mehr als nur die Umwandlung von Stärke in Zucker bewirkte. Seine wichtigste Rolle , die Beeinflussung der Verdauung und Absorption von Fetten, wurde erst als Ergebnis einer klassischen Beobachtung Bernards am Kaninchen erkannt. Er bemerkte, dass Fett, das in den Verdauungstrakt eines Kaninchens gelangt, keine Veränderung erfährt, bis es eine beträchtliche Strecke über den Magen hinaus vorgedrungen ist. Wenn Fett in den Verdauungsapparat des Hundes gelangt, beginnt eine deutliche Veränderung darin, fast sobald es den Magen verlässt. Das schien zunächst sehr mysteriös. Es wurden immer wieder

Beobachtungen gemacht, immer mit dem gleichen Ergebnis. Offensichtlich gab es einen wichtigen Unterschied zwischen den Eingeweiden der beiden Tiere. Sorgfältige Untersuchungen ergaben, dass der Unterschied im Verhalten des Fettes bei Kaninchen und Hund auf das Vorhandensein oder Fehlen von Pankreasflüssigkeit im Darminhalt zurückzuführen war. Beim Hund mündet der Pankreasgang, der das Sekret der Drüse zum Darm transportiert, direkt hinter dem Magen in den Darm. Beim Kaninchen münden der Gang und sein Sekret nur etwa zwanzig bis zehn Zoll unterhalb der Darmöffnung des Magens in den Darm. Bei beiden Tieren beginnt die Fettverdauung unmittelbar hinter der Stelle, an der der Pankreasgang in den Darm mündet. Diese Beobachtung löste das scheinbare Rätsel der Fettverdauung und verdeutlichte gleichzeitig die Bedeutung des Pankreassekrets für die allgemeine Verdauungsarbeit.

Bernards Aufmerksamkeit wurde durch diese erste Beobachtung auf die anderen Eigenschaften der Pankreasflüssigkeit gelenkt. Bald zeigte er durch Experimente, dass es nicht nur Fette in Fettsäuren und Glycerin aufspaltete und so deren Absorption ermöglichte, sondern auch, dass es eine starke Wirkung auf Proteine hatte – das heißt auf die Eiweißanteile der Nahrung – und auch auf diese auf Stärke und Zucker. Bisher wurde dem Magen und dem Magensaft die Hauptrolle bei der Verdauung zugeschrieben. Nach Bernards Beobachtungen war klar, dass die Wirkung des Magens hauptsächlich der Darmverdauung vorausging und dass die Hauptarbeit bei der Vorbereitung der Nahrung für die Aufnahme in den Körper in Wirklichkeit durch die Sekretion der Bauchspeicheldrüse geleistet wurde. Es hat einige Jahre gedauert, bis das alles klar war. Ein großer Teil des Fortschritts in unserem Wissen über die Wirkung von Pankreassaft auf Proteine – das heißt auf Fleisch und andere proteinhaltige Materialien – ist Kühne, einem Schüler von Bernard, zu verdanken; Aber nicht nur die Inspiration für die Arbeit des Schülers kam vom Meister, sondern auch das wichtige Grundprinzip der Pankreas-Proteolyse – also *die* Lösung von Proteinen durch Pankreassekretion – wurde in Bernards Originalveröffentlichungen zu diesem Thema eindeutig dargelegt. Erst in unserer Zeit ist die damals erstmals in die Physiologie eingeführte Vorstellung von der überragenden Bedeutung der Darmverdauung am stärksten bestätigt worden. Die Entfernung des gesamten Magens bei bösartigen Erkrankungen erfolgt nun ohne Bedenken hinsichtlich der endgültigen Auswirkungen auf die allgemeine Ernährung des Patienten. Die Operation wurde viele Male durchgeführt, und die Zuversicht des Chirurgen, dass der Darm den fehlenden Magen in Bezug auf die Verdauung der Nahrung kompensieren würde, war hinreichend gerechtfertigt. Alle Patienten, die die Operation überstanden haben, haben an Gewicht zugenommen, und einige von ihnen erfreuen sich einer besseren Gesundheit als in den Jahren vor der Magenentfernung.

Durch seine Studien über die Bauchspeicheldrüse gelangte Bernard, dessen Geist schon immer eine sehr praktische Veranlagung hatte, ganz natürlich zum Studium dieser rätselhaften Krankheit, Diabetes. Die Frage, wie Zucker in den Körper aufgenommen wird, war schon damals interessant. Man erkannte nicht wie heute, dass Saccharin ein äußerst wertvolles Nahrungsmittel war. Sein Einsatz in den großen Armeen der Welt hat Zucker in den letzten Jahren in den Fokus der heutigen Ärzteschaft gerückt. Die Knochen und Sehnen für harte Kämpfe und anstrengende Märsche scheinen nicht aus der Lieblingsleckerei des Kindes abzuleiten, die zudem als gesundheitsstörend in so großen Verruf geraten ist; Dennoch werden heute tonnenweise Süßigkeiten an kämpfende Armeen verschifft und in deren Rationen verteilt, wenn ihnen besonders harte Arbeit abverlangt wird. Bernard war sich nicht ganz bewusst, dass er mit der Frage der Verdauung und des Verbrauchs von Zucker im Körper eines der wichtigsten Probleme der Ernährung anpackte, insbesondere was die Wärmeproduktion anbelangt.

Zucker ist eine Substanz, die sich leicht und in beträchtlicher Menge in Wasser löst. Wenn es in Lösung ist, passiert es durch Osmose leicht eine tierische Membran, und so schien die Frage seiner Absorption einfach genug. Die Krankheit Diabetes zeigte jedoch, dass Zucker zwar sehr reichlich im Blut vorhanden sein kann, die Ernährung eines Menschen jedoch stark unter dem Mangel leidet . Außer seiner bloßen Anwesenheit im System war noch etwas anderes notwendig, um seine Aufnahme durch das Gewebe sicherzustellen. Bernard glaubte, dass die Leber beim Verzehr von Zucker aktiv sei und dass eine Erkrankung dieses Organs Diabetes verursachte. Daher sicherte er sich einen Teil des Blutes, das zur Leber eines lebenden Tieres floss, und einen Teil des Blutes, das sie gerade verließ. Zu seiner Überraschung enthielt das Blut, das die Leber verließ, mehr Zucker als das Blut, das in die Leber gelangte. Nachdem er sich davon überzeugt hatte, dass seine Beobachtungen richtig waren, versuchte er seine Experimente auf verschiedene Arten. Er fand heraus, dass selbst im Blut, das die Leber eines Tieres verlässt, das nur mit zuckerfreien Substanzen gefüttert wurde, Zucker nachweisbar ist. Sogar bei einem fastenden Tier zeigten die Leber selbst und das sie verlassende Blut das Vorhandensein einer Form von Zucker. Die einzig mögliche Schlussfolgerung daraus war, dass die Leber in der Lage war, diese Zuckerform aus nicht zuckerhaltigem Material oder sogar aus dem Blut eines fastenden Tieres herzustellen.

Dies war das erste Mal in der Physiologie, dass die Idee einer inneren Sekretion vertreten wurde. Drüsen im Körper, die ein Sekret abgeben, verfügen immer über einen Kanal, durch den dieses Sekret dorthin geleitet wird, wo es seine Wirkung entfalten soll. Die Idee, dass es Drüsen gibt, die ihr Sekret direkt in den Blutkreislauf abgeben, gab es nicht.

Dieser Zweig der Physiologie hat sich seit Bernards Entdeckung wunderbar entwickelt. Das Kapitel über die Funktionen der Blutdrüsen ist eines der interessantesten und praktischsten in der modernen Medizin. Die Milz, die Schilddrüse, die Nebennieren haben eine neue Bedeutung bekommen. Die Geheimnisse der Krankheit wurden gelöst, und das Wunderbarste von allem ist, dass wir erfahren haben, dass viele der aus diesen Drüsen stammenden Substanzen, wenn sie nicht im menschlichen Körper vorhanden sind, durch entsprechende Substanzen von Tieren effektiv zugeführt werden können, was Auswirkungen auf den leidenden Menschen hat Wesen, die geradezu wunderbar sind . Um nur ein Beispiel zu nennen: Das verkümmerte, idiotische Kind, das aufgrund des angeborenen Fehlens der Schilddrüse früher zu einem abstoßenden, schwachsinnigen Mann oder einer abstoßenden, schwachsinnigen Frau heranwuchs, kann jetzt in wenigen Monaten zum Gleichaltrigen der meisten gemacht werden seiner Art. Die gesamte moderne Gewebetherapie mit ihren hoffnungsvollen Aussichten ist auf Bernards weitreichende Schlussfolgerungen aus seinen Experimenten zur Zuckerverdauung und -absorption zurückzuführen.

Seine Studien über Zucker führten Bernard logischerweise zur Untersuchung der Wärmeproduktion und Wärmeregulierung im menschlichen Körper. Glykogen, die von der Leber produzierte zuckerhaltige Substanz, kommt in allen Muskeln des Körpers reichlich vor, und es war offensichtlich, dass Muskelbewegungen zu ihrem Verbrauch und der daraus resultierenden Wärmeproduktion führen. Zucker ist ein kohlenstoffhaltiger Stoff, bei dessen Verbrennung immer Energie entsteht. Die Frage der Wärmeregulierung war ein viel komplizierteres Problem. Im menschlichen Körper wird ständig Wärme erzeugt und wieder abgegeben. Um die Temperatur des menschlichen Körpers im Winter und im Sommer aufrechtzuerhalten, sind sehr unterschiedliche Mengen an Wärme erforderlich. In der Nähe des Pols oder am Äquator ist die Gesundheitstemperatur des Menschen immer gleich. Um diese Temperaturidentität sicherzustellen, ist ein sehr sorgfältig ausbalancierter Mechanismus erforderlich. Ohne ein möglichst ausgeglichenes Gleichgewicht der Wärmeproduktion und -verteilung würde das menschliche Gewebe bei einer Temperatur von 70° unter Null schnell gefrieren , oder das Albumin der Körperflüssigkeiten und des Muskelgewebes würde bei einer Temperatur über 110° F gerinnen.

Während er sich mit der Untersuchung dieses interessanten Problems beschäftigte, stellte Claude Bernard fest, dass die Durchtrennung der sympathischen Nerven im Nacken eines Kaninchens zu einer erhöhten Hitze auf der vom Nerv versorgten Seite des Kopfes führte und dass diese erhöhte Hitze mit einer erhöhten Sensibilität einherging und bessere Blutversorgung in den betroffenen Teilen. Hier wurde ein wichtiger Faktor der

Wärmeregulierung offengelegt. Es war offensichtlich, dass der sympathische Nervenstamm Filamente zu den kleinen Arterien lieferte und dass diese Arterien, wenn diese Nerven nicht mehr aktiv waren, wie nach der Durchtrennung des Nervenstamms, nicht mehr vom Nervensystem kontrolliert wurden und sich erweiterten. Das Vorhandensein von mehr Blut als gewöhnlich im Gewebe und sein langsamerer Fluss führten zu stärkeren chemischen Veränderungen als zuvor und infolgedessen zu einer stärkeren Wärmeentwicklung.

Von diesen vasomotorischen Nerven, wie sie genannt werden, weil sie für die Erweiterung und Kontraktion der Wände der Blutgefäße (Vasa) des Körpers verantwortlich sind, ist heute bekannt, dass sie bei jeder Funktion eine wichtige Rolle spielen. Wenn Nahrung in den Magen gelangt, ist es eine Erweiterung der Magenarterien, die durch die reflektorische Reizung der Anwesenheit von Nahrung hervorgerufen wird und die Sekretion der für die Verdauung notwendigen Magensäfte verursacht. Es ist die Störung dieses empfindlichen Nervenmechanismus, die zu den vielen Formen nervöser Dyspepsie führt, die heutzutage so häufig vorkommen. Es ist auch die Störung, die die Verdauung in Momenten intensiver Emotionen so unvollkommen macht oder schwere geistige oder körperliche Anstrengungen nach der Nahrungsaufnahme äußerst nicht ratsam macht. Die vasomotorischen Nerven steuern jedoch weit mehr als nur Wärmeprozesse und die Verdauung. Das bekannte Erröten ist ein Beispiel dafür und kann in jedem Organ auftreten. Aufregung lähmt die Bemühungen einiger Menschen, macht andere jedoch besonders akut. Es ist wahrscheinlich, dass die Regulierung der Blutversorgung des Gehirns damit viel zu tun hat. Während ein Student in einer mündlichen Prüfung immer gut abschneidet, kann es sein, dass ein anderer, auch begabter, immer schlecht abschneidet. So wie es Menschen gibt, die die vasomotorischen Nerven im Gesicht nicht kontrollieren können und fast ohne jeglichen Anlass wütend erröten, so gibt es Menschen, die hirnrot werden und bei denen der Blutrausch die richtige Intelligenz beeinträchtigt. Auf der anderen Seite gibt es solche, die sich dessen nicht immer bewusst sind, bei denen die geringfügige Störung der Gesichtsvasomotorik nur zu einer angenehmen Farbverstärkung und damit auch zu einer erhöhten Blutversorgung des Gehirns führt gibt ihnen nur mehr intellektuellen Scharfsinn.

Diese beiden Entdeckungen von Bernard – die Bildung von Zucker durch die Leber und der nervöse vasomotorische Mechanismus – sind in ihrer weitreichenden Anwendung und ihrer wertvollen Anregung für andere Forscher die bedeutendsten Fortschritte in der Physiologie des 19. Jahrhunderts. Sie sind direkt einer großen Vorstellungskraft zu verdanken, die einen äußerst fruchtbaren, forschenden Geist beflügelt. Bernard unterschied sich in seiner Anwendung der experimentellen Methode stark von seinem Meister Magendie. Magendies Forschungen wurden mehr oder weniger zufällig in den großen unentdeckten Bereichen der Physiologie durchgeführt. Er machte seine Experimente zu so vielen Fragen der Natur. Es war ihm egal, wie die Antwort lauten würde. Selten hatte er vorher eine Ahnung, wohin ihn seine Experimente führen würden. Wie er selbst sagte, war er ein Lumpensammler im Müllhaufen der Wissenschaft, in der Hoffnung herauszufinden, wo andere Schätze übersehen hatten, und nicht zu wissen, was sein Stock als nächstes hervorbringen würde. Bernards Experimente wurden immer mit einer klaren Vorstellung davon durchgeführt, was er suchte. Nicht selten erwies sich seine vorgefasste Theorie als Fehler. Es ist die Genialität dieses Mannes, dass er in der Lage war, solche Fehler zu erkennen, und dass er nicht versuchte, die Ergebnisse von Experimenten abzulenken, um scheinbar überaus rationale Theorien zu untermauern. Die Vorstellungskraft, die ihn beinahe zur Literatur verführt hätte, war eine wertvolle Quelle der Inspiration und Initiative für seine wissenschaftliche Arbeit. Es wurde jedoch nicht als unfehlbarer Leitfaden befolgt, sondern nur als suggestiver Leitfaden für den Verlauf der Untersuchung.

Neben den wichtigen Entdeckungen von Bernard gibt es zwei kleinere, erfolgreich durchgeführte Untersuchungen, die eine kurze Erwähnung verdienen. Claude Bernard verdanken wir die Verwendung von Curare in physiologischen Experimenten. Curare ist ein indisches Pfeilgift, das jegliche Muskelbewegung absolut verhindert. Wenn jedoch die künstliche Beatmung aufrechterhalten wird, lebt das Tier auf unbestimmte Zeit weiter, und keine Bewegung wird den Verlauf des heikelsten Experiments stören. Zu Bernards Zeiten glaubte man, dass das Medikament das sensorische Nervensystem überhaupt nicht beeinflusste und dass das Tier infolgedessen, obwohl es absolut unbeweglich war, unter den schlimmsten Schmerzen leiden könnte. Mittlerweile wissen wir, dass auch die Sinnesorgane betroffen sind und dass das Tier in diesen Experimenten kaum oder gar nicht leidet.

Bernards Untersuchung der Wirkung von Kohlenoxidgas wird für diese und die nächste Generation wahrscheinlich von größerem praktischen Nutzen sein als für seine. Wie die meisten Entdeckungen Bernards warf auch diese ein großes Licht auf wichtige Fragen der Physiologie, die weit über das untersuchte Thema hinausgingen. Kohlenoxid ist das Gas, das bei der unvollständigen Verbrennung von Kohle entsteht. Die blauen Flammen auf der Oberfläche eines Kohlefeuers, wenn frisch Kohle hinzugefügt wird, bestehen hauptsächlich aus diesem Gas bei der Verbrennung. Bei der Verbrennung von Holzkohle wird es in erheblichen Mengen freigesetzt. Das Gas ist äußerst giftig. Im Gegensatz zu Kohlendioxid, das Schaden anrichtet, indem es die Sauerstoffzufuhr unterbricht, ist Kohlenoxid aktiv giftig. Nach dem Tod ist das Blut seiner Opfer nicht mehr dunkelrotblau, sondern leuchtend rosarot. Bernards Untersuchung der im Blut stattgefundenen Veränderungen zeigte, dass sich das Hämoglobin der roten Blutkörperchen mit dem in der Lunge vorhandenen Kohlenoxid zu einer stabilen Verbindung verbunden hatte. Der übliche Austausch von Sauerstoff und Kohlendioxid im Gewebe konnte nicht stattfinden. Die zwischen Sauerstoff und Kohlendioxid und dem Hämoglobin des Blutes gebildeten Verbindungen unterliegen leicht dem Austausch ihrer gasförmigen Elemente, sodass die Atmungsprozesse aufrechterhalten werden.

Vor Bernards Entdeckung glaubte man, dass der Atemsauerstoff größtenteils gelöst im Blutplasma, also im wässrigen Teil des Blutes, transportiert werde oder dass es sich bei seiner Verbindung zumindest um einen physikalischen und nicht um einen chemischen Prozess handele . Diese Idee wurde durch die Entdeckung zunichte gemacht, dass die Verbindung von Kohlenoxid und Hämoglobin sehr dauerhaft war. Die Rolle der roten Blutkörperchen bei der inneren Atmung erlangte durch die Entdeckung eine neue Bedeutung, und das Verständnis der anämischen Zustände des Systems wurde viel einfacher.

Ungefähr in der Mitte seiner Karriere litt Bernard unter einer Reihe von Anfällen einer mysteriösen Krankheit, von der wir heute wissen, dass es sich um eine Blinddarmentzündung handelte. Zumindest einmal war sein Leben verzweifelt, und wiederkehrende Anfälle machten ihm das Leben schwer. Nach einem Jahr Zwangsruhe auf dem alten Bauernhof seiner Kindheit, der ihm nun gehört, scheint er sich mehr oder weniger vollständig erholt zu haben. Sein Gesundheitszustand war jedoch noch nie so robust wie zuvor. Gegen Ende seines Lebens lebte er allein. Seine Frau und seine Töchter wurden von ihm getrennt, und eine der Töchter widmete ihre Zeit und Mittel den leidenden Tieren, um, wie sie verkündete, für die ganze Grausamkeit ihres Vaters wiedergutzumachen.

Bernard wohnte fast direkt gegenüber dem Collège de France, in einer kleinen Wohnung in der Rue des Ecoles . Ein alter Familiendiener kümmerte sich um ihn, und sein Leben war von äußerster Einfachheit geprägt und ausschließlich der Wissenschaft gewidmet. Als Napoleon III. 1869 bei Hofe war, bestand er darauf, nach einem einstündigen Gespräch mit ihm zu erfahren, was er für ihn tun könne. Bernard verlangte lediglich neue Räumlichkeiten für seine experimentellen Arbeiten sowie neue Geräte und Räume für sein Labor.

Ihm wurden Ehrungen zuteil, doch er blieb nach wie vor bescheiden. Er wurde zum Mitglied der Französischen Akademie gewählt – einer der vierzig Unsterblichen. Nur fünf Mal in der Geschichte der Akademie wurde einem Mediziner die Ehre einer Mitgliedschaft zuteil. Vor Bernard hatte Flourens , der Vater der Gehirnphysiologie, ein *Fauteuil inne* , während Cabanis und Vicq d'Azyr zwei weitere Namen medizinischer Unsterblicher sind.

Bernard wurde in das 24. *Fauteuil gewählt, das von* Flourens besetzt worden war , und musste dem Brauch entsprechend die Lobrede seines Vorgängers aussprechen. Den Abschluss seiner Ansprache bildete der Ausspruch: „Es gibt keine Trennlinie mehr zwischen Physiologie und Psychologie." Die Physiologie war für Bernard zum Allesbeherrscher der menschlichen Funktion geworden, und er driftete in etwas ab, was einfacher Materialismus gewesen wäre, nur aufgrund der Rettung seiner eigenen völligen Vernunft, seiner aktiven Vorstellungskraft und des unbewussten Einflusses früher Ausbildung. Während seiner erfolgreichsten Jahre der wissenschaftlichen Forschung, in denen er sich mit seinen Experimenten und deren Vorschlägen beschäftigte, fühlte sich Bernard weit weg von der spirituellen Seite der Dinge. Dieses partielle Menschen- und Naturbild konnte jedoch nicht Bestand haben. In einem Artikel über Bernard in der *Revue des Questions scientifiques* vom April 1880 sagt Pater G. Hahn, SJ, über ihn: „Einem Mann mit solch aufrichtigem Charakter konnte es nicht gestattet werden, bis zum Ende in diesem rastlosen Skeptizismus zu beharren. Sein." Sein geistiger Zustand war in Wirklichkeit eine Art Schwindel, der durch die Tiefen der Natur verursacht wurde, die er überall um sich herum sah. An der Schwelle der Ewigkeit kehrte er zu seinem wahren Selbst zurück und sein gesunder Menschenverstand triumphierte. Der große Physiologe starb als wahrer Christ."

Bernard war einer der großen Denker einer Zeit, deren Fortschritte in der Wissenschaft sie zu einer der erfolgreichsten Perioden des menschlichen Denkens machen werden. Er hat viel erreicht, aber er schien noch viel mehr erahnt zu haben. Er gab selten den geringsten Hinweis auf die Tendenzen seines Geistes oder auf seine Erwartungen an Entdeckungen in wissenschaftlichen Angelegenheiten, bis er völlig davon überzeugt war, dass seine theoretischen Überlegungen durch Beobachtungen und Experimente gerechtfertigt und bestätigt waren. In einem Punkt jedoch erlaubte er seinen bevorzugten Freunden, einige seiner Erwartungen mitzuteilen, und die nach seinem Tod veröffentlichten Notizen zeigen, dass er gerade dabei war, eine weitere große Entdeckung in der Biologie zu machen, die inzwischen gemacht wurde. Er war ein enger Freund Pasteurs und hatte die Bemühungen des großen Chemikers und Biologen, die Spontanzeugung zu widerlegen, geschickt unterstützt. Bernards Demonstration, dass Luft, die durch ein rotglühend erhitztes Rohr geleitet wird, ungestraft mit organischem Material jeglicher Art in Kontakt kommen kann, jedoch niemals zur Entwicklung von Keimleben führen würde, war ein wichtiges Glied im Beweis dafür, dass Leben sorgfältig zerstört würde Kein Leben, wie mikroskopisch klein es auch sein mag, würde sich entwickeln, wenn die Samen des zuvor existierenden

Lebens nicht irgendwie mit der organischen Materie in Kontakt gebracht würden.

Auch in Bezug auf die Fermentation stand Bernard lange Zeit in enger Übereinstimmung mit Pasteur, der lehrte, dass die Fermentation das Ergebnis der chemischen Aktivität lebender Zellen, der Fermente, sei. Gegen Ende seines Lebens kam Bernard jedoch zu der Ansicht, dass die Wirkung von Fermenten tatsächlich auf das Vorhandensein chemisch aktiver Substanzen, sogenannter Diastasen, in ihnen zurückzuführen sei. Diese Substanzen haben eine unterschiedliche chemische Zusammensetzung , aber jede hat eine konstante Formel. Ihre Anwesenheit in einer fermentierbaren Lösung reicht selbst in Abwesenheit lebender Zellen aus, um eine Fermentation herbeizuführen. Seitdem hat sich gezeigt, dass die Gärung dennoch stattfinden wird, nachdem diese Substanz durch Druck aus den Fermentationszellen entfernt und die Flüssigkeit sorgfältig gefiltert wurde, so dass absolut keine Zellen mehr zurückbleiben.

Dies widerlegt nicht die Notwendigkeit des Lebens, die Diastasen ursprünglich zu erzeugen, bringt die Wissenschaft jedoch einen Schritt über die Theorie hinaus, dass es der tatsächliche lebenswichtige Austausch von Nährstoffen innerhalb der Fermentationszelle ist, der die Gärung verursacht. Mit jedem Fortschritt in der biologischen Wissenschaft vertieft sich das Geheimnis des Lebens und seiner Prozesse.

Niemand hat mehr getan, um die Tiefe der lebenswichtigen Funktion zum Vorschein zu bringen als Bernard. Seine frühe Ausbildung war nach Ansicht vieler prominenter Pädagogen unserer Zeit am wenigsten darauf ausgerichtet, eine originelle Sichtweise oder die Fähigkeit, neue Gedankengänge zu initiieren, zu entwickeln. Unsere pädagogischen Solonen würden behaupten, dass die enge Orthodoxie, die sich um seine Entwicklungsjahre wickelte, sicherlich das kostbare Forschungsgenie, das in ihm steckte, unterdrücken musste. Es ist im Gegenteil sehr wahrscheinlich dem gründlichen Konservatismus seiner frühen Ausbildung und der abgerundeten Fülle der im alten System der klassischen Erziehung erworbenen geistigen Entwicklung zu verdanken, dass wir keinen der Fehler von Bernard durch Übertreibung persönlicher Aufzeichnungen aufzeichnen müssen Voreingenommenheit, die selbst bei großen Wissenschaftlern weit verbreitet ist. Nur wenige erfolgreiche Männer haben jemals weniger dem Glück oder günstigen Lebensumständen zu verdanken. Er war im besten Sinne ein Selfmademan, und er verdankte seinen Erfolg einer großen Geistesfreiheit, die es ihm ermöglichte, die Dinge in ihren wahren Proportionen zu erfassen. Mit einer Vorstellungskraft, die seine experimentellen Beobachtungen ständig übertraf, war er einzigartig frei von Vorurteilen und konnte seine Theorien anhand dessen kontrollieren , was er fand, ohne zuzulassen, dass sie seine Beobachtungsgabe beeinträchtigten. Bernard ist zweifellos das beste

Beispiel des Jahrhunderts dafür, dass eine umfassende Jugendausbildung für eine erfolgreiche Untersuchung viel günstiger ist als die frühe Spezialisierung, die sie fälschlicherweise fördern soll.

PASTEUR, Vater der Präventivmedizin

Vor mehr als zweihundertfünfzig Jahren erklärte Descartes, der originellste Geist der Neuzeit, der mehr als jeder andere Denker den Kurs sowohl der spekulativen als auch der wissenschaftlichen Forschung bestimmt hat, dass, wenn es zu einer großen Verbesserung der Lage kommen sollte Die Menschheit sollte entstehen, die Medizin würde dafür sorgen, und was er voraussah, sehen wir.

--Bischof Spalding.

PASTEUR, Vater der Präventivmedizin.

Louis Pasteur ist die markanteste Persönlichkeit der Wissenschaft des 19. Jahrhunderts. In der Biologie, in der Chemie, in der Physik, in der Medizin und Chirurgie sowie in den wichtigen praktischen Themen Fermentation, Spontanerzeugung und Hygiene hat er Meilensteine hinterlassen, die große Fortschritte in der Wissenschaft und Ausgangspunkte für neue Erkundungen in noch unerforschten Bereichen darstellen Bereich wissenschaftlicher Erkenntnisse. Er war ein typisch wissenschaftlicher Geist. Seine Intuitionen waren wunderbar in ihrer prophetischen Genauigkeit, wurden jedoch von seiner wunderbaren Fähigkeit übertroffen, Methoden zur experimentellen Demonstration seiner Theorien weiterzuentwickeln. Seine Arbeit hat den gesamten Aspekt der Biologie und Medizin verändert, insbesondere die wertvollen Zweige davon, die sich mit der Heilung und Behandlung von Krankheiten befassen.

Einem solchen Mann schuldet unsere Generation ein würdiges Denkmal. Es wurde ihm gegeben. Er war im Leben bescheiden mit der aufrichtigen Bescheidenheit des wahren Mannes der Wissenschaft, der inmitten großer Entdeckungen weiß, dass er nur am Rande der Wahrheit steht, der erkennt, dass in der Welt des Wissens, das lügt, „der Abgrund zum Abgrund ruft". außerhalb seiner Reichweite. Pasteurs Denkmal ist, was einem Mann mit praktischer Veranlagung sehr angemessen ist, kein müßiges Zierdenkmal. Es ist eine großartige Institution für die ständige Verfolgung seiner Lieblingsstudien und für die Betreuung von Patienten, die an den Krankheiten leiden, deren Erforschung den größten Teil seines Lebens gewidmet hat.

In diesem Institut ruht Pasteurs Asche. Einen passenden Ruheplatz finden sie in einer wunderschönen Kapelle. Direkt unterhalb des Haupteingangs, etwas tiefer als das Erdgeschoss des eigentlichen Instituts, scheint diese Kapelle den Hauptteil des Fundaments des Gebäudes zu bilden. Es ist ein Symbol für das Leben des Mannes, zu dessen Ehren es errichtet wurde. Er, der sagte: „Je mehr ich weiß, desto näher kommt mein Glaube dem der bretonischen Bäuerin. Könnte ich es nur wissen, würde mein Glaube zweifellos sogar dem der bretonischen Bäuerin gleichkommen." Auf der festen Grundlage unerschütterlichen Glaubens errichtete dieses größte wissenschaftliche Genie des Jahrhunderts ein Gebäude wissenschaftlicher Errungenschaften, wie es noch nie zuvor dem Menschen möglich war.

Über dem Eingang dieser Grabkapelle und unmittelbar unter den Worten „Hier liegt Pasteur" ist sehr passend sein berühmtes Glaubensbekenntnis platziert:

„Glücklich der Mann, der eine Göttlichkeit in sich trägt, ein Schönheitsideal und ihm gehorcht; ein Ideal der Kunst, ein Ideal der Wissenschaft, ein Ideal des Landes, ein Ideal der Tugenden des Evangeliums." [Fußnote 12]

[Fußnote 12: Heureux Celui qui porte Ich bin ein Mensch , ein
Schönheitsideal und ich liebe dich gehorchen ; Ideal der Kunst
, Ideal der Wissenschaft, Ideal des Vaterlandes , Ideal des
Vertus de l'Evangile .]

Littré zuwenden, in der die Worte vorkommen, finden wir hier zwei weitere erwähnenswerte Sätze: „Dies sind die lebendigen Quellen großer Gedanken und großer Taten. Alles wird klar in den Reflexionen aus dem Unendlichen." [Fußnote 13]

[Fußnote 13: Ce sont les resources vives des grandes pensées
et des grandes actions. Toutes s'éclairent des reflets de l'infini
.]

Diese Worte sind umso eindrucksvoller angesichts der Umstände, unter denen sie geäußert wurden. Wenn ein vakanter Lehrstuhl (*fauteuil*) in der französischen Akademie durch die Wahl eines neuen Mitglieds der Vierzig Unsterblichen besetzt wird, muss der neue Akademiker die Lobrede seines Vorgängers auf demselben Lehrstuhl aussprechen. Pasteur wurde in das von Littré besetzte Fauteuil gewählt . Littré , der in vierzig Jahren unaufhörlicher Arbeit ein größeres Wörterbuch der französischen Sprache erstellte, als die Akademie in den fast zweihundert Jahren, die dieser Aufgabe gewidmet waren, erstellt hat, war der größte lebende Positivist seiner Zeit. Zwischen ihm und Pasteur herrschte größte Intimität. Pasteurs Wertschätzung für seinen toten Freund ist gleichzeitig aufrichtig und herzlich, aber auch gerecht und unparteiisch. Littré war ein Vorbild menschlicher Tugenden gewesen. Das Leiden hatte ihn zutiefst berührt und ihn immer bereit gemacht, mitfühlend darauf zu reagieren. Seine Mitmenschen waren Gegenstand seiner tiefsten Gedanken gewesen, obwohl ihn die Beziehung zu anderen Menschen nur aufgrund der Bande menschlicher Brüderlichkeit reizte. Pasteur nannte ihn einen „laischen" Heiligen. Für viele von uns ist es eine Quelle echten Trostes und scheint eine Entschädigung für die in einem langen Leben ausgeübten menschlichen Tugenden zu sein, dass der große Positivist den glücklichen Tod eines Christen starb, der auf das zukünftige Leben und seine Belohnungen vertraute.

Aber Pasteur selbst erhebt sich über das bloß Positive. Die spirituelle Seite der Dinge reizt ihn und das Jenseitige greift ein, um die rein menschlichen Motive zu stärken, die Littré so viel bedeuteten . Höhere Motive dominieren das Leben und Handeln von Pasteur selbst. Inmitten seiner Lobrede auf den großen Positivisten bekennt der größte Wissenschaftler seiner Zeit seinen

Glauben an die Dinge, die über den Bereich der Sinne hinausgehen – seine Ideale und seinen Gott.

Es wird gesagt, dass es einen ständigen, unstillbaren Krieg zwischen Wissenschaft und Religion gibt. Vielleicht existiert es, aber sicherlich nur in den engstirnigen Köpfen der geringeren Lichter. In keinem Jahrhundert hat sich die Wissenschaft so entwickelt wie in dem gerade zu Ende gegangenen. Faraday, der große wissenschaftliche Geist zu Beginn des Jahrhunderts, sagte bei einer seiner Vorlesungen vor der Royal Academy of Sciences of England, als das Jahrhundert kaum ein Jahrzehnt alt war: „Ich nenne Gott hier nicht, weil ich Vorlesungen über Experimente halte." Aber die Vorstellung von Respekt vor Gott kommt mir auf ebenso sicheren Wegen in den Sinn wie denen, die uns zur physischen Wahrheit führen." Am Ende des Jahrhunderts ist das Denkmal eines großen Mannes der Wissenschaft eine Kapelle mit einem Altar, auf dem an Pasteur-Jubiläen des Opfers dessen gedacht wird, der für die Menschen gestorben ist.

Auf den Wänden der Kapelle sind die wissenschaftlichen Triumphe des Meisters eingraviert, dessen Asche hier ruht. Es ist ein beeindruckender Katalog. Jede Überschrift stellt einen großen Fortschritt in der Wissenschaft dar:

1848, Molekulare Dissymmetrie.

1857, Gärungen.

1862, sogenannte Spontangeneration.

1863, Weinstudien.

1865, Krankheiten der Seidenraupen.

1871, Studien in Bier.

1877, Virulente mikrobische Krankheiten.

1880, Impfung gegen Viren.

1885, Tollwutprophylaxe.

Offenbar sind diese verschiedenen Themen weit voneinander entfernt. Es könnte scheinen, dass Pasteur ein unberechenbares Genie war. Tatsächlich folgt jedes aufeinanderfolgende Subjekt seinem Vorgänger nach einer strengen Logik. Pasteurs Lebenswerk lässt sich am besten studieren, wenn man diese verschiedenen Themen betrachtet und die Fortschritte in jedem einzelnen würdigt.

Pasteur war in erster Linie und immer Chemiker! Schon in jungen Jahren interessierte er sich für Chemie. Im Jahrzehnt von 1840 bis 1850 befand sich die organische Chemie – oder wie wir es heute lieber nennen würden, die

Chemie der Kohlenstoffverbindungen – gerade im Aufbruch. Große Entdeckungen waren möglich, wie sie vorher und nachher nicht möglich waren. Pasteur, dessen Hingabe an experimentelle Arbeiten einer Leidenschaft gleichkam, war Schüler an der Ecole Normale in Paris. Voller Nervosität hörte er all die suggestiven Fragen, die selbst für die großen Männer um ihn herum unlösbare Probleme darstellten. Er interessierte sich besonders für die brennende Frage der Zeit, den inneren Aufbau von Molekülen und die Anordnung von Atomen in Substanzen, die zwar aus genau den gleichen Bestandteilen bestehen, aber sehr unterschiedliche physikalische und chemische Eigenschaften aufweisen. Das Thema ist fast selbstverständlich ein Grundproblem der Chemie und bleibt bis heute das attraktivste wissenschaftliche Rätsel.

Mitscherlich, einer der größten Chemiker seiner Zeit, hatte gerade verkündet, dass bestimmte Salze – die Tartrate und Paratartrate von Soda und Ammoniak – „die gleiche chemische Zusammensetzung, die gleiche kristalline Form, die gleichen Winkel im kristallinen Zustand hatten." das gleiche spezifische Gewicht, die gleiche Doppelbrechung und folglich die gleiche Neigung der optischen Achsen. Ungeachtet all dieser Ähnlichkeiten führt das Auflösen des Tartrats in Wasser zu einer Drehung der Ebene des polarisierten Lichts, während das Paratartrat keine solche Wirkung ausübt ." Pasteur konnte nicht glauben, dass alle chemischen und physikalischen Eigenschaften zweier Substanzen identisch und ihre Wirkung auf polarisiertes Licht so unterschiedlich sein könnten. Mitscherlich galt jedoch als äußerst aufmerksamer Beobachter. Mehrere Jahre lang untersuchte Pasteur alle Möglichkeiten in Mitscherlichs Beobachtungen und kam schließlich zu dem Schluss, dass es in den von Mitscherlich hergestellten Paratartraten möglicherweise zwei verschiedene Gruppen von Kristallen gab, deren Mitglieder die Polarisationsebene nach drehten rechts, das andere links. Diese beiden Effekte neutralisierten sich gegenseitig und offenbar haben die Paratartrate keinen Einfluss auf den polarisierten Lichtstrahl.

Pasteur fand heraus, dass die Paratartrate aus asymmetrischen Kristallen bestanden – das heißt, deren in einem Spiegel reflektiertes Bild kann nicht mit dem Kristall selbst überlagert werden. Diesen Gedanken verdeutlicht Pasteur anhand des Spiegelbildes einer Hand. Das Bild der rechten Hand im Spiegel ist eine linke Hand. Es kann nicht auf die Hand gelegt werden, deren Spiegelbild es ist, ebenso wenig wie die linke Hand auf die rechte gelegt werden kann und entsprechende Teile entsprechende Plätze einnehmen. Pasteur stellte fest, dass die Paratartrate nicht nur unsymmetrisch waren, sondern dass sie auch zwei Formen der Unsymmetrie aufwiesen. Das Spiegelbild einiger Kristalle könnte auf bestimmte andere Kristalle überlagert werden, genauso wie das Spiegelbild der rechten Hand auf die tatsächliche linke Hand überlagert werden kann. Er kam zu dem Schluss, dass, wenn er diese beiden Gruppen voneinander trennte, er über zwei sehr unterschiedliche Substanzen verfügen würde und so das von Mitscherlich aufgestellte Rätsel gelöst wäre.

Bei Pasteur bedeutete die Konzeption einer Idee, ihre experimentelle Demonstration auszudenken. Er stellte die Paratartrate nach den Anweisungen von Mitscherlich her und sortierte dann die beiden Kristallarten von Hand. Es war eine langsame, geduldige Arbeit, und Pasteur arbeitete stundenlang fieberhaft allein im Labor. Schließlich waren die Kristalle bereit zur Lösung und Untersuchung hinsichtlich ihrer Wirkung auf polarisiertes Licht. Wenn Pasteurs Idee der Asymmetrie von Kristallen bestätigt würde, wäre ein großer wissenschaftlicher Fortschritt gesichert. Zitternd rückte der junge Enthusiast sein Polariskop zurecht. Er erzählt selbst die Geschichte seines ersten zögernden Blicks. Doch das Zögern verwandelte sich in Triumph. Seine Vorhersage war richtig. In Mitscherlichs angeblich einfacher Substanz gab es zwei Formen von Kristallen mit unterschiedlicher Wirkung auf polarisiertes Licht. Pasteur konnte nicht bleiben und sein Instrument wegräumen. Die Luft im Labor war für ihn bedrückend geworden. Betrunken vom Wein der Entdeckung, wie ein französischer Biograph bemerkt, stürzte er ins Freie und taumelte fast in die Arme eines vorbeikommenden Freundes. „Ah", sagte er, „ich habe gerade eine großartige Entdeckung gemacht. Kommen Sie in den Luxembourg-Garten und ich werde Ihnen alles darüber erzählen ." Charakteristisch für den Mann war, dass er sein ganzes Leben lang keinen Zweifel an der wahren Bedeutung seiner Arbeit hegte. Er war sich bei jedem Schritt der Demonstration sicher und seine Schlussfolgerungen standen außer Zweifel.

Pasteurs Entdeckung sorgte für großes Aufsehen. Die Französische Akademie der Wissenschaften begann sofort mit ihrer Untersuchung. Unter den Mitgliedern, die großes Interesse zeigten, trugen einige Namen, die heute zur universellen Wissenschaft gehören – Arago, Biot , Dumas, De Senarmont . Pasteur erzählte lange Jahre später von Biots Gefühlen, als ihm die Fakten sichtbar vor Augen geführt wurden. Sehr bewegt nahm der vornehme alte Mann den Arm des jungen Mannes und sagte zitternd: „Mein liebes Kind, ich habe die Wissenschaft so sehr geliebt, dass sie mein Herz höher schlagen lässt." Wie tief waren diese Männer mit ihrer Arbeit verbunden! Wie reich wurden sie für ihre Hingabe an die Wissenschaft belohnt! Damals gab es Riesen.

Pasteurs Entdeckung war viel mehr als eine neue Tatsache in Chemie und Physik. Es war der Grundstein für die neue Wissenschaft der Stereochemie – das Studium der physikalisch-chemischen Anordnung von Atomen innerhalb des Moleküls – die einige Jahre später ihren Aufschwung nahm. Vielmehr war es ein großer Meilenstein in der Biologie. Pasteur wies darauf hin, dass alle Mineralstoffe – also alle Naturprodukte, die nicht auf lebendiger

Energie beruhen – ein überlagerbares Bild haben und daher nicht unsymmetrisch sind. Alle Produkte des pflanzlichen und tierischen Lebens sind unsymmetrisch. Alle diese letzteren Substanzen drehen die Polarisationsebene. Dies ist der große grundlegende Unterschied zwischen organischen und anorganischen Substanzen – der einzige, der bisher im Fortschritt der Wissenschaft Bestand hatte. Asymmetrie stellt wahrscheinlich eine wesentliche Manifestation der Lebenskraft dar. Oft scheint es Ausnahmen von diesem Gesetz zu geben; Eine sorgfältige Analyse der Bedingungen des Problems zeigt jedoch, dass sie nicht real sind.

Ein offensichtlicher Widerspruch zu diesem Gesetz der Abgrenzung zwischen künstlichen Produkten und den Ergebnissen tierischen und pflanzlichen Lebens besteht beispielsweise darin, dass in Lebewesen Substanzen wie Oxalsäure, Ameisensäure, Harnstoff, Harnsäure, Kreatin, Kreatinin usw. vorhanden sind dergleichen. Keine dieser Substanzen hat jedoch einen Einfluss auf polarisiertes Licht oder weist eine Asymmetrie in der Form ihrer Kristalle auf. Man muss bedenken, dass diese Substanzen das Ergebnis sekundärer Wirkungen sind. Ihre Bildung unterliegt offensichtlich den Gesetzen, die die Zusammensetzung der künstlichen Produkte unseres Labors oder des eigentlichen Mineralreichs bestimmen. Bei Lebewesen handelt es sich eher um Ausscheidungsprodukte als um lebenswichtige Stoffe. Es wurde immer festgestellt, dass die wesentlichen Grundbestandteile von Gemüse und Tieren die Fähigkeit besitzen, auf polarisiertes Licht zu wirken. Solche Substanzen wie Zellulose, Fäkalien, Albumin, Fibrin und dergleichen verfügen stets über diese Kraft. Dies reicht aus, um ihre innere Asymmetrie festzustellen, auch wenn sie aufgrund des Fehlens einer charakteristischen Kristallisation diese Asymmetrie nach außen hin nicht manifestieren.

Es wäre kaum möglich, einen tieferen Unterschied zwischen den jeweiligen Produkten der lebenden und der mineralischen Natur anzudeuten als die Existenz der Asymmetrie zwischen lebenden Wesen und deren Abwesenheit in allen bloß toten Materien. Es ist seltsam, dass keines der Tausenden künstlichen Produkte des Labors, deren Zahl jeden Tag größer wird, die Fähigkeit zur Drehung der Polarisationsebene oder eine nicht überlagerbare Asymmetrie aufweisen sollte. Natürliche unsymmetrische Substanzen – Gummi, Zucker, Wein- und Apfelsäure, Chinin, Strychnin, Terpentinessenz und dergleichen – können und werden zur Bildung neuer Verbindungen verwendet, die trotz künstlicher Herstellung asymmetrisch bleiben. Es ist jedoch offensichtlich, dass alle diese neuen Produkte lediglich die ursprüngliche Asymmetrie der Substanzen erben, aus denen sie abgeleitet sind. Wenn die chemische Wirkung tiefgreifender wird – das heißt absolut analytisch wird oder sich die ursprünglichen, von der Natur auferlegten

Bindungen lösen – verschwindet jegliche Asymmetrie. Es taucht danach in keinem dieser aufeinanderfolgenden Nebenprodukte wieder auf.

„Was können die Ursachen für einen so großen Unterschied sein?" Wir zitieren aus Pasteurs Leben von seinem Schwiegersohn: „Pasteur hat mir gegenüber oft die Überzeugung zum Ausdruck gebracht", sagt M. Radot , „dass dies auf den Umstand zurückzuführen sein muss, dass die molekularen Kräfte, die im Mineralreich wirken und sind." Jeden Tag werden in unserem Labor Kräfte der symmetrischen Ordnung ins Spiel gebracht, während die Kräfte vorhanden und aktiv sind, wenn das Korn keimt, wenn sich das Ei entwickelt und wenn unter dem Einfluss der Sonne die grüne Substanz der Blätter entsteht zersetzt die Kohlensäure der Luft und nutzt den Kohlenstoff dieser Säure, den Wasserstoff des Wassers und den Sauerstoff dieser beiden Produkte auf vielfältige Weise. Sie sind von asymmetrischer Ordnung, was wahrscheinlich auf einige der großen asymmetrischen kosmischen Phänomene unseres Universums zurückzuführen ist. "

In den ersten Jahren nach dieser Entdeckung bemühte sich Pasteur mit allen Mitteln, experimentelle Modifikationen einiger dieser Phänomene der Asymmetrie zu erreichen. Er hoffte, so ihre wahre Natur besser kennenzulernen. Vor allem magnetische Einflüsse würden es ihm, so hoffte er, ermöglichen, dieses grundlegende Geheimnis der Natur zumindest einigermaßen zu durchdringen. Während seiner Tätigkeit als Professor in Straßburg beschaffte er starke Magnete mit der Absicht, die Wirkung ihrer Pole zu vergleichen und, wenn möglich, mit ihrer Hilfe bei den Kristallformen eine Manifestation der Asymmetrie einzuführen. In Lille, wo er mehrere Jahre lang Dekan der wissenschaftlichen Fakultät war, erfand er ein Uhrwerk, das eine Pflanze in ständiger Drehbewegung halten sollte , zuerst in die eine und dann in die andere Richtung. „Das alles war grob", sagt er selbst, „aber darüber hinaus hatte ich vorgeschlagen, die Vegetation bestimmter Pflanzen zu beeinflussen, um mit Hilfe eines Heliostaten und eines reflektierenden Spiegels die Bewegung der Sonnenstrahlen umzukehren, was eigentlich der Fall sein sollte." Schlagen Sie sie von der Geburt ihrer frühesten Triebe an. In dieser Richtung gab es mehr zu hoffen.

Er hatte jedoch keine Zeit, diese genialen Experimente weiterzuverfolgen. Er war, wie wir sehen werden, in Arbeiten verwickelt, die mehr als ausreichten, um seine ganze Zeit und seine ganze Energie in Anspruch zu nehmen. Diese Arbeiten waren für Frankreich von großer praktischer Bedeutung. Pasteur bestand jedoch stets darauf, dass man bei der Umsetzung dieser Ideenordnung noch große Entdeckungen machen werde und dass dieses Thema großartige Möglichkeiten für junge Männer bietet, die über die Genialität des Entdeckens und die Kraft beharrlicher Arbeit verfügen.

Duclaux , Pasteurs Nachfolger als Leiter des Pasteur-Instituts und selbst einer der größten lebenden Experten auf dem Gebiet der biologischen Chemie, vor nur wenigen Jahren die Geschichte des Geistes des Meisters schrieb, [Fußnote 14] sagte er : zu diesem Thema der Asymmetrie: „Eine lebende Zelle erscheint uns dann als Laboratorium asymmetrischer Kräfte, ein Stück asymmetrisches Protoplasma, das unter dem Einfluss der Sonne wirkt – das heißt unter dem Einfluss äußerer asymmetrischer Kräfte." Es leitet Vorgänge ganz unterschiedlicher Art. Es kann seinerseits neue asymmetrische Substanzen herstellen, die seine Energie erhöhen oder entziehen. Es kann beispielsweise eines der Elemente eines Paratartrats nutzen, ohne ein anderes zu berühren. Das ist möglich In einem Moment stellt sie kristallinen Zucker her und verbraucht ihn in einem anderen Moment, wobei sie Vorräte für sich selbst anlegt und sie morgen verwendet. Mit einem Wort, die lebende Zelle weist eine wunderbare Plastizität auf, die sich ohne die geringste Störung durch minimale Abweichungen ausübt Kräfte aufgrund asymmetrischer Einwirkung. Ach, wenn eine spontane Erzeugung möglich wäre! Wenn wir nur lebende Materie erschaffen und inmitten inaktiver mineralischer Materie eine lebende Zelle erschaffen könnten, dann wäre es für uns einfacher, etwas mehr über lebenswichtige Manifestationen zu verstehen und das Geheimnis der Asymmetrie besser zu begreifen."

[Fußnote 14: L'Histoire d'un esprit, par M. Duclaux , Paris, 1896.]

Aber die spontane Zeugung ist so weit entfernt wie eh und je. Pasteurs Entdeckungen zur Asymmetrie haben uns dem Geheimnis des Lebens näher als je zuvor gebracht. Wissenschaftler hoffen immer noch, aber mit immer schwindenderer Zuversicht, dass sie den Kern des Geheimnisses herausfinden können. Pasteurs eigene Gedanken zur Asymmetrie übertrafen selbst die hohen Höhen der bloßen irdischen Biologie. Er sah darin die große Kraft, die das Universum miteinander verbindet. Einmal äußerte er sich in der Akademie der Wissenschaften wie folgt:

„Das Universum ist ein asymmetrisches Ganzes. Ich neige zu der Annahme, dass das Leben, wie es sich uns manifestiert, eine Funktion der Asymmetrie des Universums oder der daraus resultierenden Konsequenzen sein muss. Das Universum ist asymmetrisch; Ein Spiegel ist die Gruppe von Körpern, die mit ihrer eigenen Bewegung das Sonnensystem bilden. Im Spiegel erhalten wir ein Bild, das nicht mit der Realität überlagert werden kann. Sogar die Bewegung des Sonnenlichts ist asymmetrisch. Ein leuchtender Strahl trifft niemals in einer geraden Linie. Erdmagnetismus , der Gegensatz, der zwischen dem Nord- und dem Südpol eines Magneten besteht, der Gegensatz, den uns positive und negative Elektrizität bieten, sind allesamt Ergebnisse asymmetrischer Handlungen und Bewegungen."

Diese Erhebung seiner Gedanken weit über die schmutzigen Realitäten, mit denen er sich beschäftigt, in den Bereich der suggestiven Theorie ist typisch für Pasteur. Er war ein wahrer kreativer Geist – poetisch im höchsten Sinne. Eine richtig beherrschte Vorstellungskraft ist für den Wissenschaftler ebenso wertvoll wie für den Dichter. Pasteurs Theorien waren stets voller Wahrheit. Sein ganzes Leben lang hatte er die Frage der Asymmetrie im Kopf und hoffte, sich wieder damit befassen zu können. Doch die Gelegenheit scheiterte. Andere und praktischere Arbeiten sollten das darauffolgende arbeitsreiche halbe Jahrhundert der Forschung in Anspruch nehmen.

Die meisten Arbeiten von Pasteur sind nach dieser ersten aufregenden Entdeckung und ihrer möglichen Bedeutung sehr bekannt. Seine Überlegungen zur Unterscheidung zwischen Material aus lebenden und nicht lebenden Quellen führten ihn dazu, bestimmte Prozesse namens Fermentationen zu untersuchen, die zu seiner Zeit lediglich als chemisch galten. Es ist bekannt, dass eine verdünnte Zuckerlösung, wenn sie irgendwo auf der Welt der Luft ausgesetzt wird, gärt – das heißt, es finden bestimmte Veränderungen in der Flüssigkeit statt, etwas Gas entweicht von ihrer Oberfläche und es bildet sich Alkohol. In anderen organischen Substanzen – Milch, Fleischlösungen, Butter usw. – finden Veränderungen statt, die der alkoholischen Gärung sehr ähnlich sind, obwohl das Endprodukt des Prozesses kein Alkohol ist. Pasteur zeigte, dass all diese angeblichen chemischen Veränderungen in Wirklichkeit auf die Anwesenheit winziger lebender Zellen, sogenannter Fermente, zurückzuführen sind. Während des Wachstums spalten diese Zellen die in der Materie, in der sie vorkommen, enthaltenen Stoffe auf und nutzen Teile davon für ihre Ernährung. Dies hat er für die Milchsäure- und Buttersäuregärung sehr deutlich nachgewiesen. Milch sollte sauer und Butter ranzig werden, da es sich um instabile organische Verbindungen handelt, die sich in Gegenwart von Luftsauerstoff leicht verändern können. Es zeigte sich nun, dass diese Veränderungen auf winzige Lebewesen zurückzuführen sind, die in der Milch und Butter wachsen.

Als Pasteur die gleiche Erklärung für den Ursprung des Essigs anbot, fand er in Liebig, dem großen Chemiker, einen erbitterten Gegner. Liebig gab die Existenz spezifischer Substanzen zu, sogenannte Fermente, sagte jedoch, dass es sich um stickstoffhaltige Verbindungen handele, deren Zusammensetzung in einem instabilen Gleichgewicht sei und die eine deutliche Tendenz zur Veränderung hätten, wenn sie der Luft oder freiem Sauerstoff ausgesetzt würden. Sobald diese Veränderungen begonnen haben, wirken sie sich auch auf die Flüssigkeiten aus, in denen die Fermente enthalten sind – Milch, Blut, Zuckerlösungen und dergleichen. Theodore Schwann hatte die Existenz bestimmter hefeähnlicher Körper in gärenden Flüssigkeiten nachgewiesen, diese wurden jedoch als Auswirkungen und nicht als Ursache der Gärung angesehen, und sogar Schwann selbst glaubte, dass sie aus den Flüssigkeiten stammten, in denen sie gefunden wurden. Es blieb Pasteur überlassen, mit einer brillanten Reihe genialer und schlüssiger Experimente zu beweisen, dass Fermente lebende Zellen sind, dass sie nur aus früheren Zellen derselben Art entstehen und dass keine Fermentation stattfindet, wenn sie nicht vorhanden sind.

Die Veränderungen, die in organischen Flüssigkeiten stattfinden, wenn sie der Luft ausgesetzt sind, und die häufige Entwicklung sich bewegender Körper in solchen Flüssigkeiten, die offensichtlich Leben enthalten, bildeten vor Pasteurs Zeit den Hauptgrund für die Annahme, dass Leben aus einer besonderen Kombination chemischer Kräfte entstehen könnte. und ohne die Notwendigkeit eines vorausgehenden Lebens derselben Art als dessen wirksame Ursache. Die neue Erklärung der Gärung schwächte die Position derjenigen, die an die spontane Zeugung glaubten – das heißt an die Entstehung des Lebens aus toter Materie unter bestimmten, besonders günstigen Umständen – erheblich. Pasteur zeigte dann durch strenge Beweise, dass, wenn alles Leben in organischen Substanzen zerstört würde, daraus niemals Lebewesen entstehen könnten, es sei denn, lebende Samen aus der Luft hätten Zugang zu ihnen erhalten. Nachdem eine Fleischlösung gründlich gekocht wurde, entwickelt sich in ihr nichts Lebendiges, auch wenn der Luft freier Zutritt gewährt wird, wenn die eingelassene Luft zuvor durch Baumwolle gefiltert wurde. Er zeigte, dass sogar das Biegen des Röhrenhalses in die Form von Ein „S“, um das Eindringen von Staubpartikeln zu verhindern, reicht aus, um das veränderlichste organische Material vor dem Wachstum von Mikroorganismen darin zu schützen. Seine Lehre wurde nicht sofort akzeptiert. Einzelheiten seiner Experimente wurden angefochten. Anscheinend wurden vollständige Gegendemonstrationen durchgeführt, aber Pasteur verstand es mit seiner wunderbaren Intuition, den Irrtum der angeblichen Demonstration zu erkennen und neue entscheidende Tests zum Beweis der biologischen Sukzession zu erfinden.

Diese Studien über das winzige Leben und die Gärung führten ihn fast natürlich zum Studium von Krankheiten. Zwei Jahrhunderte zuvor benutzte Robert Boyle, von dem sein berüchtigter Nachkomme, der große Bullster , Sir Boyle Roche, gesagt hatte, er sei der Vater der Chemie und der Bruder des Earl of Cork, einen Ausdruck, der in seiner treffenden Aussage wunderbar prophetisch ist die Zukunft. „Wer die Natur von Fermenten und Fermentationen gründlich versteht“, sagte Boyle, „wird wahrscheinlich viel besser in der Lage sein, eine angemessene Beschreibung verschiedener Phänomene bestimmter Krankheiten (sowohl Fieber als auch anderer) zu geben, die möglicherweise auftreten werden, als jemand, der sie ignoriert.“ ohne einen Einblick in die Gärungslehre nie richtig verstanden. Das Wunder ist, dass der allererste Mensch, der die Natur der Gärung verstand, derjenige war, der dazu bestimmt war, das Geheimnis ansteckender Krankheiten und ihrer Entstehung zu lüften.

Pasteurs erste Untersuchungen auf dem Gebiet der Krankheit betrafen eine mysteriöse Krankheit, die die Seidenraupe befiel und die Seidenindustrie Frankreichs ruinierte. Diese Krankheit wurde erstmals um 1850 ernsthaft festgestellt. Als eine Seidenraupenkolonie befallen war, war es sinnlos, etwas dagegen zu unternehmen. Die einzige Möglichkeit für die Seidenbauern bestand darin, die Eier einer unberührten Wurmrasse aus einem fernen Land zu beschaffen. Diese infizierten sich nach mehreren Generationen, und unbelastete Eier mussten erneut aus der Ferne gebracht werden. Bald befiel die Seidenraupenplage die meisten Seidenanbauländer Europas. Im Jahr 1864 waren sicherlich nur die Seidenraupenrassen in China und Japan nicht infiziert. Das Scheitern der Seidenindustrie hatte für viele Departements Frankreichs großes Leid mit sich gebracht. Die sorgfältigste Untersuchung ergab keine Möglichkeit, die Krankheit zu bekämpfen. Scharfe Beobachter waren am Werk und hatten einige sehr aufschlussreiche Beobachtungen zu den betroffenen Würmern gemacht, aber die Lösung des Problems der Vorbeugung der Krankheit schien so weit entfernt wie eh und je. Im Jahr 1863 stimmte der französische Landwirtschaftsminister offiziell der Zahlung von 500.000 Francs (etwa 100.000 US-Dollar) an einen italienischen Forscher zu, der behauptete, ein Heilmittel gegen die Krankheit gefunden zu haben, sofern sich sein Mittel als wirksam erwies. Das Angebot war zwecklos. Im Jahr 1865 war das Gewicht von Seidenkokons auf 4.000.000 Kilo gesunken. Früher waren es fast 30.000.000 Kilo. Dies führte zu einem jährlichen Verlust von 100.000.000 Franken (ca. 20.000.000 US-Dollar).

Pasteur zeigte, dass das Versagen der Seidenraupe nicht auf eine Krankheit, sondern auf zwei Krankheiten zurückzuführen war: Pebrine und Flachrie. Diese Krankheiten werden auf die Eier der Würmer übertragen, so dass die Jungen ihr Leben mit Behinderungen durch die Krankheiten beginnen. Das Kriechen der Würmer über Blätter und Stängel macht diese anfällig für die Übertragung von Krankheiten. Die Vorbeugung der Krankheiten erfolgt durch die Beschaffung absolut gesunder Eier und deren Kontakt mit Gegenständen, die möglicherweise von erkrankten Würmern berührt wurden. Wenn Würmer während der Eiablage Anzeichen einer Krankheit zeigen, müssen ihre Eier verworfen werden. Diese einfachen Vorschläge waren das Ergebnis einer strengen experimentellen Demonstration der Ausbreitung der Krankheiten von Wurm zu Wurm, einschließlich der Demonstration der mikrobiellen Ursachen der beiden Krankheiten. Diese Vorsichtsmaßnahmen erwiesen sich als wirksam, ihre Einführung stieß jedoch auf Widerstand. Die Anstrengung der Arbeit und die Angst vor Kontroversen brachten Pasteur durch einen lähmenden Schlaganfall an den Rand des Grabes. Davon erholte er sich nie ganz und war danach immer etwas lahm. Nachdem die schwersten Symptome abgeklungen waren, erhielt er die Gelegenheit, in der Villa des französischen Prinzen Imperial einen entscheidenden Test zur Vorbeugung von Seidenraupenkrankheiten durchzuführen. Die von den Seidenraupen auf dem Gut gewonnenen Produkte reichten jahrelang nicht aus, um die aus der Ferne bezogenen frischen Eiervorräte zu decken. Pasteur wurde die volle Verantwortung für die Seidenindustrie auf dem Anwesen übertragen. Der Verkauf der Kokons am Ende des Jahres brachte einen Nettogewinn von 26.000.000 Franken (über 5.000.000 US-Dollar). Diese entscheidende Demonstration beendete effektiv jeglichen Widerstand.

Als nächstes richtete sich seine Aufmerksamkeit natürlich auf die Krankheiten von Tieren und Menschen. Seine Studien über Fermentationen und Seidenraupenkrankheiten hatten ihn gelehrt, das Mikroskop für solche Untersuchungen einzusetzen. Milzfieber – auch Milzbrand genannt – eine Krankheit, die die meisten Haustierarten befällt und auch für den Menschen tödlich sein kann, war die erste, die das Geheimnis ihres Ursprungs preisgab. Als Ursache erwies sich ein Bakterium, also eine kleine, stäbchenförmige Pflanze. Dies war nur die erste einer Reihe ähnlicher Entdeckungen, bis heute ist die Wissenschaft der Bakteriologie zu einem der wichtigsten Wissenszweige geworden. Pasteurs Untersuchungen umfassten jedoch weit mehr als die bloße Entdeckung des Krankheitserregers. Er zeigte, dass eine Reihe von Krankheiten, die bei verschiedenen Tieren unter unterschiedlichen Namen auftreten, alle auf dieselbe Ursache zurückzuführen sind. Außerdem entdeckte er eine der Methoden zur Verbreitung der Krankheit. Wenn die Kadaver von Tieren, die an der Krankheit gestorben sind, nicht tief unter der Erdoberfläche vergraben werden, können sich darüber grasende Tiere mit der Krankheit infizieren. Die Krankheitserreger kommen nachweislich im Gras über den Gräbern vor. Es wird in den Körpern von Regenwürmern an die Oberfläche transportiert. Diese wichtige Beobachtung war der erste Hinweis auf die Methoden der Krankheitsverteilung durch lebende Mittler. Die moderne Medizin hat erkannt, dass diese biologischen Verteilungsmittel weitaus wichtiger sind als die sagenumwobene Übertragung durch die Luft.

Pasteur stellte die Vorstellung einer spontanen Lebensentstehung auf den Kopf. Dann beseitigte seine Arbeit die Idee der spontanen Entstehung von Krankheiten. Es eröffnete eine neue Ära, indem es zeigte, dass der Ursprung vieler Krankheiten nicht auf Veränderungen in der Atmosphäre oder auf einer krankhaften Produktivität von Boden oder Wasser unter günstigen Umständen zurückzuführen ist, sondern auf winzige lebende Organismen, deren Vermehrung durch die angenommenen Bedingungen gefördert wird Krankheit hervorrufen. Schließlich kam der wertvolle Hinweis, dass Lebewesen immer Krankheiten übertragen und verbreiten; von Mensch zu Mensch, denn Epidemien breiten sich nicht mit der Geschwindigkeit des

Windes aus, sondern nur so schnell wie die Kommunikationsmittel zwischen entfernten Punkten; Bekanntermaßen ist es mittlerweile bei vielen Krankheiten vom Tier auf den Menschen übergegangen; und schließlich erwiesen sich auch Insekten, Würmer und dergleichen als echte Krankheitsüberträger.

Bei der Untersuchung der Hühnercholera entdeckte Pasteur ein weiteres großes Grundprinzip der Kenntnis von Krankheiten, insbesondere ihrer Behandlung. Nach erheblichen Schwierigkeiten gelang es ihm, den Keim dieser Krankheit zu finden, die in der Geflügelindustrie Frankreichs und anderer europäischer Länder große Verluste verursachte. Dieser Keim wurde mehrere Generationen lang auf künstlichen Medien kultiviert und verursachte immer wieder die Krankheit, wenn Hühner geimpft wurden. Während seiner Studien über die Krankheit wurde Pasteur im Zusammenhang mit seiner Anthrax-Untersuchung in einen entfernten Teil Frankreichs abberufen. Er war mehrere Monate lang nicht in seinem Labor. Als er zurückkam, impfte er einige Hühner mit den Hühnercholerakulturen, die er zurückgelassen hatte. Zu seiner Überraschung und seinem Ärger führten die Impfungen nicht zu den typischen Krankheitssymptomen. Die Hühner litten unter leichten Symptomen und erholten sich dann. Als er sein Labor verließ, waren die Impfungen ausnahmslos tödlich verlaufen. Die Beschaffung frischer Kulturen der Hühnercholera-Mikrobe erforderte viel Zeit und Mühe. In der Zwischenzeit wurden die durch die alten Kulturen nur geringfügig beeinträchtigten Vögel sorgfältig konserviert. Als diese Vögel mit den frischen virulenten Kulturen geimpft wurden, erkrankten sie nicht an der Krankheit. Andere Hühner starben sofort und zeigten alle charakteristischen Symptome der Hühnercholera. Diejenigen, die an der milden Form der durch die alten Kulturen hervorgerufenen Krankheit gelitten hatten, waren vor weiteren Krankheitsschüben geschützt.

Eines der großen Geheimnisse der Medizin, die unterschiedliche Heftigkeit von Krankheiten, war auf diese Weise scheinbar durch einen Zufall gelöst worden. Im Leben großer Ermittler gibt es keine Unfälle. Es gibt Überraschungen, aber das Genie versteht es, ihr Auftreten mit den Prinzipien, die sie erarbeiten, in Einklang zu bringen. Pasteur erkannte sofort den wunderbaren Nutzen dieser Entdeckung für den Schutz von Menschen und Tieren vor Krankheiten. Er begann mit der praktischen Anwendung der neuen Theorie, indem er alte Kulturen für die Impfung von Geflügel in Gebieten bereitstellte, in denen Hühnercholera schwere Verwüstungen anrichtete. Anschließend arbeitete er nach den gleichen Grundsätzen wie bei der Hühnercholera und entwickelte Impfstoffmaterial gegen Anthrax.

Der Name „Impfstoff" wurde bewusst für die Impfsubstanz gewählt, um das Genie des englischen Arztes Jenner zu würdigen, der die Wirksamkeit der Impfung zum Schutz vor Pocken entdeckt hatte. Die Abschwächung der

Milzbranderreger, so dass nur eine milde Form der Krankheit entsteht, war ein viel komplizierteres Problem als bei der Hühnercholera, da der Milzbranderreger mit zunehmendem Alter nicht schwächer wird, sondern in ein Ruhe- oder Sporenstadium übergeht, ähnlich wie bei der Hühnercholera das Samenstadium bei großen Pflanzen. Nach einer Reihe geduldiger Untersuchungen erreichte Pasteur sein Ziel mit einigen genialen Methoden, die vielleicht besser als alle anderen Details seiner Karriere zeigten, wie durch und durch praktisch sein erfinderisches Genie war.

Leider war die Konzentration auf seine Arbeit zu viel für seine Gesundheit. Er wurde von einer Reihe von Schlaganfällen heimgesucht, die eine Zeit lang drohten, seiner unschätzbar wertvollen Karriere ein Ende zu bereiten. Als er begann, wieder gesund zu werden, bestand für ihn eines der schwerwiegendsten Probleme darin, ihn davon abzuhalten, seine Genesung dadurch zu behindern, dass er sich wieder den wichtigen Problemen der Heilung und Vorbeugung von Krankheiten widmete, mit denen er sich beschäftigte war so glücklich verlobt. Das Leitmotiv von Pasteurs Leben war es, menschliches Leid so weit wie möglich zu verhindern, und jede Zeit, die er dieser wichtigen Aufgabe nicht widmete, erschien ihm als völlige Verschwendung. Im Hinblick auf diesen unglücklichen Bruch in Pasteurs Werk hat Dr. Christian Herter in seiner Ansprache über den „Einfluss von Pasteur auf die medizinische Wissenschaft", die er vor der Medizinischen Gesellschaft der Johns Hopkins University hielt, [Fußnote 15] eine interessante Passage, in der er erörtert die Bedeutung der Arbeit des Meisters bis zu diesem Zeitpunkt und das Interesse, das seine Krankheit damals bei allen angesehenen medizinischen Wissenschaftlern Europas weckte:

[Fußnote 15: New York: Dodd, Mead & Co., 1904.]

„Es ist wahrscheinlich, dass übermäßige Arbeit und psychischer Stress in gewissem Maße zum Ausbruch einer Reihe paralytischer Anfälle beitrugen, die im Oktober 1868 das Leben von Louis Pasteur bedrohten. Während der kritischen Phase seiner Krankheit waren viele der bedeutendsten Wissenschaftler Männer aus Frankreich wetteiferten darum, mit Frau Pasteur das Privileg zu teilen, den Mann zu pflegen, den sie so sehr liebten, und das Leben zu retten, das die Wissenschaft und eine Nation bereits durch Entdeckungen, die entweder von größtem praktischen Nutzen waren, in dauerhafte Verpflichtungen gestellt hatte schien einer nahezu unbegrenzten Weiterentwicklung zugänglich zu sein. Wäre Pasteur 1868 gestorben, hätte er einen unsterblichen Namen in den Annalen der Wissenschaft hinterlassen. Andere hätten seine Ideen bis zu einem gewissen Grad weiterentwickelt. Lister , der bereits von den Forschungen zur Fermentation inspiriert war, hätte sich weiterentwickelt jene lebensrettenden chirurgischen Methoden, die für immer mit seinem Namen verbunden sein werden. Aber wir können uns durchaus fragen, ob die Forschungen in Biologie und Medizin nicht eine Zeit lang zumindest auf weniger fruchtbaren Wegen geführt worden wären. Wer kann sagen, wie schnell das große Prinzip der experimentellen Immunität gegen pathogene Bakterien, das zentrale Juwel im Diadem von Pasteurs Errungenschaften, ans Licht gebracht worden wäre?"

Als Pasteur sich soweit erholt hatte, dass er seine Arbeit wieder aufnehmen konnte, wurde seinen besorgten Freunden bald klar, dass er nicht die Absicht hatte, seine Ideen anderen Männern zur Ausarbeitung zu überlassen. Das Elend des Deutsch-Französischen Krieges machte ihm zutiefst zu schaffen und beeinträchtigte zwangsläufig seine Produktivität, doch nach einiger Zeit erwachte die unstillbare Liebe zur experimentellen Forschung wieder auf dem Vormarsch und es begann eine neue Epoche, die Epoche der großen Entdeckungen im Zusammenhang mit dem Krieg Entstehung und Heilung bzw. Vorbeugung der Infektionskrankheiten des Menschen und der Haustiere. Wie im Fall von Ignatius Loyola scheint es, als ob die Lampe des Genies mit einer größeren und leuchtenderen Flamme strahlte, nachdem körperliche Gebrechen eingetreten waren, entgegen dem physischen Mechanismus, dem allzu oft gestattet wird, den Willen zu beherrschen.

Nach seiner Krankheit widmete sich Pasteur noch mehr als zuvor der Erforschung der verschiedenen biologischen Probleme, die mit menschlichen Krankheiten verbunden sind. Eine Ausnahme hiervon gab es in seiner Studienreihe über Bier, die er kurz nach dem Deutsch-Französischen Krieg anfertigte. Pasteur war ein leidenschaftlicher Patriot, und zwar so sehr, dass er nach dem Krieg bestimmte Auszeichnungen und Diplome, die ihm verliehen worden waren, an die deutsche Regierung zurückschickte. Er glaubte, sein Land sei von einem intriganten, politischen Staatsmann übervorteilt worden, der auf die Vergrößerung des Königreichs Preußen aus war. Bis zum Ende seines Lebens verschwand dieses Gefühl der Feindseligkeit nie ganz. Er hoffte also, dass durch die Verbesserung des Charakters des französischen Bieres dieses nicht nur im besten Sinne des Wortes gesünder würde, sondern auch, dass die französische Brauindustrie zu einem ernsthaften Konkurrenten ihrer deutschen Konkurrenten werden würde. Pasteurs Entdeckungen sind die wichtigsten für die Brauindustrie, die jemals gemacht wurden. Die Deutschen erwiesen sich jedoch als noch fähiger, sie auszunutzen als seine französischen Landsleute.

Danach widmete sich Pasteur ohne weitere Unterbrechung dem Studium der mikrobiellen Erkrankungen des Menschen. Sein größter praktischer Erfolg war zweifellos die Bekämpfung der Hydrophobie oder, wie man es besser nennt, der Tollwut. Das Geheimnis der Krankheit war höchst illusorisch . Pasteur gelang es nicht, den Krankheitserreger zu finden. Bis heute ist dies nicht zufriedenstellend nachgewiesen worden. Trotz dieses Mangels an einem wichtigen Element des Wissens, das aus biologischer Sicht für eine erfolgreiche Tollwuttherapie als absolut wesentlich angesehen werden könnte, gelang es Pasteur, Material herzustellen, das diejenigen, die von tollwütigen Hunden gebissen wurden, vor der Entwicklung der Tollwuterkrankung schützen würde.

Der Widerstand gegen die Einführung seiner Behandlungsmethode war lang und erbittert. Der größte lebende deutsche Bakteriologe sagte, es sei müßig, „Heilmittel bereitzustellen, von denen wir nichts wissen, für Krankheiten, von denen wir weniger wissen." Der Hinweis bezog sich auf das Versäumnis, den Krankheitserreger zu finden, und auf die Behauptung, dennoch ein Heilmittel entdeckt zu haben. Wo jedoch die Pasteur-Behandlung gegen Tollwut eingeführt wurde, ging die Zahl der Todesfälle durch Bisse verrückter Tiere zurück. In Russland, wo die wahnsinnigen Wölfe der Steppe so oft tödliche Bisse verursachen, erkannte man bald die Wirksamkeit der neuen Behandlung. In Ungarn wurde sein Wert sofort geschätzt. Dann führte die britische Regierung es nach einer äußerst sorgfältigen Untersuchung in die indische Armee ein. Dann hat Österreich es offiziell aufgenommen. Auf dem Internationalen Ärztekongress in Moskau im Jahr 1897 wurden Amerikaner, die Zweifel an der Wirksamkeit der Pasteur-Behandlung gegen Tollwut äußerten, von den medizinischen Vertretern der Nationen ausgelacht, die die meisten Möglichkeiten zur Erforschung der Krankheit haben. Kurz nach dem Moskauer Kongress gab die Bundesregierung offiziell ihre Absicht bekannt, alle von tollwütigen Tieren gebissenen Menschen nach der Pasteur-Methode zu behandeln. In Zusammenarbeit mit der Universität Berlin wurde ein Pasteur-Institut für die Behandlung eröffnet. Damit verschwand der letzte ernsthafte Widerstand. Die Deutschen sind mittlerweile begeisterte Befürworter der Pasteur-Behandlung. Die Statistiken des Berliner Pasteur-Instituts seien ein zweifelsfreier Beweis für die Fähigkeit, mit einer der tödlichsten Krankheiten, denen der Mensch ausgesetzt sei, fertig zu werden. Leider hätte dies nicht zu Lebzeiten des Meisters geschehen dürfen! Es wäre der glücklichste Moment in Pasteurs Leben gewesen, wenn seine Ideen in Deutschland triumphiert hätten. Im Gegensatz zu den meisten großen Männern genoss Pasteur jedoch zu Lebzeiten nahezu uneingeschränkte Wertschätzung.

Genies werden von ihren Zeitgenossen oft vernachlässigt. Der Ausdruck kommt in unserer Zeit viel seltener vor als früher. Die schnelle Verbreitung von Ideen und die daraus resultierende Kontrolle und Bestätigung wissenschaftlicher Behauptungen durch viele Köpfe ermöglichen es der heutigen Generation, Verdienste zu erkennen, bevor der Besitzer verhungert. Pasteurs Karriere war sicherlich ein Beispiel dafür, dass wahres Genie, auch wenn es auf Widerstand stößt, gut belohnt wird. Der Sohn des armen Gerbers von Dole erhob sich allein durch die Kraft seiner intellektuellen Energie auf die Ebene der Großen der Erde. Seine Trauerfeierlichkeiten waren ein Festumzug, an dem die französische Beamtenschaft sich geehrt fühlte, daran teilzunehmen. Der Präsident der Französischen Republik, die Mitglieder beider Kammern des gesetzgebenden Departements, die Beamten der Stadt Paris, die Mitglieder der Fakultät der Universität, der Französischen Akademie und der verschiedenen wissenschaftlichen Gesellschaften der französischen Hauptstadt, versammelten sich, um ihre mächtigen Toten zu ehren. Noch nie wurde es jemandem ohne familiäres Ansehen oder politischen oder kirchlichen Einfluss zuteil, dass eine große Welthauptstadt und eine große Nation derart glorreiche Trauerfeierlichkeiten aussprechen, während die ganze Welt ihr Mitgefühl ausdrückte und weitere Lobeshymnen aussprach.

Auch der Ausdruck aufrichtigen Respekts und der verdienten Ehre erfolgte nicht erst im Augenblick des Todes. Als es darum ging, ein Pasteur-Institut zu errichten, in dem das große Werk des Meisters effektiver weitergeführt werden konnte, strömten Beiträge aus allen Teilen Frankreichs und der ganzen zivilisierten Welt ein. Zwei der größten erblichen Herrscher der Welt legten Wert darauf, das bescheidene Labor des großen Wissenschaftlers zu besuchen, wann immer sie nach Paris kamen. Alexander II., der Zar der Russen, war der enge Freund des Sohnes des Gerbers, der zum Wohltäter der Welt wurde. Dom Pedro II., der verstorbene Kaiser von Brasilien, war ein weiterer königlicher Besucher in Pasteur. In der Bibliothek des *Institut Pasteur* in Paris wachen die Büsten dieser beiden und zweier weiterer großer Freunde von ihm, kaum geringer an weltlicher Bedeutung und größer an ihrer Wohltätigkeit, über der Asche des verstorbenen Wissenschaftlers. Es handelt sich um Baroness Hirsch, die Wohltäterin der Welt, und Baron Albert Rothschild, das Oberhaupt der französischen Niederlassung der großen Bankiersfamilie.

Alle sind sich einig in der Ehrung des wunderbaren Genies, dessen Arbeit sich für die Menschheit als so praktisch erwiesen hat und dessen Entdeckungen für Wissenschaftler erst am Anfang ihrer Karriere stehen. Sein Genie hat die Großen der Erde auf sein Niveau gebracht oder ihn auf ihres erhöht. Sein eigener Gedanke über die Gleichheit der Menschen ist ein Bekenntnis des Glaubens, der in ihm war. Dies kam in seinem Diskurs über die Aufnahme in die Französische Akademie inmitten der Lobrede auf Littré zum Ausdruck, aus der wir zu Beginn dieser Skizze zitierten: „Wo sind die wahren Quellen der Menschenwürde, der Freiheit und der modernen Demokratie, wenn?" nicht im Unendlichen, vor dem alle Menschen gleich sind? Der Begriff des Unendlichen findet überall seinen unvermeidlichen Ausdruck. Durch ihn ist das Übernatürliche im Grunde jedes Herzens."

Pasteur, der Mann, ist jedoch, wenn möglich, sogar noch interessanter als Pasteur, der größte lebende Wissenschaftler. Trotz all seiner Arbeit und seines wunderbaren Erfolgs, inmitten des Lobes der Welt blieb Pasteur für diejenigen, die ihn kannten, einer der einfachsten Menschen und der freundlichste Freund. Der Ausdruck von Dr. Roux ist bekannt: „Die Arbeit von Pasteur ist bewundernswert; sie zeigt sein Genie; aber man muss mit ihm in intimer Vertrautheit gelebt haben, um die ganze Güte seines Herzens zu kennen." Er war die Güte in Person, und diejenigen, die ihn für einen grausamen Vivisektor und Ermutiger von Tierversuchen halten, die Leid verursachen, glauben ihm und seiner Menschlichkeit völlig Lügen. Er würde niemals zulassen, dass Tiere ohne Betäubung in Experimenten eingesetzt werden, und selbst dann nur, wenn er diese Verwendung für unbedingt notwendig erachtet, um Projekte voranzutreiben, die großen Nutzen für die Menschheit versprechen. Nichts war für ihn schwieriger, als durch Krankenhäuser zu laufen und menschliches Leid zu sehen, als er die Ursachen menschlicher Krankheiten untersuchte. Selbst die leichten Schmerzen, die ihm während der Injektionen gegen Hydrophobie zugefügt wurden, bereiteten ihm großes Unbehagen, und seine Angst vor diesen Patienten war eine der Hauptursachen für den Gesundheitsverfall, der sein Leben verkürzte.

Eines der schönsten Dinge an Pasteurs Privatleben ist die Beziehung zu seiner Familie, insbesondere zu seinen Kindern, und ihre Vereinigung in religiöser Einfachheit. Anlässlich des Todes seines Vaters, den Pasteur sehr liebte und zu dem er den Herzen seiner Kinder die tiefste Zuneigung eingeflößt hatte, schrieb er an seine Tochter, deren Erstkommunion an diesem Tag stattfinden sollte. Sein Brief ist der eines Mannes, der zutiefst liebevoll, aufrichtig religiös und überaus vertrauensvoll gegenüber der Zukunft ist, die allein der Glaube weist. Sein Brief lautet:

„Er starb, meine liebe Cecelia, am Tag deiner Erstkommunion. Das sind zwei Erinnerungen, die, so hoffe ich, nie aus deinem Herzen verschwinden werden, mein liebes Kind. Ich hatte eine Vorahnung seines Todes, als ich dich bat, besonders dafür zu beten Morgen für deinen Großvater in Arbois . Deine Gebete werden Gott in solch einer Zeit sicherlich sehr angenehm sein, und wer weiß, ob Großvater selbst nichts davon wusste und sich nicht mit unserer kleinen Jeanne [einer Tochter, die im Jahr zuvor gestorben war] gefreut hat. über die frommen Gefühle Cäcelias?"

Es ist daher nicht verwunderlich, viele andere Ausdrucksformen von Pasteurs extremem Interesse an spirituellen Dingen zu finden, obwohl man sie von einem Mann, der so tief in wissenschaftliche Untersuchungen vertieft ist wie er, kaum erwartet hätte. Schließlich darf nicht vergessen werden, dass seine Entdeckungen, indem sie das Rätsel um den Ursprung von Krankheiten lösten, einige der Wege der Vorsehung von jenem unergründlichen Charakter befreiten, der bei oberflächlichen Geistern den größten Teil ihrer Beeindruckung ausmacht. Nachdem Epidemien nicht als Fügungen der göttlichen Vorsehung erklärt wurden, sondern als Sanktionen der Natur für die Verletzung von Naturgesetzen, schien einer der Gründe , aus denen die Menschheit die Gottheit verehrte, verschwunden zu sein. Der Mann, der am meisten dazu beigetragen hatte, diese mysteriösen Vorgänge in der Natur aufzuklären, war jedoch selbst weit davon entfernt, zu glauben, dass der Materialismus eine angemessene Erklärung für die Geheimnisse des Lebens oder der Beziehungen von Mensch zu Mensch und von Mensch zu seinem Schöpfer biete. Ungeduldig angesichts der Anmaßungen solcher Pseudowissenschaftler sagte Pasteur einmal: „Die Nachwelt wird eines Tages über die erhabene Torheit der modernen materialistischen Philosophie lachen. Je mehr ich die Natur studiere, desto mehr staune ich über das Werk des Schöpfers. Ich bete, während ich." Ich bin mit meiner Arbeit im Labor beschäftigt."

Für Pasteur hatte der Tod keine Geheimnisse. Anlässlich des Todes seiner kleinen Tochter Jeanne hatte er einmal an seinen Vater geschrieben: „Ich kann in diesem Moment nur an meine arme Kleine denken, die so gut, so voller Leben, so glücklich im Leben ist und die in diesem schicksalhaften Jahr Jetzt, wo es zu Ende geht, hat es uns entrissen. Schon nach kurzer Zeit wäre sie für ihre Mutter und für mich, für uns alle eine Freundin, eine Gefährtin, eine Gefährtin gewesen. Aber ich bitte um Verzeihung, lieber Vater, dafür, dass sie Ihnen solch traurige Erinnerungen in Erinnerung gerufen hat. Sie ist glücklich. Denken wir an die, die noch übrig sind, und versuchen wir, ihnen, soweit es in unserer Macht steht, die Bitterkeit des Lebens zu ersparen . " Als die Stunde seines eigenen Todes kam, begegnete Pasteur ihr mit der schlichten Zuversicht eines aufrichtigen Christen und dem zweifelsfreien Glauben eines lebenslangen Sohnes der Kirche. Viele Stunden lang blieb er regungslos, eine seiner Hände ruhte auf der von Madame Pasteur, während die andere ein Kruzifix hielt. Sein letzter bewusster Blick galt seinem lebenslangen Begleiter, sein letzter bewusster Akt war ein Druck auf das Bild seines Erlösers. So verstarb am Samstag, dem 28. September 1895, gegen fünf Uhr nachmittags, umgeben von seiner Familie und seinen Schülern in einem Raum von fast klösterlicher Einfachheit, der größte Wissenschaftler des 19. Jahrhunderts friedlich.

Es erübrigt sich fast zu erwähnen, dass das Leben eines Mannes wie Pasteur die wunderbarsten Lehren für die jungen Wissenschaftler des 20. Jahrhunderts enthält. Nur wenige Menschen haben ihr Leben so selbstlos und mit so großer Sorge um das Gute, das sie erreichen könnten, gelebt wie er. Inmitten all dessen einfach, ernst und pflichttreu geblieben zu sein, ohne sich selbst zu streben, ist ein Triumph, der es wert ist, aufgezeichnet zu werden, und macht eine Karriere zu einer nachahmenswerten Karriere. Als Pasteur seine Entdeckungen in Bezug auf die Gärung machte, verlangte die

Kaiserin der Franzosen, dass ihr gezeigt werde, was seine Untersuchungen ergeben hatten. Pasteur ging zu diesem Zweck vor Gericht, und nachdem dem Kaiser und der Kaiserin die Fermentationszellen gezeigt und ihr Interesse bekundet worden waren, sagte Eugénie: „Nun werden Sie diese Entdeckung industriell weiterentwickeln, nicht wahr?" Pasteur antwortete. „Ach nein, das wird anderen überlassen. Ich glaube nicht, dass es eines französischen Wissenschaftlers würdig wäre, sich auf die industrielle Anwendung seiner Entdeckungen ablenken zu lassen, auch wenn sich dies für ihn als überaus lukrativ erweisen könnte ." Hätte sich Pasteur tatsächlich in die Gründung einer riesigen Manufaktur verwickeln lassen, die auf den von ihm entdeckten großen Prinzipien aufgebaut und geleitet wurde, scheint es keinen Zweifel daran zu geben, dass dies ein wunderbarer Plan zum Geldverdienen gewesen wäre. Es ist sicher, dass das Kapital für ein solches Abenteuer leicht verfügbar gewesen wäre. Hätte Pasteur den an ihn gerichteten Bitten nachgegeben, wäre er womöglich im Wert vieler Millionen gestorben, statt der sehr bescheidenen Kompetenz, die er im normalen Verlauf seiner wissenschaftlichen Arbeit erlangte. Für seine Kinder wäre das Geld vielleicht eine Versuchung gewesen, aber die Welt hätte alle großen Entdeckungen über menschliche Krankheiten verloren. Es ist nicht unwahrscheinlich, dass diese auch ohne Pasteur hergestellt worden wären. Es besteht jedoch kein Zweifel daran, dass sich ihre Entdeckung sehr verzögert hätte und dass infolgedessen nahezu unsägliches menschliches Leid geschehen wäre, das bisher verhindert wurde. Man darf nie vergessen, dass Männer wie Lister und Koch ihre fruchtbarsten Anregungen aus den Entdeckungen Pasteurs schöpften.

Pasteurs Leben kann daher durchaus als Vorbild für die gegenwärtigen und zukünftigen Generationen dafür gelten, was die höchsten Ideale einer wissenschaftlichen Karriere sein können. Dr. Christian Herter hat dies in der bereits zitierten Rede so treffend zum Ausdruck gebracht und zugleich so gelungen ein Zitat aus Pasteurs Ratschlägen an junge Männer angefügt, dass wir keine bessere Möglichkeit finden, diese Betrachtung abzuschließen von Pasteurs Karriere, als ihn noch einmal zu zitieren:

„Den langen Kampf des Lebens mit unerschütterlicher Beharrlichkeit gegenüber den höchsten Verhaltensidealen gekämpft zu haben und sich unaufhörlich abzumühen, ohne an selbstsüchtigen Gewinn zu denken; von Erfolg unberührt geblieben und von Widerstand und Widrigkeiten nicht verbittert zu sein; von der Natur einiges von ihrem Besten gewonnen zu haben . " kostbare und verborgene Geheimnisse, um sie zur Linderung menschlichen Leidens zu nutzen – das sind Beweise für seltene Qualitäten von Herz und Verstand. Solch vollen Erfolg im Leben erlangte Louis Pasteur, und aus dem Bewusstsein des Guten, das er erreichte, fand seine edle Natur vollen Lohn für alle seine Mühen.

„Von den Kindern, die die Natur mit großartigen Gaben ausgestattet hat, gibt es nur wenige, deren Leben das Schicksal ihrer Mitmenschen so tiefgreifend und so wohltuend beeinflusst hat, wenige, die in gleichem Maße die Dankbarkeit und Ehrfurcht aller zivilisierten Menschen verdient haben. Obwohl nicht viele hoffen können." Um die Wissenschaft mit neuen Prinzipien zu bereichern, können wir alle aus Pasteurs Leben die Inspiration gewinnen, das Beste, was in uns ist, zu kultivieren. Lassen Sie uns die inspirierenden Worte, die der Meister anlässlich seines siebzigsten Geburtstags sprach, in unserer Erinnerung weiterleben:

„'Junge Männer, junge Männer, widmen Sie sich diesen sicheren und kraftvollen Methoden, von denen wir bisher nur die ersten Geheimnisse kennen. Und ich sage Ihnen allen: Was auch immer Ihre Karriere sein mag, lassen Sie sich niemals von Erniedrigungen überwältigen und fruchtloser Skeptizismus. Erlauben Sie auch nicht, dass die Stunden der Traurigkeit , die über eine Nation kommen, Sie entmutigen. Leben Sie in der heiteren Ruhe Ihrer Laboratorien und Ihrer Bibliotheken. Fragen Sie sich zuerst: „ Was habe ich für meine Ausbildung getan?" Dann, wenn Sie weiterkommen Leben, was habe ich für mein Land getan? Damit Sie eines Tages das höchste Glück erlangen können, das Bewusstsein, in irgendeiner Weise zum Fortschritt und Wohlergehen der Menschheit beigetragen zu haben. Aber ob unsere Bemühungen im Leben auf Erfolg oder Misserfolg stoßen Lasst uns sagen können, wenn wir uns dem großen Ziel nähern: ‚Ich habe getan, was ich konnte.'"

JOSEPH O'DWYER, DER ERFINDER DER INTUBATION

- 220 -

Ich habe die Hoffnung und den Wunsch, dass die edlere Art von Ärzten ihre Gedanken vorantreibt und ihre Zeit nicht ausschließlich mit der Schmutzigkeit von Heilungen verschwendet; weder werden sie nur für die Notwendigkeit geehrt; sondern dass sie zu Koadjutoren und Instrumenten bei der Verlängerung und Erneuerung des menschlichen Lebens werden.

--Speck

JOSEPH O'DWYER, DER ERFINDER DER INTUBATION.

Zu Beginn des 19. Jahrhunderts arbeitete ein junger Arzt treu auf den Stationen seines Krankenhauses in Paris, hatte Mitleid vor allem mit den Patienten, die an einer Lungenerkrankung litten, und erkannte, wie aussichtslos ihre Behandlung war, da die medizinische Wissenschaft so wenig über die Realität wusste Sie untersuchten die Natur der Krankheit, unter der sie litten, erfanden das Stethoskop und etablierten die Prinzipien, auf denen die moderne körperliche Diagnose basiert, mit einer Methode, die so vollständig war, dass nach Ablauf eines Dreivierteljahrhunderts nur sehr wenig zu dem hinzugefügt wurde, was damals entdeckt wurde. Dieses Genie war der berühmte Laennec, über den wir in einem vorangehenden Kapitel geschrieben haben und der seine Tage damit verbrachte, durch die Stationen des Necker-Krankenhauses in Paris zu schlendern und sich mehr um seine armen Patienten als um den Adel und die Angehörigen der wohlhabenden Klassen zu kümmern , der sein so gewissenhaft erworbenes klinisches Wissen gerne genutzt hätte. Laennec machte Fortschritte in der Medizin möglich, die ihn zu einem der fünf oder sechs größten Mediziner aller Zeiten machen.

Ende des 19. Jahrhunderts empfand ein Mann in Laennecs Alter Mitleid mit den Leiden der armen Kinder, die er aufgrund der verheerenden Kehlkopfdiphtherie ersticken sah. Für sie konnte nichts getan werden, außer vielleicht, ihre Sinne mit Betäubungsmitteln zu betäuben, während die Krankenschwester und der Arzt untätig daneben standen und quälend für sich selbst litten, während ihre kleinen Patienten all die anhaltenden, schrecklichen Schmerzen des Erstickungstodes ertrugen. Jahrelang beschäftigte sich Joseph O'Dwyer mit dem Problem, diesen kleinen Patienten Linderung zu verschaffen, und erzielte schließlich mit seinem Stethoskop ähnliche Erfolge wie Laennec. Darüber hinaus war der moderne Arzt in seiner Forschungsarbeit genauso geduldig wie Laennec, und obwohl seine Entdeckung keine so breite Anwendung fand wie die des letzteren, wurde sie durch dieselbe unermüdliche, beharrliche Arbeit und durch denselben Instinkt des Genies erreicht führte schließlich zu der kulminierenden Erfindung, die niemand verbessern konnte und die den Namen ihres Erfinders bei Medizinern auf der ganzen Welt zu einem vertrauten Wort gemacht hat. In der amerikanischen Medizin gibt es keinen strahlenderen Namen als den Namen Joseph O'Dwyer und die Aufzeichnungen über sein einfaches, aufrichtiges und geradliniges Leben, in dem er während seiner erfolgreichen Karriere den einfachen religiösen Prinzipien treu blieb, die im Schoß einer altmodischen katholischen Familie verankert waren. Wer während seiner langen Karriere wenig an sich selbst und vor allem an die Möglichkeiten zum Guten gedacht hat, die sein Beruf bietet, kann nicht umhin, eine der Standardbiografien in der medizinischen Geschichte dieses Landes zu sein.

Dr. Joseph O'Dwyer, der Erfinder der Intubation, wurde 1841 in Cleveland, Ohio, geboren. Kurz nach seiner Geburt zogen seine nur mittelmäßig wohlhabenden Eltern nach Kanada, so dass O'Dwyers Kindheit unweit von London, Ontario, verbrachte. Dort erhielt er seine frühe Ausbildung und begann dort, wie es damals üblich war, auch sein Medizinstudium, indem er Student in der Praxis eines Dr. Anderson wurde. Nach zweijähriger Ausbildung kam er nach New York und besuchte Vorlesungen am New York College of Physicians and Surgeons, wo er 1866 im Alter von 25 Jahren seinen Abschluss machte. Unmittelbar nach seinem Abschluss belegte er den ersten Platz in der Auswahlprüfung zum Assistenzarzt und Sanitätsleiter des Charity oder City Hospital von New York City auf Blackwell's Island. Kurz nach seiner Ernennung brach im Arbeitshaus (unter seiner Leitung) eine Cholera-Epidemie aus, und Dr. O'Dwyer widmete sich edel der Pflege der Patienten. Während dieser Arbeit erkrankte er selbst an der Krankheit, erholte sich aber glücklicherweise vollständig, ohne an den üblichen Nachwirkungen zu leiden.

Als nicht lange danach eine weitere Cholera-Epidemie in New York ausbrach und eine Reihe von Fällen der Krankheit nach Hart's Island verlegt und dort unter Quarantäne gestellt wurden, wurden Freiwillige aus dem medizinischen Personal der Wohltätigkeitsorganisation um Freiwillige für ihre medizinische Betreuung gebeten Krankenhaus. Dr. O'Dwyer war einer der ersten, der sich meldete und seine Dienste anbot. Erneut erkrankte er an der Krankheit, erholte sich aber ebenso vollständig davon wie von Typhus. Jahre später beschrieb er einem Freund seine Gefühle, als er in einem der Krankenhauszelte lag, der einzigen Unterkunft, die ihm zur Verfügung gestellt werden konnte, da die Krankenstationen überfüllt waren. Sein Anfall war ziemlich schwerwiegend und ließ ihn dennoch bewusstlos, während er, während er fast jeden Moment auf den Tod wartete, manchmal (wie er zu erzählen pflegte) der Gedanke kam, dass es vielleicht dumm von ihm war, sich freiwillig auf einen so gefährlichen Angriff eingelassen zu haben Ein Dienst. Dieser Gedanke wurde jedoch stets verdrängt und er versicherte seinem Freund, dass er zu keinem Zeitpunkt jemals bereut habe, dass er der Krankheit zum Wohle der leidenden Menschheit ausgesetzt gewesen sei. Die Risiken, die Berufspflichten normalerweise mit sich bringen (so schien es ihm), ließen sich nicht auf Kosten des Bewusstseins einer verweigerten Pflicht vermeiden.

Während seines Dienstes im Charity Hospital machte sich Dr. O'Dwyer bei allen, mit denen er in Kontakt kam, beliebt. Bei der Prüfung für die Position eines Einwohners auf der Insel hatte er als Erster bestanden, und während seines Dienstes dort wurde allgemein zugegeben, dass er seine Kameraden in seiner Effizienz und Pflichterfüllung überragte. Einige von denen , die später bei ihm wohnten, machten sich in der Geschichte der medizinischen Praxis in New York einen Namen, doch alle waren immer bereit anzuerkennen, dass O'Dwyer in ihrem Dienst eine Führungspersönlichkeit unter ihnen gewesen war. Mit einer sehr praktischen Einstellung vereinte er die Fähigkeit zur geduldigen Arbeit, die es ihm ermöglichte, Schwierigkeiten zu meistern, während seine Hingabe an seinen Beruf ihm ein tiefes Interesse an allen Bereichen der Medizin schenkte. Der Grundstein für seinen zukünftigen Erfolg als Arzt wurde in diesen fruchtbaren Jahren harter Arbeit unter den armen Wohltätigkeitspatienten von New York City gelegt, für deren Wohlergehen er, wie aus dem Gesagten hervorgeht, bereit war, jedes Opfer zu bringen .

Nach etwa zwei Dienstjahren auf Blackwell's Island wurde Dr. O'Dwyer, der durch seine treue Erfüllung seiner Pflichten nicht wenig Aufmerksamkeit erregt hatte, zum Untersucher von Patienten ernannt – Bewerbern um Aufnahme in Krankenhäuser unter der Kontrolle der Stadtverwaltung von Wohltätigkeit und Korrektur. Deshalb legte er sein Amt auf der Insel nieder und eröffnete in Zusammenarbeit mit Dr. Warren Schoonover ein Büro in der Second Avenue, zwischen der Fifty-seventh und der Fifty-eighth Street. Mit seinem Kollegen widmete er sich vor allem der geburtshilflichen Praxis, in der er großen Erfolg hatte und in einem Jahr angeblich über dreitausend Patienten entbunden hatte.

Im Jahr 1872 wurde Dr. O'Dwyer zum Mitarbeiter des New York Foundling Asylum ernannt, in dessen Zusammenhang sein eigentliches Lebenswerk verwirklicht werden sollte. Während seines Aufenthalts dort waren die Ärzte Reynolds und J. Lewis Smith seine Kollegen, und alle drei haben durch die sorgfältigen Beobachtungen, die sie in dieser Anstalt gemacht haben, nicht wenig zur amerikanischen Medizin beigetragen.

Zu dieser Zeit war eine Diphtherie-Epidemie eine der schrecklichsten Geißeln, die ein Findelheim oder ein Kinderkrankenhaus heimsuchen konnte. Diejenigen, die vorgeben, nicht an die Wirksamkeit der Antitoxinbehandlung bei Diphtherie zu glauben , sollten sich den Bericht einiger der Schwestern anhören, die lange Jahre im New Yorker Findelheim tätig waren, über die Angst, die sie dabei überkam Es wurde bekannt gegeben, dass Diphtherie in die von ihnen betreuten Schutzzauber eingedrungen sei. Es war immer zweifelsfrei sicher, dass sich diese Krankheit sehr stark ausbreiten würde und die Sterblichkeitsrate trotz aller Vorsichtsmaßnahmen und der Durchsetzung der möglichen Quarantäne sehr hoch sein würde. Normalerweise starben vierzig oder fünfzig Prozent derjenigen, die an Diphtherie erkrankt waren, an der Krankheit, und das Ende einer Epidemie war nicht leicht vorhersehbar.

In nicht wenigen Fällen kam es zum Tod durch den qualvollsten aller tödlichen Abbrüche: Erstickung. Die für Diphtherie charakteristische falsche Membran bildete sich in einem bestimmten Anteil der Fälle im Kehlkopf und im oberen Teil der Luftröhre des kleinen Patienten, wobei die damit einhergehende entzündliche Schwellung das von Natur aus kleine Lumen der unentwickelten Atemwege des Kindes weiter verkleinerte . Allmählich setzte Dyspnoe ein, der gefürchtete Kruppe begann zu hören, und die Atembeschwerden entwickelten sich zeitweise so stark, dass das Kleine alle Anstrengungen unternahm, um Luft zu bekommen, die Belüftung des Blutes wurde immer weniger, und es kam zu Zyanose . – das heißt, ein intensives Blau im Gesicht und an den Händen – wurde sichtbar, bis das Kind schließlich langsam unter all den Qualen der Erstickung starb, während Arzt und Krankenschwester traurig daneben standen und absolut machtlos waren, irgendetwas zu tun, um die herzzerreißenden Symptome zu lindern .

Etwa in der Mitte des 19. Jahrhunderts wurde von Trousseau die Tracheotomie eingeführt, d. von Paris. In vielen Fällen brachte dies Erleichterung; Zumindest starben die kleinen Patienten nicht den schrecklichen Erstickungstod, obwohl sich nicht viele von der Diphtherie oder den Folgen der Operation erholten. Als O'Dwyer selbst gefragt wurde, was ihn dazu gebracht habe, an die Intubation des Kehlkopfes zu denken, sagte er, er sei durch das völlige Scheitern der Tracheotomie in den Jahren 1873 bis 1880 im New Yorker Findelheim zu Experimenten in dieser Richtung angeregt worden.

Im Jahr 1880 begann Dr. O'Dwyer, eine Methode zu entwickeln, um einen Kanal für den Durchgang von Luft und Sekreten durch den Kehlkopf zu schaffen. Er wusste, dass die Tracheotomie als schwere, blutige Operation immer so lange aufgeschoben wird, bis der Zustand des Patienten ziemlich besorgniserregend, wenn nicht sogar hoffnungslos ist, und dass sich eine Vorrichtung zum Offenhalten des Kehlkopfes, wenn auch nicht zu schwierig in der Anwendung, sicherlich als nützlich erweisen würde in vielen Fällen lebensrettend. Sein erster Gedanke war, dass die Einführung einer Drahtfeder in den Kehlkopf dazu dienen könnte, die entzündeten Seiten auseinanderzuhalten. Er erkannte jedoch, dass das Ödem und die falsche Membran sich um die Drähte herumzwängen und so trotz der Anwesenheit der Feder nach und nach den Rachengang verstopfen würden.

Sein nächster Gedanke war ein kleines zweischaliges Spekulum, das heißt zwei in Längsrichtung geschnittene Rohrstücke, die so aneinander befestigt waren, dass die Enden auseinandergedrückt werden konnten. Solche Instrumente werden sehr häufig zur Untersuchung verschiedener Hohlräume im menschlichen Körper verwendet. Die Kehlkopffeder oder das Spekulum war erfolgreicher als der Draht, hatte aber einen der Fehler der Drahtfeder. In den Schlitz zwischen den beiden Teilen des Spekulums drängte sich die entzündete Schleimhaut leicht hinein, so dass bald wieder Atembeschwerden auftraten. Wenn außerdem die Feder, die die Blätter des Spekulums auseinanderhält, schwach wäre, würde das Instrument seinen Zweck, die Schleimhaut auseinanderzuhalten, verfehlen, während, wenn es stark wäre, der Druck der Blätter Geschwüre hervorrufen würde .

Ungeachtet seiner Mängel erfüllte das zweischalige Kehlkopfspekulum jedoch einigermaßen seinen beabsichtigten Zweck. In einem Fall hielt es ein Kind am Leben, bis die gefährliche Phase der Krankheit vorüber war, und war so das Mittel, um den ersten kleinen Patienten zu retten, der in den dreizehn Jahren, in denen das Findelhaus bestand, an membranöser Kruppe litt. Dr. O'Dwyer experimentierte noch einige Zeit mit dem Spekulum, gab es aber schließlich auf und begann, die detaillierte Anatomie des menschlichen Kehlkopfes zu studieren. Diese Studien umfassten nicht nur den normalen Kehlkopf, sondern auch dessen Zustand unter dem Einfluss verschiedener pathologischer Läsionen. Schließlich (wie einer von Dr. O'Dwyers damaligen Assistenten sagt) erschien er eines Tages mit einem Schlauch im Autopsieraum. Dieses Rohr war etwas länger als das zuvor verwendete Spekulum. Es war seitlich etwas abgeflacht und hatte am oberen Ende einen Kragen. Diese Röhre sollte sich schon bald als praktisch erweisen.

Im ersten Fall, in dem es angewendet wurde, war es insofern ein Misserfolg, als der Patient an dem Fortschreiten der Diphtherie starb, obwohl aus den Fallakten hervorgeht, dass nach der Einführung des Schlauchs die Dyspnoe gelindert wurde und das Kind vergleichsweise atmete Erleichterung für die sechzehn Stunden, die vergingen, bevor der Tod eintrat. Für jeden , der die schrecklichen Qualen des Erstickungstodes kennt und sich der Tatsache bewusst ist, dass diese Form des Todes nun endgültig abgeschafft werden sollte, wird der Triumph dieser ersten Einführung der Röhre sofort klar sein. Dr. O'Dwyer selbst wurde sehr ermutigt. Die Erleichterung, die dem Patienten zuteil wurde, war für ihn eine große persönliche Genugtuung, denn eine der schwersten Prüfungen für sein sensibles Wesen inmitten seiner beruflichen Tätigkeit war immer gewesen , hilflos zusehen zu müssen, wie diese kleinen Patienten litten.

Die Tatsache, dass dieser Schlauch sechzehn Stunden lang aufbewahrt worden war, bewies eindeutig, dass der Kehlkopf einen Fremdkörper dieser Art ohne die starken krampfartigen Reflexe tolerieren würde, die unter solchen Umständen normalerweise zu erwarten wären, während der Schlauch nicht gehustet worden war Dies zeigte eindeutig, dass der Erfinder auf dem richtigen Weg zur Lösung seines Lebensproblems arbeitete. Der zweite Fall, in dem die Sonde eingesetzt wurde, führte zur Genesung, und Dr. O'Dwyers mehr als ein Dutzend Jahre Arbeit und Nachdenken wurden nicht nur durch eine Linderung der Symptome, sondern auch durch die vollständige

Genesung des Patienten ohne ernsthafte Komplikationen und ohne Komplikationen belohnt irgendwelche lästigen Folgeerscheinungen.

Da der erste Fall (oben erwähnt) heute einen Meilenstein in der Geschichte der Medizin darstellt, scheinen die diesbezüglichen Einzelheiten erläuternswert zu sein. Bei der kleinen Patientin handelte es sich um ein etwa vierjähriges Mädchen, das am fünften oder sechsten Tag einer schweren Kehlkopfdiphtherie Symptome einer Kehlkopfstenose mit großer Atemnot entwickelte . Bisher wäre die einzige Hoffnung eine Tracheotomie gewesen, doch Dr. O'Dwyer führte einen seiner Schläuche ein. Der kleine Patient war sehr verängstigt und aufgrund der Atembeschwerden erwartungsgemäß in einem äußerst gereizten Zustand. Sie weigerte sich strikt, irgendwelche Manipulationen zuzulassen, und nur mit großer Mühe gelang es ihm schließlich, die Röhre einzuführen. Nach der Einführung schloss die Kleine ihre Zähne fest auf den Metallschild, den der Arzt zu seinem Schutz an seinem Finger trug, und er war absolut nicht in der Lage, ihn aus ihrem Mund zu ziehen. Erst nachdem ihr Chloroform bis zur teilweisen Betäubung verabreicht worden war und sich dadurch die Muskeln entspannten, gelang es ihm, sich zu befreien.

ein weiteres Instrument (zur Einführung von Schläuchen) erforderlich war — ein Gerät, mit dem der Mund weit geöffnet gehalten werden konnte, um eine Manipulation ohne übermäßige Einmischung des Patienten zu ermöglichen. Zu diesem Zweck erfand er den Mundknebel — ein sehr nützliches kleines Instrument, das sich neben der Intubation auch bei vielen anderen chirurgischen Eingriffen am Mund als nützlich erwiesen hat.

Seine ersten Röhren waren jedoch nicht ohne gravierende Mängel. Um beispielsweise das spätere Herausziehen des Rohrs zu ermöglichen, befand sich an der Seite des Rohrs ein kleiner Schlitz, in den der Extraktor einhakt. In diesen Schlitz drang die geschwollene und ödematöse Schleimhaut leicht ein, und (wie leicht zu verstehen ist) führte die Entfernung des Schlauchs gewöhnlich zu beträchtlichen Geweberissen. Dementsprechend waren die später hergestellten Rohre ohne diesen Schlitz. Darüber hinaus waren die ersten verwendeten Schläuche nicht lang genug, was dazu führte, dass sie relativ häufig ausgehustet wurden. Diese Unannehmlichkeiten wurden auch durch die Verlängerung nicht ganz beseitigt.

O'Dwyer setzte seine Studien fort und kam schließlich auf die Idee, den Rohren eine zweite Schulter zu verleihen. Man hoffte, dass dieser unter die Stimmbänder passen würde und dass die Stimmbänder mit den Stimmbändern zwischen den beiden Schultern sicher erhalten bleiben würden. Dieses verbesserte Rohr wurde tatsächlich beibehalten, aber der Nachteil seiner Einführung (wie sich in der Praxis zeigte) bestand darin, dass es zu eng gehalten wurde. Als es an der Zeit war, es zu entfernen, war es fast unmöglich, es herauszuholen. Damals war klar, dass ein anderes Schlauchmodell konstruiert werden musste, um den Intubationsprozess völlig praktisch zu gestalten und so bestimmte Gefahren zu beseitigen.

Einer von O'Dwyers Assistenten zu dieser Zeit im Foundling Asylum erzählt von der Zeit, die der Arzt der Untersuchung des mit diesen Schwierigkeiten verbundenen Problems widmete, und von seinem letztendlichen Erfolg dabei. Auf Röhren, die in Probekehlköpfe eingeführt wurden, wurde Kitt auf verschiedene Weise geformt , und es wurden Gipsabdrücke angefertigt, mit der Idee, genau die Form des Rohrs zu bestimmen, die so genau zum durchschnittlichen normalen Kehlkopf passen würde, dass sie dennoch ohne übermäßigen Druck gehalten wird Gleichzeitig verhindern Sie, dass die falsche Membran die Atemwege verstopft, und sorgen für so viel Atemraum wie möglich. Schließlich kam Dr. O'Dwyer zu dem Schluss, dass die beste Form eines Schlauchs für alle Zwecke ein Schlauch mit einem Kragen oder einer Art ausgestellter Lippe an der Oberseite wäre, der auf dem Stimmband aufliegen sollte und darüber hinaus eine spindelförmige Vergrößerung aufweist des mittleren Teils der Röhre, der unterhalb der Stimmbänder liegt und sich mehr oder weniger genau an die Form der Luftröhre anpasst. Um den Druck und die Geschwürbildung an der Basis der Epiglottis – einem sehr empfindlichen und empfindlichen Teil des Kehlkopfgewebes – zu vermeiden, wurde dem oberen Teil des Schlauchs eine Rückwärtskrümmung verliehen. Andererseits wurde das untere Ende, das innerhalb des Ringrings ruht und gelegentlich gegen die Schleimhaut der Luftröhre gedrückt werden konnte, etwas verdickt, um die Reibung und Hebelwirkung zu vermeiden, die auftreten könnten, wenn es freie Luft gäbe . spielen erlaubt. Gleichzeitig wurde das untere Ende des Rohres gründlich abgerundet.

So löste Dr. O'Dwyer alle Schwierigkeiten dieser neuen Behandlungsmethode und löste sie, da die Erfahrung zeigte, dass die Schläuche von noch kleinerem Kaliber als bisher angenommen hergestellt werden konnten und dennoch die Atemnot wirksam lindern konnten . Die Erfahrung zeigte auch, dass die zunächst verwendeten Metallrohre eine Reihe gravierender Nachteile hatten. Sie waren schwerer als solche, die in gleicher Größe und Form aus Hartgummi hergestellt werden konnten, während die Metallrohre außerdem dazu neigten, die Ablagerung und Verkrustung von Kalziumsalzen auf ihren Oberflächen zu fördern. Diese Verkrustungen, die die Oberfläche des Schlauchs aufrauten, verstärkten dessen Neigung zur Bildung von Druckgeschwüren und erhöhten die Schwierigkeit seiner Entfernung und folglich die Gefahr von Geweberissen, nachdem die Rekonvaleszenz festgestellt worden war. Dementsprechend bestanden Schläuche aus Hartgummi, die nahezu unbegrenzt lange im Kehlkopf verbleiben konnten, ohne dass es zu Unannehmlichkeiten kam. Während die Intubation zunächst nur als vorübergehendes Hilfsmittel angesehen wurde, zeigte die klinische Erfahrung, dass es bei neurotischen Patienten manchmal notwendig war, den Schlauch mehrere Wochen oder sogar Monate im Rachen zu belassen.

Dr. O'Dwyers Originalität bei der Erfindung der Intubation wurde manchmal angezweifelt. Die Idee eines solchen instrumentellen Verfahrens, wie er es schließlich perfektionierte, scheint Ärzten in der Geschichte der Medizin mehrmals in den Sinn gekommen zu sein. Niemand reduzierte die Idee, in einem erfolgreichen Abschluss zu praktizieren. O'Dwyers Erfindung war kein zufälliger Zufall bei der Umsetzung einer brillanten Idee, sondern das Ergebnis jahrelanger geduldiger Forschung und der Festlegung der Mittel zum Zweck. Oft schien ein Scheitern unvermeidlich, aber er experimentierte weiter, bis er die Hand der Göttin der Erfindung zu seinen Gunsten zwang. Die Geschichte der Intubation ist vor allem deshalb interessant, weil sie O'Dwyers Erfolg dort deutlich macht, wo andere gescheitert waren.

Die Entwicklung der Intubation bildet darüber hinaus ein sehr interessantes Kapitel in der Geschichte der Medizin. Es ist merkwürdig zu erfahren, dass die Griechen der klassischen Zeit und höchstwahrscheinlich schon lange zuvor etwas von der Möglichkeit wussten, bei Stenosen oder Kontraktionen, die die Atmung zu behindern drohten, einen Schlauch in den Kehlkopf einzuführen. Es ist klar, dass sie damit die Durchgängigkeit der Luftwege sicherstellten, nachdem diese verstopft waren. Hippokrates erwähnt die Kanalisierung der Luftwege und schlägt vor, dass bei entzündlichem Kruppe mit Atembeschwerden Kanülen entlang des Kiefers in den Rachen geführt werden sollten, damit Luft in die Lunge gesaugt werden könne. Dabei handelt es sich wahrscheinlich um Diphtherie, die erste Erwähnung der Krankheit in der medizinischen Literatur, obwohl man üblicherweise sagt, dass sie erstmals zu Beginn des 19. Jahrhunderts in Spanien beschrieben wurde. Auch in der griechischen Medizingeschichte gibt es Hinweise darauf, dass diese Anweisungen von vielen praktizierenden Ärzten jener frühen Zeit befolgt wurden. Wenn man bedenkt, dass die Intubation des Kehlkopfes üblicherweise als eine sehr moderne Behandlung angesehen wird, zeigt diese Tradition in der griechischen Medizingeschichte, wie vorübergehend die Wirkung echter Fortschritte in der angewandten Wissenschaft sein kann. Nach einiger Zeit lehnten Asklepiades und einige Jahrhunderte später Paulinus von Aeginetos die Lehren des Hippokrates in dieser Angelegenheit ab, während dieser sogar den Einsatz einer Bronchotomie vorschlug.

Nach dieser episodischen Existenz bei den Griechen gibt es bis etwa zu Beginn des 19. Jahrhunderts keine Erwähnung einer Art Intubation des Kehlkopfes. Im Jahr 1801 ließ der französische Chirurg Desault versehentlich zu, dass der Schlauch in den Kehlkopf gelangte, als er versuchte, einen Patienten mit einer Verengung der Speiseröhre durch einen Schlauch zu ernähren, der durch den Hals geführt wurde. Dies führte zu einem heftigen Hustenanfall, aber nach einiger Zeit wurde der Schlauch toleriert und es wurde versucht, den Patienten durch ihn zu ernähren, was (wie man sich leicht vorstellen kann) zu einem sehr schweren krampfartigen Kehlkopfanfall führte. Desault erkannte damals die wahrscheinliche Position des Schlauchs und nahm einen praktischen Hinweis aus diesem Unfall und schlug vor, dass Schläuche möglicherweise sogar durch einen krampfhaft kontrahierten oder infiltrierten Kehlkopf in die Lunge geleitet werden könnten, mit der daraus resultierenden Gewissheit, dass ungehindert Luft eindringen könne. Da diese Fälle ansonsten äußerst hoffnungslos waren, dauerte es nicht lange, bis er die Gelegenheit fand, seine Hypothese auf die Probe zu stellen, und in etwa einem halben Dutzend Fällen gelang es ihm, das Leben der Patienten zu verlängern und ihnen zumindest einige Stunden lang ein angenehmeres Leben zu ermöglichen.

Desaults folgten ähnlich gerichtete Experimente seitens Chaussier , Ducasse und Patissier . All dies geschah im ersten Viertel des Jahrhunderts in Frankreich, als Finaz von Seyssel , ein Student der Universität Paris, 1813 in seiner Abschlussarbeit für die medizinische Fakultät die Verwendung eines gummielastischen Schlauchs vorschlug Diese sollten in den Kehlkopf geleitet werden, um bei krampfartigen und anderen obstruktiven Zuständen den Luftdurchtritt zu ermöglichen. Im Jahr 1820 schlug Patissier vor, ein solches Mittel gegen Ödeme der Stimmritze einzusetzen. Bei dieser Erkrankung, die schnell zum Tode führen kann, handelt es sich um einen Verschluss der Stimmritze oder **_Rima glottidis_** , wie sie genannt wird, der als Folge entzündlicher Erkrankungen sehr schnell auftritt, insbesondere bei Patienten, die an einer Nierenerkrankung leiden Zuneigung.

Für die Praktiker bestand im Allgemeinen kein Zweifel daran, dass in vielen Fällen ein Hilfsmittel wie die Intubation des Kehlkopfes notwendig ist, es herrschte jedoch die allgemein anerkannte Auffassung, dass die Schleimhaut des Kehlkopfes völlig zu empfindlich sei, um eine solche Maßnahme zu ermöglichen Der Schlauch bleibt längere Zeit in Kontakt mit den Stimmbändern und der sehr empfindlichen Schleimhaut der Epiglottis. In der Zwischenzeit gingen viele wertvolle Leben verloren. Unser eigenes Washington litt möglicherweise an einem entzündlichen Kehlkopfödem, das durch eine Nierenerkrankung kompliziert wurde, obwohl dies dreißig Jahre vor Brights Arbeit geschah und wir (selbstverständlich) keine eindeutigen Daten zu diesem Thema haben; oder, was nicht unwahrscheinlich erscheint, er litt an einem schweren Anfall von Kehlkopfdiphtherie und erstickte nach Stunden intensiver Atemnot , während seine Ärzte hoffnungslos daneben standen und nichts für ihn tun konnten.

Es gibt viele andere Namen in der Geschichte der Intubationsversuche in der ersten Hälfte des Jahrhunderts, zwei der wichtigsten davon sind Liston und John Watson, die das Ergebnis zufälliger Beobachtungen in Fällen sind, in denen Ernährungssonden versehentlich eingeführt wurden in den Kehlkopf gelangte, kam man zu dem Schluss, dass der Kehlkopf einen Schlauch viel besser vertragen könnte, als man bisher angenommen hatte. Um die Mitte des 19. Jahrhunderts gab es zahlreiche Diskussionen über die Möglichkeit der Anwendung von Heilmitteln im Kehlkopf nach Einführung einer Röhre, und es erschienen zahlreiche medizinische Artikel darüber. Diefenbach, der große deutsche Chirurg, interessierte sich besonders für diese Angelegenheit und schützte seinen linken Zeigefinger durch einen Schild, der auch als Mundsperre beim Einführen der Schläuche diente. Diese Technik wurde später von O'Dwyer genutzt.

Der erste große Schritt in der Intubation, wie wir sie heute kennen, kam jedoch von Bouchut , der die Verwendung eines Schlauchs in der Größe eines Fingerhuts vorschlug, der in den Kehlkopf eingeführt werden sollte. Am oberen Teil dieser Röhre befanden sich zwei Ringe, zwischen denen die Stimmbänder ruhen und sie an Ort und Stelle halten sollten. Bouchut operierte in sieben Fällen mit der Sonde, aber fünf seiner Patienten starben, während zwei von ihnen sich erst nach einer Tracheotomie erholten. Bouchut gelang es jedoch zu zeigen, dass der Kehlkopf einen Schlauch tolerieren würde, obwohl er übertriebene Ansprüche an seine Methode stellte und die sehr unvollkommenen Instrumente, die er verwendete, seine Erfindungen zum Scheitern verurteilten. Es kam außerdem vor, dass der Zeitpunkt ungünstig war. Trousseau hatte kurz zuvor die Tracheotomie neu erfunden und sie mit beachtlichem Erfolg bei Kruppen eingesetzt. Unter Trousseaus Einfluss erklärte ein Komitee der Pariser Akademie der Medizin Bouchuts Methode für unphysiologisch und undurchführbar. Moeller aus Königsberg versuchte, Bouchuts Methode mit einigen Verbesserungen wieder zu integrieren , scheiterte jedoch. Das Gebiet der Intubation – und es scheint ein sehr entmutigendes Gebiet zu sein, da es von Misserfolgen vieler hervorragender Arbeiter übersät war – wurde O'Dwyer überlassen, es auszunutzen. Wie gründlich er seine Methoden ausarbeitete, lässt sich am besten an der Tatsache erkennen, dass keine nennenswerte Verbesserung eingetreten ist, seit er der Ärzteschaft das Intubationssystem, wie er es vor etwa fünfzehn Jahren entwickelt hatte, vorstellte.

Wie gründlich Dr. O'Dwyer alle mit der Praxis der Intubation verbundenen Schwierigkeiten erkannte, lässt sich aus einigen seiner Artikel über Einzelheiten der Behandlung von Patienten entnehmen, die für eine erfolgreiche Intubation erforderlich sind. Eine der größten Schwierigkeiten in dieser Angelegenheit bestand darin, dass bei vorhandenem Schlauch die Gefahr bestand, dass Speisen und Getränke während des Schluckvorgangs mit empfindlichem Gewebe des Kehlkopfes in Berührung kamen. Um diese Schwierigkeit zu überwinden, nahm Dr. O'Dwyer viele Modifikationen am oberen Teil der Röhre vor. Dementsprechend fertigte er viele Wachsmodelle des Kehlkopfes an und untersuchte die Funktion der Epiglottis und ihre Art, den Kehlkopf zu bedecken, um den vollständigen Schutz des Kehlkopfgewebes während des Schluckvorgangs zu ermöglichen. Schließlich gelang es ihm, einen Schlauch herzustellen, der es den meisten Patienten ermöglicht, ohne große Schwierigkeiten das Schlucken zu erlernen.

In der Zwischenzeit hatte O'Dwyer zahlreiche praktische Vorschläge für die Behandlung dieser Fälle gemacht. Seine klinische Erfahrung zeigte ihm, dass es besser ist, den Patienten beizubringen, schnell zu schlucken und dann alles auszuhusten, was in den Kehlkopf gelangen könnte, als kleine Schlucke zu nehmen und nach jedem Schluck einen Hustenanfall zu verspüren. Er zeigte, dass trotz der scheinbar großen Gefahr, dass Essensportionen über den Kehlkopf in die Luftröhre und damit in die Lunge gelangen, das Risiko in dieser Angelegenheit bei weitem nicht so hoch war wie erwartet. Das fast unvermeidliche Auftreten einer Lungenentzündung sollte einer der gravierenden Einwände gegen den Einsatz der Intubationsmethoden sein. Sorgfältige pathologische Untersuchungen zeigten jedoch bald, dass eine Lungenentzündung viel seltener auftrat als erwartet, und wenn sie sich tatsächlich entwickelte, war sie in der Regel eher auf eine Ausbreitung der diphtherischen Prozesse aus dem Rachen als auf eine Infektion durch Material zurückzuführen dass aufgrund des Vorhandenseins des Schlauchs versehentlich in die Atemwege gelangt war.

O'Dwyers Arbeit wurde jedoch nicht ohne erheblichen Widerstand durchgeführt. Bouchuts ursprüngliche Erfindung der Schläuche für den Kehlkopf hatte aufgrund ihrer Verurteilung durch die Pariser Medizinische Akademie unter dem Einfluss von Trousseau keine Aufmerksamkeit erregt. Als O'Dwyers Tuben zum ersten Mal vorgeschlagen wurden, mangelte es nicht an Kritikern, die sofort sagten, seine Methode sei nicht neu, sie sei bereits ziemlich erprobt und als mangelhaft befunden worden und es sei hoffnungslos, eine Intubationsmethode zu erwarten würde gelingen, da der Kehlkopf einen solchen Fremdkörper nicht tolerieren würde. Es gibt immer diejenigen, die von **vornherein** davon überzeugt sind, dass eine neue Erfindung keinen Erfolg haben kann, weil sie gegen bestimmte bekannte physikalische Gesetze verstößt, die sie unmöglich machen. Ebenso gab es eine Reihe erfahrener Kliniker, die davon überzeugt waren, dass die von O'Dwyer berichteten Ergebnisse nicht so zutreffend sein könnten.

Nicht nur bei Angehörigen der Ärzteschaft stieß O'Dwyer auf Entmutigung. Seine Arbeit im Findelheim wurde trotz vieler Schwierigkeiten und Enttäuschungen fortgesetzt. Seine ersten Versuche, den Kehlkopf trotz der entzündlichen Schwellung offen zu halten, scheiterten allesamt, und da er aufgrund der Ungewohntheit erhebliche Schwierigkeiten beim Einsetzen der verschiedenen mechanischen Geräte hatte, schien er die Folter für seine kleinen Patienten noch zu vergrößern. Viele der Pfleger im Krankenhaus waren entmutigt und fürchteten sich fast vor dem Versuch, die Kinder zu retten. Von einer der Schwestern dieser Einrichtung erhielt O'Dwyer die größtmögliche Ermutigung. Es war bekannt, dass Schwester Rosalie oft über den Tod ihrer kleinen Schützlinge weinte, obwohl sie Waisen waren, und obwohl der Tod oft eine willkommene Linderung des Leidens zu sein schien, hoffte sie wider alle Hoffnung, dass etwas erreicht werden würde, um den Tod durch Ersticken seltener zu machen; so dass sie selbst angesichts wiederholter Misserfolge immer bereit war, O'Dwyer in weiteren Versuchen zur Verwirklichung seines humanen Ziels zu ermutigen. Sein letztendlicher Erfolg ist zu einem großen Teil ihrem Mitgefühl und dem enthusiastischen Glauben zu verdanken, der von ihrer mütterlichen Liebe zu den kleinen obdachlosen Waisenkindern inspiriert wurde, die gekommen waren, um einen Platz in ihrem Herzen einzunehmen.

Zu Beginn testeten einige Spezialisten für Kinderkrankheiten die neue Methode, ohne jedoch zufriedenstellende Ergebnisse zu erzielen. Professor Jacobi, unser angesehenster Spezialist auf diesem Gebiet in Amerika, dem die deutsche Regierung den Lehrstuhl für Pädiatrie an der Universität Berlin angeboten hat, behauptete in seinem Artikel über Diphtherie für Pepper's System of Medicine, dass eine Intubation nicht zu **erwarten** sei alles erreichen, was dafür versprochen wurde. Es dauerte jedoch nicht lange, bis Jacobi seinen Fehler in dieser Angelegenheit erkannte und ihn großzügig wiedergutmachte. Als er 1886 als Präsident der Akademie der Medizin eine Diskussion über die Intubation vor der Akademie eröffnete, sagte er, dass O'Dwyers Arbeit jedes mögliche Lob verdient habe und dass seine unermüdliche Hingabe an das Thema in stiller Geduld gestanden habe, bis er dies getan habe Als er es zur Perfektion brachte, war es ein Modell, das durchaus als Nachahmung für amerikanische Ärzte gelten könnte, die gewöhnlich nur allzu geneigt sind, Entdeckungen zu verkünden, noch bevor sie gemacht wurden.

Neben der Anwendung von O'Dwyer-Röhren bei akuten Erkrankungen des Kehlkopfes mit Atembeschwerden hat sich die Methode der Intubation besonders bei der Behandlung stenotischer Erkrankungen des Kehlkopfes bewährt. Es gibt bestimmte Krankheiten, bei denen auf tiefe Ulzerationen der Stimmbänder und der umliegenden Kehlkopfstrukturen eine anhaltende Kontraktion folgt. Diese Kontraktion kann sich so weit ausdehnen, dass es zu einer ernsthaften Verengung der Stimmritze kommt, was zu Atembeschwerden und einem starken Atemhunger führt, der normalerweise unerträgliche Qualen verursacht. Solche Patienten waren früher Gegenstand ganz besonderen Mitleids, aber leider konnte nur sehr wenig für sie getan werden. Seit der Einführung der O'Dwyer-Röhren wurde das Schicksal dieser Patienten nicht nur erträglicher, sondern im Laufe der Zeit konnten sogar tatsächliche Heilungen erzielt werden, da die Tendenz zur Kontraktion des

Narbengewebes im Kehlkopf schließlich nachließ überwunden, mit der Folge einer Linderung aller Symptome.

Dr. O'Dwyer selbst erzählt die Geschichte des ersten so behandelten Patienten. Es handelte sich um eine etwa vierzigjährige Frau, das unschuldige Opfer eines liederlichen Mannes, die unter schwerfälligem, heftigem Atmen litt. Am Morgen des Vortages hatte sie einen bekannten Laryngologen in New York City besucht, der ihr riet, vor Sonnenuntergang eine Tracheotomie durchführen zu lassen. Ein Kollege schlug ihr vor, zu Dr. O'Dwyer zu gehen, um zu sehen, ob er ihr durch seine Intubation nicht Linderung verschaffen könne. Die Striktur im Kehlkopf war nach Abheilung häufig wiederkehrender Ulzerationen entstanden. Das Gewebe rund um die Stelle der alten Geschwüre war dicht vernarbt und neigte stark zur Kontraktion. Die Öffnung, durch die geatmet werden musste, reichte gerade aus, um genügend Luft hereinzulassen, damit die Patientin weiter auf den Beinen bleiben konnte, sie wurde jedoch immer enger, während ihr Unbehagen sehr ausgeprägt war. Die Stenose bestand seit zwei Jahren und schritt trotz aller der Ärzteschaft damals bekannten Behandlungsformen langsam voran.

Zu dieser Zeit gab es noch keine für Erwachsene geeigneten Intubationsschläuche. Dr. O'Dwyer ließ daher einen Satz anfertigen, bei dem er als Modelle Abgüsse einer Reihe von Körpern unterschiedlicher Größe verwendete und dem Instrumentenbauer anhand sorgfältiger Messungen erwachsener Kehlköpfe Anweisungen lieferte. Die Röhren wurden in verschiedenen Größen für unterschiedlich große Menschen hergestellt, aber keine davon war klein genug, um in diesem Fall von Nutzen zu sein, und selbst die größten der für Kinder hergestellten Röhren konnten erst nach erheblichem Gebrauch eingeführt werden Gewalt. Dieses Röhrchen wurde eingeführt und mehrere Tage dort belassen, dann wurde die nächstgrößere Größe eingeführt. Da jedoch durch die vorherige Röhre erhebliche Reizungen entstanden waren, wurde eine Ruhepause von mehreren Tagen eingeräumt. Nach etwa achtzehn Tagen war das Atmen recht angenehm geworden und die Patientin durfte in ihr Haus in einer Vorstadt zurückkehren. Innerhalb von zweieinhalb Monaten waren jedoch alle ihre Symptome zurückgekehrt.

Anschließend wurde eine weitere Dilatation durchgeführt, und der Patient wurde angewiesen, danach einige Zeit lang jede Woche zurückzukehren, bis die Kontraktionstendenz überwunden war. Nach einiger Zeit wurden die Abstände zwischen den Erweiterungen auf einen Monat und dann auf sechs Wochen verlängert, ohne dass die Dyspnoe wieder auftrat . Es ist charakteristisch für O'Dwyers sehr konservative Sicht der Dinge, dass seine Prognose zu diesem Fall der „Laryngologischen Sektion" des Neunten Internationalen Ärztekongresses vorgelegt wurde. Er sagte:

„Es ist jetzt ein Jahr und neun Monate her, seit ich mit der Erweiterung des Kehlkopfes dieser Patientin begonnen habe, und es besteht kaum ein Zweifel daran, dass es für den Rest ihres Lebens notwendig sein wird, damit fortzufahren."

Später finden wir jedoch den Bericht:

„Das vernarbte Gewebe im Kehlkopf verlor (laut Aussage des Arztes) seine Kontraktionstendenz, und der Patient ist nun seit über fünf Jahren von einem erneuten Auftreten der Stenose verschont geblieben."

Dieser letzte Satz stammt aus Dr. O'Dwyers Notiz über den Fall, als er das Thema auf besondere Einladung auf der Jahrestagung der British Medical Association im Juli 1894 in Bristol, England, diskutierte.

So interessant die Karriere von Dr. O'Dwyer als Forscher und Entdecker der Medizin auch ist, sein Charakter als Mann verdient noch mehr Aufmerksamkeit. Fast fünfunddreißig Jahre lang war er Mitarbeiter des New York Foundling Asylum; Während dieser Zeit machte er sich bei Schwestern und Krankenschwestern, bei seinen Ärztekollegen im Personal und bei seinen kleinen Patienten beliebt. Er erfüllte seine Pflicht äußerst gewissenhaft und hatte ein zärtliches Mitgefühl, das ihn jeden noch so kleinen Schmerz seiner Kinderpatienten fast als persönlich empfinden ließ.

An einem sehr stürmischen Abend in den letzten Jahren seines Lebens, nach mehr als zwanzigjähriger Tätigkeit als Mitarbeiter der Anstalt, wurde ein kleines Kind krank und man schickte ihn nach ihm. Obwohl es ihm selbst nicht gut ging, kam der Arzt in der Nacht und im Sturm heraus, um den kleinen Patienten zu behandeln. Als er lange nach Mitternacht das Krankenhaus verließ, sagte eine der Schwestern, die am längsten im Krankenhaus gewesen war und ihn sehr gut kannte, zu ihm:

„Aber Herr Doktor, warum sind Sie in einer so schrecklichen Nacht rausgekommen? Der Hausarzt wäre ohne Sie vielleicht bis zum Morgen sehr gut zurechtgekommen, obwohl es der Kleinen viel schlechter ging als sonst."

„Ah, Schwester", sagte er, „es war das Leiden eines Kindes, und ich konnte nicht zu Hause bleiben und denken, dass ich vielleicht etwas vorschlagen könnte, das dieses Leiden in der Nacht auch nur ein wenig lindern würde."

Es war dieses wunderbar zärtliche Mitgefühl, das ihn trotz vieler Entmutigungen dazu drängte, seine Untersuchungen hinsichtlich der Möglichkeit einer Intubation fortzusetzen, und die ihn schließlich zu seiner brillanten und vollendeten Entdeckung führte. Noch interessanter ist jedoch die Feststellung, dass O'Dwyer nach all den Jahren der Arbeit, sobald das Antitoxin eingeführt wurde und klar wurde, dass wahrscheinlich ein neuer und großer Fortschritt in der Therapie erzielt worden war, sofort das neue Mittel annahm um seine Möglichkeiten voll auszuprobieren. Wenn das Antitoxin im Ausland den angeblichen Erfolg zeigen würde, wenn die Fälle von Diphtherie unter seinem Einfluss wieder genesen würden, wie sie es offenbar in Frankreich und Deutschland getan haben, dann würde die Rolle der Intubation bald nur noch eine sehr geringe Rolle spielen, und zwar O'Dwyer's Jahrelange Patientenuntersuchungen würden sehr wenig bringen. Solche Überlegungen spielten für ihn jedoch keine Rolle, und man kann sagen, dass Antitoxin während seiner Amtszeit im New Yorker Foundling Asylum zum ersten Mal die volle und uneingeschränkte Gelegenheit hatte, seine Macht zum Guten zu demonstrieren.

Trotz vieler Entmutigungen wurde der Test der Wirksamkeit von Diphtherie-Serum fortgesetzt, als andere, die offensichtlichere Gründe für ein Interesse daran hatten, entmutigt wurden und bereit waren, es aufzugeben, wenn nicht sogar seine Verwendung abzulehnen. Die Ärzteschaft versteht mittlerweile sehr gut, wie ungünstig die Bedingungen waren, unter denen Diphtherie-Antitoxin zunächst eingesetzt wurde. Die ursprünglichen Experimente wurden im Labor mit kleinen Tieren durchgeführt, und die Menge an Antitoxin, die erforderlich ist, um beim Menschen gute Wirkungen hervorzurufen, war nicht genau bekannt. Als angesehene Autorität auf dem Gebiet der Kinderkrankheiten, der selbst ein großer Befürworter der Wirksamkeit von Antitoxinen ist, sagte er einmal: „Man kann praktisch zugeben, dass es sich bei der Einführung des ersten Antitoxins kaum um mehr als eine abwartende Behandlung handelte." Das heißt, das zunächst injizierte Serum enthielt so wenig antitoxische Wirkung, dass die Kinder praktisch nur von anderen und anstrengenderen Behandlungsformen abgehalten wurden, während die Ärzte auf die Ergebnisse mit der Natur als einzigem wirklich wirksamen Therapeutikum warteten.

Schließlich darf nicht vergessen werden, dass die ersten Antitoxindosen höchstens 50 bis 100 Antitoxineinheiten enthielten, da wir heute die Serumwirksamkeit zur Behandlung von Diphtherie messen. Gegenwärtig würde niemand daran denken, weniger als fünfhundert Einheiten als Anfangsdosis zu verwenden, und diejenigen, die die besten Ergebnisse erzielen, beginnen mit 1.000 bis 1.500 oder in schweren Fällen mit 2.000 bis 3.000 Einheiten antitoxischer Stärke. Es ist fast eine Vorsehung, dass das Urteil des Berufsstands trotz dieses fehlenden Verständnisses des Serums nicht so allgemein gegen das Antitoxin ausfiel, dass dessen Verwendung hoffnungslos verurteilt wurde. Es ist O'Dwyer und einigen anderen mitfühlenden Seelen zu verdanken, die „fast gegen jede Hoffnung gehofft" haben, dass es der Erfahrung schließlich gelang, den wahren Wert des Diphtherie-Antitoxins zu demonstrieren.

Es gab jedoch noch eine weitere Schwierigkeit bei der Einführung des Antitoxins, die überwunden werden musste und die viele derjenigen, die das Mittel testeten, nicht wenig entmutigte. Das ursprünglich verwendete Diphtherie-Serum war nicht konzentriert; Wenn also eine ausreichende Menge antitoxischer Einheiten zur Neutralisierung der Toxine der behandelten Krankheit eingesetzt wurde, musste eine große Menge Serum injiziert werden. Die Erfahrung zeigt, dass die Injektion eines fremden Blutserums in ein Tier zu einem gewissen Grad an Hämolyse oder Blutzerstörung und zu bestimmten Hauterscheinungen wie Urtikaria, Erythemen , dem bekannten Nesselsucht-ähnlichen Ausschlag und roten, juckenden Flecken führt erweisen sich als große Quelle des Ärgers. In sehr anfälligen Fällen führt die Injektion selbst einer kleinen Menge Fremdserum zu etwas Fieber, Unruhe sowie roten und geschwollenen Gelenken. In der Anfangszeit des Einsatzes von Diphtherie-Antitoxin wurden in vielen Fällen alle diese Komplikationen festgestellt. Sie reichten aus, um viele, die an der Demonstration des Nutzens von Antitoxin interessiert waren, so enttäuscht und entmutigt zu machen, dass sie die Aufgabe aufgaben. Nicht so jedoch bei O'Dwyer, der die Anwendung fortsetzte und andere durch sein Beispiel ermutigte, so dass das Antitoxin trotz dieser Einwände einen festen Platz erlangte.

Dr. O'Dwyers Verhalten in Bezug auf die fortgesetzte Verwendung von Antitoxin unter den entmutigenden Bedingungen, die wir skizziert haben, zeichnet ihn als einen großen Vertreter seines humanitären Berufs aus, dessen einziges Ziel die Linderung von Leiden und die Heilung von Krankheiten war, ohne dass dies überhaupt der Fall war dachte darüber hinaus an Selbstverherrlichung. Der Einsatz von Antitoxin hat dazu geführt, dass eine Intubation viel seltener erforderlich ist als zuvor, und hat somit einige der von Dr lag in seiner Macht, selbst zu der Zeit, als andere nicht ohne gute Gründe Zweifel an den Ergebnissen hatten, die durch die Verwendung von Antitoxin erzielt wurden.

Der vielleicht beste Beweis für die aufrichtige Einfachheit und offene Güte von O'Dwyers Charakter ist in seinen Beziehungen zu der Religionsgemeinschaft zu finden, deren medizinischer Betreuer er so lange gewesen war. Mit den Worten einer ihrer Vorgesetzten wurde er von den Schwestern im Findelheim als Vater des Hauses angesehen, der erwartungsgemäß das Vertrauen und die Zuversicht aller Mitglieder der Gemeinschaft genoss . Seine Beziehungen zu Schwester Irene, der berühmten Oberin der Anstalt, ähnelten fast einem Bruder-zu-Schwester-Verhältnis. Schwester Irene war (wie allgemein bekannt ist) eine Frau, die einige der besten philanthropischen Arbeiten vollbrachte, die zumindest unsere Generation je erlebt hat, aber immer in einem anfälligen Gesundheitszustand. Mehrere Jahre vor seinem Tod ließ Dr. O'Dwyer kaum einen Abend vergehen, ohne sie persönlich zu besuchen. Er erkannte besser als jeder andere, wie viel sie für das Findelheim getan hatte und wie viel ihr wunderbarer Einfluss noch immer dazu beitrug, die Ausweitung dieser Arbeit zu ermöglichen.

Es gibt natürlich noch eine andere Seite dieser Geschichte von Dr. O'Dwyers Fürsorge für Schwester Irene, die Beachtung verdient. Nur wenige Frauen haben jemals eine Arbeit von diesem Ausmaß und Charakter vollbracht, die Schwester Irene mit so wenig Reibung gelang. Im Salon des Findelheims gibt es eine gravierte Schriftrolle – eine Hommage an ihre Erinnerung vom Ärzteausschuss des Heims – die zeigt, wie sehr sie geschätzt wurde. Als Stück Krankenhausgeschichte verdient es hier einen Platz, zumal es keinen Zweifel daran zu geben scheint, dass O'Dwyers gegenseitige Beziehungen zu den Schwestern und dem medizinischen Personal wunderbar dazu beitrugen, die reibungslose Zusammenarbeit sicherzustellen, die so viel bedeutete für die Institution. Die Gedenkrolle lautet wie folgt:

„Hommage an die Erinnerung an Schwester Irene – an die Schwester Oberin, die Freunde und Geld für den Bau des ersten und größten Findelkrankenhauses in Amerika gewonnen hat. „An

die gutherzige Frau – die Freundin des Findelkindes und der Gefallenen; Als Hommage an den besten Freund, den ein Ärzteausschuss jemals hatte, wird dieser Tribut vom Ärzteausschuss des New York Foundling Hospital zusammen mit der Anteilnahme an die Ehrwürdige Mutter und die Schwesternschaft der Sisters of Charity überreicht."

Dr. O'Dwyer selbst ein äußerst bescheidener Mann und einer der wenigen Worte war, hatte er Freude daran, anderen alles beizubringen, von dem er glaubte, dass er es selbst gut kannte. Besonders bewundernswert war sein Verhalten im Hinblick auf die Intubationslehre. Er war bereit, jedem ernsthaft denkenden Arzt zu zeigen, wie die Operation durchgeführt wurde, und viele junge Ärzte erhielten von O'Dwyer selbst eine wertvolle Ausbildung in der Ausübung der recht schwierigen Manipulation, die mit dem Einführen eines Schlauchs in den Kehlkopf eines Kindes verbunden ist . Er verlor nie die Geduld mit den Unbeholfenen und schien nie zu bedenken, dass in seiner Zeit zu viele Anrufe getätigt wurden. Er hätte mit der Operation oder den Instrumenten leicht Geld verdienen können, hielt solche Überlegungen jedoch für unwürdig seiner beruflichen Würde. Persönlich war er ein sehr zurückhaltender Mann, aber wie einige Freunde über ihn sagten: „Für ihn zählte jedes Wort." und diejenigen, die ihn am besten kannten, schätzten die Äußerung einer Meinung von ihm zu Recht, da sie stets das Ergebnis reiflicher Überlegungen und das Ergebnis persönlicher klinischer Erfahrung war, die sich normalerweise über lange Zeiträume erstreckte.

Die Meinung, die Dr. O'Dwyer von seinen Berufskollegen vertreten wird –
und wenn man es richtig versteht, gibt es keine tiefgreifendere Wertschätzung
praktischer Methoden und theoretischer Meinungen als die von
Ärztekollegen – ist die bestmögliche Anerkennung zu seiner Größe als
Forscher, seiner Ehrenhaftigkeit als Praktiker und seiner Auszeichnung als
Mann. Wir zitieren die Zusammenfassung seines Charakters von Dr.
Northrup, der zwanzig Jahre lang sein Kollege im New Yorker Foundling
Asylum gewesen war und dessen Aufsatz zu diesem Thema kurz nach O"
Tod vor der New York Academy of Medicine gelesen wurde. Dwyers Tod:

„Was die Welt über O'Dwyer weiß", sagte Dr. Northrup, „ist sein Genie als
Erfinder, seine Leistung, die Ausrüstung des Berufsstandes um eine
großartige Operation zu erweitern und damit den auffälligsten echten Beitrag
zum medizinischen Fortschritt zu leisten . " Die letzten fünfzig Jahre. Das
weiß die Welt und hat es anerkannt. Für uns gibt es eine weitere und
angenehme Pflicht zu bezeugen, dass dieses Genie alles hatte, was einen
Menschen ausmacht: sein Familienleben, sein religiöses Leben, sein
bürgerliches Leben Seine beruflichen Beziehungen zu Kollegen und
Patienten sowie seine Beziehungen zum Krankenhaus waren so, wie es sich
für einen Mann mit hohen Prinzipien gehörte. So hoch wir ihn als Erfinder,
Genie und Praktiker mit umfassendem Wissen schätzen, so sehr schätzten
wir auch sein überlegenes medizinisches Urteilsvermögen , würden wir auf
das Denkmal seiner Errungenschaften schreiben: ‚O'Dwyer der Mann'.“

In einer früheren Passage seiner Ansprache vor der Akademie hatte Dr.
Northrup gesagt:

„Wenn ich gefragt würde, was am meisten zu Dr Im New Yorker Foundling
Asylum, mit dem Dr. O'Dwyer fünfundzwanzig Jahre lang verbunden war,
war er alles; im Entbindungsdienst war er der erfahrene Geburtshelfer; in der
Intubation war er der Erfinder und Lehrer; im allgemeinen medizinischen
Dienst war er der ständige Ratgeber, dessen Meinung in schwierigen Zeiten
und inmitten rätselhafter klinischer Probleme jeder freiwillig einholte. Für die
Barmherzigen Schwestern war er Arzt und Freund, der sie beriet alle
wichtigen Anliegen des Hauses, ob medizinisch oder nicht. Alle verehrten
ihn.

Dr. O'Dwyers häusliches Leben verlief äußerst glücklich. Er hatte, sehr
passend, eine Frau von klugem Gemüt geheiratet, die ein Gegenstück zu
seinem eigenen nüchterneren und melancholischeren Verhalten war, und die
Beziehungen zwischen Mann und Frau wurden im Laufe der Jahre immer
zärtlicher, ihr Privatleben wurde zum Vorbild eines ideale christliche Familie.
Als er sie durch den Tod verlor, schien mehr als die Hälfte seines Lebens
vergangen zu sein und er erholte sich nie ganz von dem Schlag. Die
Umstände ihres Todes verstärkten sein Gefühl des Verlustes, da sie seine

Wertschätzung für sie gesteigert haben müssen. Sie starb als Märtyrerin ihrer Pflicht als christliche Mutter. Im Verlauf einer Schwangerschaft litt sie unter so genanntem bösartigem Erbrechen, einer Erkrankung, die wahrscheinlich tödlich endet, wenn die gereizte Gebärmutter nicht entlastet wird – ein Mittel, zu dem weder sie noch ihr Mann bereit wären. Ihr Tod war somit die Folge.

In den Jahren nach dem Tod der Frau des Arztes erfuhren enge Freunde, welche Anstrengung christlicher Stärke es für ihn bedeutete, seinen Mut und seine Arbeit aufrechtzuerhalten. Obwohl er einer der meistbeschäftigten Berufsmänner war und sehr aktiv praktizierte, verging keine Woche, in der er nicht die Zeit fand, zu ihrem Grab zu gehen und dort Blumen niederzulegen. Kurz nach ihrem Tod wurde er wie ein Mann von einer betäubenden geistigen Zuneigung heimgesucht. Doch sein Pflichtgefühl war so groß, dass er, als er von ihrer Beerdigung zurückkam und erfuhr, dass ein kleines, an Diphtherie leidendes Kind seine Dienste für die Durchführung der Intubation benötigte, sich sofort beeilte, der unzeitgemäßen Forderung nachzukommen, was er auch tat Bereits eine Viertelstunde nachdem er den Bestattungswagen verlassen hatte, wurde dem kleinen Patienten Erleichterung verschafft.

Persönlich hatte Dr. O'Dwyer ein kühles Äußeres und hatte auch nicht viele enge Freunde. Diejenigen, die ihn gut kannten, wussten, dass unter der Eisschicht ein warmes, rücksichtsvolles, zärtliches Herz für diejenigen war, die er in die Tiefe seiner Intimität einließ. Andererseits hatten nur wenige Männer jemals ergebenere Freunde als O'Dwyer. Allerdings war er von äußerst sensibler Natur. Seine Schlussfolgerungen in der Medizin waren stets mit größter Sorgfalt ausgearbeitet und das Ergebnis persönlicher Beobachtungen. Es war für ihn immer unerträglich, dass sie damals von Leuten kritisiert wurden , die viel weniger Erfahrung hatten oder noch nie in die gleiche Richtung gedacht hatten, und hielten ihn im Allgemeinen aus medizinischen Diskussionen heraus. Diejenigen, die ihn am besten kannten, erkannten, dass seine Meinungen von größtem Wert waren und nie einen Keim originellen Denkens enthielten, das Ergebnis seiner persönlichen Erfahrung. Nach seiner jahrelangen Arbeit an der Intubation weigerten sich viele seiner medizinischen Kollegen zunächst, seine neue Behandlungsmethode zu akzeptieren, mit der Begründung, dass sie die Sterblichkeit nicht verringerte, obwohl sie die Leiden des Patienten für einen Moment linderte. Diese Position war für O'Dwyer eine Quelle größter Enttäuschung und Depression.

Nachdem die Behandlungsmethode durch Intubation schon seit einiger Zeit in der Ärzteschaft des Landes unbekannt war, wurde sie auf einer der Tagungen der Academy of Medicine of New York ausführlich erörtert. Experten für Kinderkrankheiten aus mehreren großen Städten im Osten wurden eingeladen, anwesend zu sein und ihre Meinung zur Intubation abzugeben. Die meisten von ihnen waren sich einig, dass O'Dwyers Erfindung von sehr geringem Nutzen war. Es war kein Novum in der Geschichte der Medizin, dass eine wirklich große und hilfreiche Entdeckung von ihren späteren glühenden Befürwortern zunächst so abgelehnt wurde. Für O'Dwyer, der anwesend war und sich an der Diskussion beteiligte, war die Kritik an seiner Behandlungsmethode jedoch eine wahre Qual. Bei dem Treffen zeigte er nicht, wie tief sein Geist verwundet war, aber drei Tage lang schloss er sich praktisch in seinem Zimmer ein und weigerte sich, jemanden zu sehen.

Von Natur aus hatte er einen eher melancholischen Hang, neigte dazu, sich auf die traurigere Seite der Dinge einzulassen, und war ständig an traurigen Geschichten und Liedern interessiert. Er mochte traurige Musik und weigerte sich normalerweise, die lebhafteren Melodien zu hören, die andere, insbesondere seine Rasse, als so erfrischend empfanden. Etwas von dieser strengeren Seite seines Charakters spiegelte sich in all seinen Beziehungen zu anderen und sogar zu seiner eigenen Familie wider. Obwohl er sehr liebevoll war, erlaubte er ihnen nur sehr selten, diese Tatsache zu erkennen und zu würdigen. Er neigte eher dazu, streng zu sein, denn er fürchtete, seine Zuneigung könnte sie in irgendeiner Weise verderben. Gegenüber den sehr kleinen Kindern, gegenüber denen er diesen Einwand nicht für zutreffend hielt, zeigte er sich geradezu demonstrativ zärtlich, und diejenigen, die seine Liebe zu kleinen Kindern kannten, wussten das Opfer zu schätzen, das er brachte, indem er sich selbst den Beweis seiner Zuneigung verweigerte.

Bei all seiner Traurigkeit gab es, wie man es von seiner Rassenabstammung erwarten konnte, eine Ader trockenen Humors, der sich nicht selten zeigte, wenn auch nur gegenüber sehr nahen Freunden. Er schätzte eine gute Geschichte, auch wenn ihm die geringste Neigung zur Vulgarität äußerst missfiel. Er gilt als Urheber des inzwischen oft genug verwendeten humorvollen Ausdrucks. Als er eines Tages in Abwesenheit des Freundes bei einem Freund vorbeikam, bat ihn der Diener, seinen Namen zu hinterlassen, erhielt jedoch die Antwort (vom Arzt), dass er es lieber nicht täte, da er glaubte, er könnte von Nutzen sein dafür, bevor er nach Hause kam.

Die religiöse Seite von O'Dwyers Charakter ist äußerst interessant, weil er einen erfolgreichen Berufsmann darstellt – den Schöpfer einer wichtigen Entdeckung in der Medizin; ein logischer, wissenschaftlicher Denker, dessen Meinung von allen seinen Berufskollegen geschätzt wurde – als einer der einfachsten Gläubigen, zärtlich fromm und treu. Der Küster der Kirche, in deren Nähe er lebte, erzählt (seit seinem Tod), dass er ihn tagsüber häufig hereinschlüpfen sah, um am Fuße des Altars seine Gebete zu sprechen. Er war einer der treuesten Teilnehmer der Kommunionen und Exerzitien der Xavier Alumni Sodality of New York City, deren begeistertes Mitglied er war. Seine tiefe Frömmigkeit lässt sich vielleicht am besten anhand eines charakteristischen Vorfalls würdigen, der seinen Glauben an das Gebet verdeutlicht – sein Vertrauen in die Vorsehung. Er hatte immer wieder um etwas für eines seiner Kinder gebeten und glaubte schließlich, sein Gebet sei erhört worden. Später hatte er Grund, die Tatsache zu bereuen, dass sein Wunsch erfüllt worden war, und einem Freund, dem er die Umstände erzählte, sagte er :

„Alles, was wir tun können, ist resigniert zu sagen: ‚Dein Wille geschehe‘, und dann werden wir sicher sein, dass alles, was geschieht, zum Besten sein wird.“

Die Geschichte von O'Dwyers Tod dient dazu, einige der Schwächen der modernen Medizin zu veranschaulichen. In den fast zehn Jahren nach dem Tod seiner Frau war er nie mehr derselbe Mann gewesen, hatte aber viel Arbeit geleistet und weiterhin eine sehr große Praxis geführt. Im Dezember 1897 begannen bei ihm einige anomale Symptome zu entwickeln, die auf einen schwerwiegenden pathologischen Zustand im Schädel hindeuteten. Er schien unter den sogenannten „ Ménière- Symptomen“ gelitten zu haben, das heißt einer Neigung zu Schwindel, etwas Ohrensausen und anderen unangenehmen Gefühlen. Gegen Ende des Monats entwickelte sich eine gewisse Hemiplegie oder zumindest eine Schwäche einer Körperseite. Wie die meisten Ärzte achtete er eher auf seine persönliche Gesundheit und hatte seinen Symptomen bis zu diesem Zeitpunkt kaum Beachtung geschenkt. Die meisten der prominenten New Yorker Berater und Nervenspezialisten wurden hinzugezogen, es herrschte jedoch deutliche Uneinigkeit über die Ursache der Symptome.

Nach einigen Tagen im Bett begannen sich komatöse Symptome zu zeigen, und am siebten Januar starb Dr. O'Dwyer, nachdem er einige Tage lang lethargisch gewesen war. Die **Antemortem**- Diagnose seines Falles war zweifelhaft und lag inmitten der Möglichkeit einer tuberkulösen Meningitis, einer Sekundärinfektion nach einer Mittelohrentzündung und einer Sekundärinfektion durch eine äußere Ursache. Im vergangenen Dezember behandelte O'Dwyer einen Patienten mit Karbunkel und entwickelte einen kleinen Karbunkel am Kinn. Einige gehen davon aus, dass infektiöses Material aus dieser Läsion über die Ableitungsvenen oder die begleitenden Lymphgefäße in das Innere des Schädels transportiert wurde und die Hirnhäute und möglicherweise Teile der Gehirnsubstanz selbst befallen hat.

Die **Obduktion** konnte die Zweifel an der Diagnose nicht vollständig ausräumen. Der Sinus lateralis war thrombosiert, während es im Mittelohr einige verdächtige Anzeichen gab, aber keinen eindeutigen entzündlichen Zustand. Es ist also nicht klar, wie die Infektion stattgefunden hat, aber O'Dwyers Zustand der verminderten Widerstandskraft war offensichtlich in erheblichem Maße daran schuld, dass die Infektion stattgefunden hat und sie anschließend nicht abgewehrt wurde.

Zum Zeitpunkt seines Todes war er etwa siebenundfünfzig Jahre alt. Er hatte die Reife seiner Kräfte erreicht und war mit dem Bewusstsein, ein gutes Werk vollbracht zu haben, bereit für weitere originelle Untersuchungen in der praktischen Medizin. Ein Gedanke, der ihn gegen Ende seines Lebens sehr beschäftigt hatte, war die Möglichkeit einer mechanischen Methode zur Behandlung einer Lungenentzündung. Er hatte eine Reihe von Experimenten an der Lunge und viele klinische Beobachtungen im Hinblick auf die Möglichkeit einer Überblähung durch mechanische Maßnahmen durchgeführt. Er vertraute einem seiner befreundeten Ärzte, die ihm zu Lebzeiten am nächsten gestanden hatten, an, dass er hoffte, auf diese Weise eine Methode zur erfolgreichen Behandlung von Lungenentzündungen zu finden. Dies ist schließlich das schwerwiegendste Problem der heutigen Medizin. Unsere Sterblichkeitsrate durch Lungenentzündung ist heute mindestens so hoch wie vor einem Jahrhundert. O'Dwyer ging von der Beobachtung aus, dass Menschen, die an einem Emphysem leiden, selten eine echte Lungenentzündung entwickeln. Und er hoffte, durch die Herstellung eines künstlichen Emphysems vorerst das Fortschreiten der Krankheit zu verhindern oder sie im Ausbruch zu stoppen. Hätte er gelebt, wäre es nicht unwahrscheinlich, dass wir weitere hochkarätige Originalwerke von ihm erhalten hätten.

Obwohl er irischer Abstammung ist, veranschaulichte Dr. O'Dwyer sehr gut den Ausdruck, der für den englischen Adel verwendet wurde, der zu Elisabeths Zeiten nach Irland ging und von dem es heißt, dass er „irischer als die Iren selbst" geworden sei. O'Dwyer wurde ein Amerikaner der Amerikaner. Er glaubte daran, Amerikaner auf ihrem eigenen Boden zu treffen, ihre Bekanntschaft zu pflegen und ihnen den Wert neuer Bürger der Republik bewusst zu machen, indem er ihnen zeigte, wie aufrichtig der Patriotismus ihrer kürzlich aufgenommenen Landsleute war.

Dr. O'Dwyer war in jeder Hinsicht das Vorbild eines christlichen Gentleman und ein vorbildliches Mitglied des großen humanitären Berufsstandes, dessen wohltätige Möglichkeiten er in jeder Lebenslage zu finden und zu nutzen wusste. Die amerikanische Ärzteschaft hatte noch nie ein würdigeres Beispiel dafür, was von Ärzten in ihrer philanthropischen Pflicht gegenüber der leidenden Menschheit erwartet werden kann, noch ein besseres Beispiel dafür, was christliche Männlichkeit im weitesten Sinne dieses ausdrucksstarken Begriffs bedeutet. Mit einem erfinderischen Genie von hohem Rang, das ihm einen herausragenden Platz in einer großen Generation verschaffte und seinen Namen für alle Zeiten in die Liste der medizinischen Berühmtheiten eintrug, vereinten sich der einfache Glaube, die ernsthafte Absicht, der Klarblick Urteilsvermögen und das Gefühl von Güte – diese überragenden Eigenschaften von Kopf und Herz, die ihm immer einen

herausragenden Platz in der kleinen Gruppe großer Mediziner sichern
werden.